四大怀药专著系列

A Series of Monographs on Four Major Huaiqing Medicines

山 药 专 论

A Monograph of Yam

主　编　边宝林　常　鸿

副主编　王宏洁　高荣荣　闫小杏

编　委　（按姓氏笔画）

王铁军　司　南　丘国明　许文博

杨　健　杨立新　李　淳　李向东

张戊己　周本福　赵海誉　荆小满

郭绪林　郭艳敏　聂其霞　顾雪竹

韩焕新　蔡向红　臧　琛

中医古籍出版社

图书在版编目（CIP）数据

山药专论/边宝林，常鸿主编. －北京：中医古籍出版社，2013.1
（四大怀药专著系列）

ISBN 978－7－5152－0287－7

Ⅰ.①山… Ⅱ.①边… ②常… Ⅲ.①山药－研究 Ⅳ.①R282.71

中国版本图书馆CIP数据核字（2012）第248868号

四大怀药专著系列
A Series of Monographs on Four Major Huaiqing Medicines

山药专论
A Monograph of Dioscoreae rhizoma

边宝林　常　鸿　主编

责任编辑　贾萧荣
封面设计　陈　娟
出版发行　中医古籍出版社
社　　址　北京东直门内南小街16号（100700）
印　　刷　廊坊市恒泰印务有限公司
开　　本　889mm×1194mm　1/16
印　　张　13.75
字　　数　367千字
版　　次　2013年1月第1版　2013年1月第1次印刷
印　　数　0001～1500册
ISBN　978－7－5152－0287－7
定　　价　（中文版）52.00元

前　言

山药为常用中药，在我国有着上千年的服用历史，也是药食两用的佳品。始载于《神农本草经》，列为上品。《本经》言其“久服，耳目聪明，轻身不饥、延年”。具有补脾养胃，生津益肺，补肾涩精的功能。用于脾虚食少，久泻不止，肺虚喘咳，肾虚遗精，带下，尿频，虚热消渴诸症。

药用山药的道地产区为古怀庆（现焦作地区），药用山药分布以河南、山西交界处为中心，而食用山药则以南方诸省为主。由于山药的使用价值特性，以山药为原料的产品，包括药品（中成药）、健康食品（保健品）、食品等可达数百种，著名的“六味地黄丸”就是以山药佐地黄而名驰于今。

药用山药的现代科学研究表明，山药对消化系统，心脑血管系统，免疫系统以及抗肿瘤、抗氧化、抗衰老等，均具有一定的活性作用。山药中主要成分组成包括：皂苷及苷元类、环肽、小分子多肽类，酯类，多糖类、氨基酸类、有机酸类、微量元素等近百种成分。当然，随着科学的不断进步，我们对山药的认识将会有更多的发现，会更好的应用于社会，服务于人类。

本论著共分 8 个章节，分别对山药进行了药材来源、栽培、本草记载、炮制加工、化学成分、成分分析（定性、定量）、药理活性、临床研究的全面综述，在遵循原文献的原始数据基础上，对每一研究部分重新进行功能分类，以便于科研工作者的使用。论著共查阅了古本草 61 部，参考了 139 篇中英文学术论文，共撰写近 20 万字，是当今对中药山药研究较为全面的综述。

目　录

第一章　山药药材来源

本品为薯蓣科植物薯蓣 *Dioscorea opposita* Thunb. 的干燥根茎。冬季茎叶枯萎后采挖，切去根头，洗净，除去外皮和须根，干燥，或趁鲜切厚片，干燥；也有选择肥大顺直的干燥山药，置清水中，浸至无干心，闷透，切齐两端，用木板搓成圆柱状，晒干，打光，习称“光山药”[1]。

山药为常用中药，始载于《神农本草经》，列为上品，具有补脾养胃，生津益肺，补肾涩精的功能。用于脾虚食少，久泻不止，肺虚喘咳，肾虚遗精，带下，尿频，虚热消渴。

一、山药产地

山药广泛分布于各地，关于山药的产地[2]，最早记载的《山海经》曰“景山（今山西闻喜县）北望少泽……”；《名医别录》载“生嵩高山谷（今河南境内，嵩高山即嵩山）”；《吴普本草》曰：薯蓣“生临朐钟山（临朐，今山东境内，钟山即蒋山，在江苏境内）”。陶弘景《本草经集注》曰“今近道处处有，东山（今山东）、南江（今江苏）皆多据取食之以充粮。南康（今江西）间最大而美，服食亦用之。”；《新修本草》认为“蜀道（今四川）者尤良”；《图经本草》认为“以北都四明（今宁波一带）者为佳。”；《本草蒙筌》载：“南北州郡俱产，唯怀庆（今河南境内）者良”；《救荒本草》载：“怀（今河南武陟、温县等）孟（今河南孟县）间产者入药最佳，味甘性温平无毒”；《本草原始》亦云：“今人多用怀庆者，肉白指细紧实者入药。”；《本草品汇精要》载：“今河南者佳……”；《本草求真》记：“淮产色白而坚者良。”；《植物名实图考》云：“生怀庆山中者白细坚实，入药用之。”

显然，明、清以来都认为“怀庆山药”质地佳。现代认为的山药道地产区（古怀庆地区）在明代已经显现。以历代本草记载所示，药用山药分布地区偏北，以河南、山西交界处为中心，而食用山药则以南方诸省为主。

二、山药品种

楼之岑等曾对17个省市的山药产区进行调查，收集商品山药26件，以研究山药的种类及其在我国的分布，并对不同品种、不同产地的药材进行了品种鉴定。其结果编入《常见中药材品种整理和质量研究》（北方编）。据记载，除山药（别名怀山药、淮山），其他如：方山药为参薯（*Discorea alata* L.）及其变种脚板苕（*D. alata* L. f. flabella Makino），分布于四川、湖北；土山药包括野山药（*Dioscorea japonica* Thunb.）、褐苞薯（*Dioscorea persimilis* Prain et. Burkill）、山薯（*Dioscorea fordii* Prain et. Burkill）和汀山药（*Dioscorea quinquelaba* Thunb.）。其中野山药主产于日本，在我国台湾及华南诸省亦分布较广；褐苞薯分布于云南、广东、广西等地；山薯分布于广东、广西、福建等省，广东某些地区以其块茎作为“淮山”或“土淮山”入药；汀山药分布于江西，当地作药用。

在台湾，山药被列为农业试验发展重点作物之一。台湾较常见的山药品种，多源自下列五种。①大薯，又称田薯（D. alata），为所有山药中分布最广者，现栽培于非洲、东南亚、中南美洲及欧洲部分。②长薯，又称家山药（*D. batatas*. Decne.），原产大陆，较耐寒，可药用。③山薯，又称日本山药

(D. japonica)，原产日本，现栽培于大陆、日本及东南亚一带。④条薯，又称紫田薯（D. alata L. var. purpurea)，现栽培于台湾中部。⑤恒春山药，又称戟叶田薯（D. doryophorahance)，原产台湾恒春半岛一带。

在众多品种系中，以下列14种较常见。

①大薯（*D. alata* L.）：产量较丰富，栽培面积较大。②紫田薯（*D. alata* L. var. purpurea < Roxb > M. Pouch)：主要分布在台湾南投、嘉义两县。③白薯莨（*D. hispida* Dennst.）。④刺薯蓣（*D. esculenta* Lour.）Burk. var. spinosa < Roxb. > Knuth。⑤大青薯（*D. benthamii* Prain et Burkill)。⑥家山药（*D. batatas* Decne.）。⑦戟叶田薯或恒春山药（D. doryophorahance)。⑧黄药（*D. bulbifera* L.）。⑨南华薯蓣（*D. collettii* Hook. f.）。⑩兰屿田薯（*D. cumingii* Prain et Burk.）。⑪台湾薯蓣（*D. formosana* Knuth)。⑫日本山药（*D. japonica* Thunb. FL)。⑬基隆山药（*D. japonica* Thunb. Var. pseudo japonica < Hay > Yamam.）。⑭细叶野山药（*D. japonica* Thunb. Var. oldhamii Uline et. Knuth)。

近年来，台湾农业委员会农业试验研究所又研发出白肉、红肉两类12种山药新品种系，分别具备高产、优质及各自的块茎特色。其中白肉类品系包括：①山药台农1号（*D. alata* L.）。②山药台农2号（*D. alata* L.）。③大汕二品系（*D. alata* L.）。④大汕三品系（*D. alata* L)。⑤中国长品系（*D. alata* L)。⑥二刺品系（*D. alata* L.）。⑦大淮品系（*D. batatas* L.）。⑧基隆品系（*D. pseudo japonica* L.）。⑨恒春品系（*D. doryophora* L.）。该品系块茎一般为长柱形（台农1号为圆形或椭圆形），褐皮白肉（中国长品系为红皮白肉）。红肉类品系包括：①紫玉血薯品系（*D. alata* L. var. purpurea < Roxb > M. Pouch)。②名间长红品系（*D. alata* L. var. purpurea < Roxb. > M. Pouch.）。③大红品系（*D. alataL. var. purpurea* < Roxb > M. Pouch)。该品系山药具有较高营养价值。

在全球众多种源中，最具生产力的为：*D alata* L.，*D. esculenta* < Lour. > Burk，*D. rotunadata*（L) Poir.，*D. cayenensis* Lam. 及 *D. bulbifera* L. 等[3]。

三、山药的植物学概述

（一）我国薯蓣属植物资源概述

我国薯蓣属 Dioscorea 植物约有48种。缠绕藤本。地下有根状茎或块茎，其形状、颜色、入土的深度、化学成分因种类而不同。单叶或掌状复叶，互生，有时中部以上对生，基出脉3～9，侧脉网状。叶腋内有珠芽（或叫零余子）或无。花单性，雌雄异株，很少同株。雄花有雄蕊6枚，有时其中3枚退化；雌花有退化雄蕊3～6枚或无。蒴果三棱形每棱翅状，成熟后顶端开裂；种子有膜质翅。细胞染色体基数为10，因种类不同染色体有四、六、八、十倍体。花粉粒的形态基本上可分为二种类型，根状茎组为单沟型，而其他各组为双沟型。

薯蓣属中许多种类具有重要的经济价值，如热带和亚热带地区广为栽培的甜薯 D. esculenta、参薯 D. alata 和温带地区普遍栽培的薯蓣 D. opposita 常供食用和药用。薯莨 D. cirrhosa 为我国中南、西南和台湾的特产，块茎内含鞣质高达30.7%，是制胶及酿酒的重要原料，此外还含有一种酚类化合物，是较好的止血药。更重要的是在薯蓣属根状茎组中有不少种类如穿龙薯蓣 D. nipponica、盾叶薯蓣 D. zingiberensis 等，其根状茎中含有薯蓣皂苷元（diosgenin)，是合成避孕药及生产甾体激素类药物的重要原料。

我国有经济价值的薯蓣属植物约有15种：穿龙薯蓣、蜀葵叶薯蓣、山萆薢、盾叶薯蓣、小花盾叶薯蓣、三角叶薯蓣、黄山药、异叶薯蓣、纤细薯蓣、福州薯蓣、绵萆薢、细柄薯蓣、吊罗薯蓣、马肠薯蓣、薯蓣等。

（二）植物山药的学名讨论

关于植物山药的学名，历来未见有争论，裴鉴等将山药的学名作了历史性的回顾，认为山药的学名用 *Dioscorea opposita* Thunb. 是合理的，其他几个学名都应作为异名，理由是 *D. batatas* Decne. 1854 年发表迟于 *D. opposita* Thunb.，至于 1866 年发表的 *Dioscorea doryphara* Hance 与 *D. opposita* Thunb. 区别不明显或仅是个别植株，也就是说 Hance 发表的这个种不成立，*D. swinhoei* Rolfe. 也和上种同样的原因，所以后面三个学名统作为 *D. opposita* Thunb. 的异名。

（三）本草对山药形态的描述

由于本草对山药形态的描述各异，据描述鉴定出的原植物也各异。总结起来，有以下几种：

1.《吴氏本草》曰"始生赤茎细蔓，五月开白花，七月结实青黄，八月落。根中白，皮黄类芋。"这描述当为薯蓣（*Dioscorea opposita*. Thunb.），但因过于简单，也可能指近似种。宋·唐慎微引《图经》描述"春生苗，蔓延篱援，茎紫，叶青有三尖角，似牵牛，更厚而光泽，夏开细白花，大类枣花，秋生实于叶间，状如铃"。滁州薯蓣与文中描述相符，与薯蓣同。

2. 李时珍对山药的花、果等形态作了较详细的描述："五、六月开花成穗，淡红色，结荚成簇，荚凡三棱合成，坚而无仁；其子（指零余子），别结于一旁，似雷丸，大小不一，皮色土黄而肉白。"以上描述及《植物名实图考》收载的山药图均与当今之怀山药一致，为薯蓣科植物薯蓣。

3.《图经本草》中载："南中有一种生山中，根细如指，极紧实……过于家园种者。"此种被认为即日本薯蓣。

4.《图经本草》中载："又江湖、闽中一种，根如姜芋之类而皮紫，极有大者。一枚可重数斤，削去皮，煎、煮食俱美，但性冷于北地者耳，被土人呼为薯，南北之产或有不同，故形类差别也。"此种被认为即参薯。清·吴其浚《植物名实图考》谓"江西、湖南有一种扁阔者俗呼脚板薯、熊掌薯、竹根薯等"，与今之"脚板薯"极象，为参薯的一个变形品种即脚板苕。《图经本草》中的"明州薯蓣"，明州即今之浙江宁波一带，古亦称四明，此种薯蓣从植物形态与当今的参薯极像，今分布地区也在华东、华南一带。而"永康军（今四川灌县，在成都西北）薯蓣"，从原植物形态及分布地区，似与子薯或褐苞薯相似，因二者皆分布在华南和西南地区。《植物名实图考》中又载有："云南有一种，根长尺余。色白而扁，叶圆。《滇本草》谓之'牛尾参'，盖有其形"。观《滇南本草》牛尾参图，与当今云南称为牛尾参的粘山药极为相似。明末谢肇淛的《五杂俎·卷十一》中说："山药原名薯蓣……其中亦多。今闽中以山谷中所生，大如掌者为薯，而以圃中生，直如槌者为生药。"

根据以上本草中所载山药，大约可分药用与食用山药两类，药用山药多指家园种植的薯蓣及与其相近种野山药，而食用山药都称为薯，种类较复杂，均为薯蓣属内可食种。

（四）山药的植物形态

1. 薯蓣（山药） *Dioscorea opposita* Thunb.

多年生缠绕草质藤本。根茎肉质肥厚，略呈圆柱形，垂直生长，长可达 1m 多，直径 2~7cm，断面干

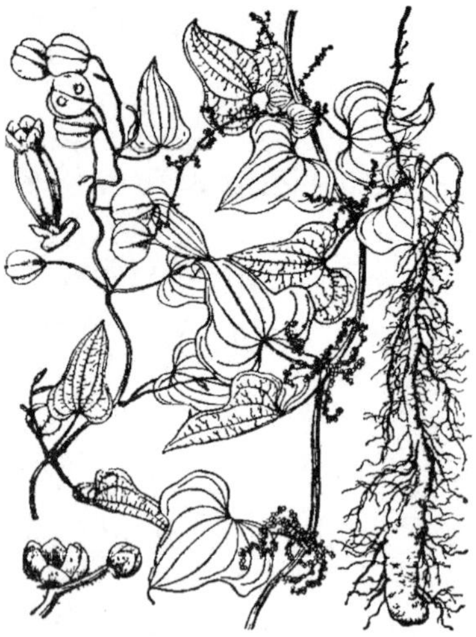

时白色。外皮灰褐色，生有须根。茎细长，通常为紫色或紫红色，具棱，右旋，光滑无毛。单叶在下部互生，中部以上对生，少数为三叶轮生；叶片卵状三角形至宽卵形或戟形，变异大；长 3~9（~16）cm；宽 2~7（~14）cm；三裂片，中裂片先端渐尖，侧裂片耳状圆形，叶基深心形，宽心形或近截形，两面均光滑无毛，边缘常 3 浅裂至 3 深裂，中裂片卵状椭圆形至披针形，侧裂片耳状，圆形，近方形至长圆形；叶脉 7~9 条，叶柄细长，约 4cm。幼苗期叶一般不裂，为宽卵形或卵圆形，基部深心形。叶腋间常生有珠芽，即零余子，俗称山药豆，为球形黑褐色瘤状物。花单性，雌雄异株，雄花呈细长穗状花序。雄花序长 2~6~8cm，近直立，2~4~8 个着生于叶腋，偶尔呈圆锥状排列，花序轴明显的呈“之”字状曲折；花淡绿色，直径 2mm，花被 6 片，淡绿色，裂片圆形，苞片和花被片有紫褐色斑点，花被背面有棕色毛。雄花的外轮花被片宽卵形，内轮卵形，较小；雄蕊 6；雌花序为穗状花序，花丝粗短。雌花序下垂，1~3 个生于叶腋，花朵稀疏。蒴果三棱状扁圆或三棱状圆形，具三膜质翅，长 1.2~2cm，宽 1.5~3cm。表面常被白粉。种子着生于每室中轴中部，扁圆形，四周有膜质翅。花期 6~9 个月，果期 7~11 月[4]。

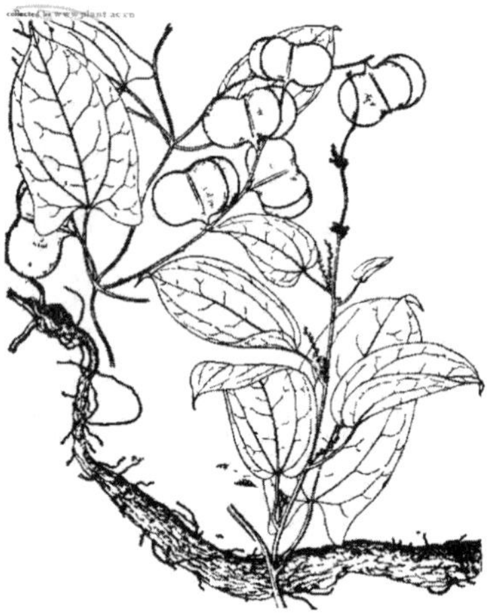

生于山坡、山谷林下，溪边、路旁的灌丛中或杂草中；常有栽培。分布于东北、河北、陕西南部（海拔 350~1500m）、甘肃东部（950~1100m）、山东、江苏、浙江（450~1000m）、安徽淮河以南（150~850m）、江西、河南、湖北、湖南、福建、台湾、广西北部、四川（700~500m）、贵州及云南北部。朝鲜、日本也有分布。

2. 伪品，主要有以下几种

①山薯 *Dioscorea fordii* Prain et. Burkill

缠绕藤本，根茎圆柱形，长可达 0.8m，直径 2~6cm，表面有稀疏的长须根，新鲜或干燥后断面均为白色。茎无翅，干后不变红。叶片纸质，宽披针形、长椭圆状卵形或椭圆状卵形，顶端渐尖或尾尖，基部变异大，近截形、圆形、浅心形、宽心形、深心形至箭形，有时为戟形，两耳稍开展，有时重叠，全缘，两面无毛，基出脉 5~7。雌雄异株。雄花序穗状，常着生在延长无叶的分枝上，雄花苞片卵圆形，先端芒状；总被片 6，大小不等，雄蕊 6 枚，着生在花被基部，花药向内。蒴果有 3 翅，长 1.5~3cm，宽 2~4.5cm，顶端微凹，基部截形，无白粉。花期 10~翌年 1 月，果期 12~翌年 1 月。

分布于浙江南部、湖南南部、福建、广东、广西、海南、贵州等地。生于海拔 50~1150m 的山坡、山凹、溪沟边或路旁的杂木林中。以广东产量大，称为“广东薯”、“土淮山”福建称为“秤根薯”，除本省自用外，尚外调供他省。

②褐苞薯蓣 *Dioscorea persimilis* Prain et. Burkill

缠绕藤本，根茎圆柱形或扭曲呈不规则块状，垂直生长，长可达 60cm，直径 2.4~4cm，表面红棕色。茎无毛，较细而硬，干时带红褐色。叶片纸质，卵形、三角状戟形或三角状卵形，先端渐尖、尾尖或凸尖，基部宽心形、深心形、箭形或戟形，全缘，下面网脉明显，无毛。叶腋内有珠芽。雌雄异株。雄花序圆锥状排列，长可达 40cm，苞片有紫褐色斑纹；雄蕊 6。雌花序为穗状花序，1~2 个着生于叶腋。蒴

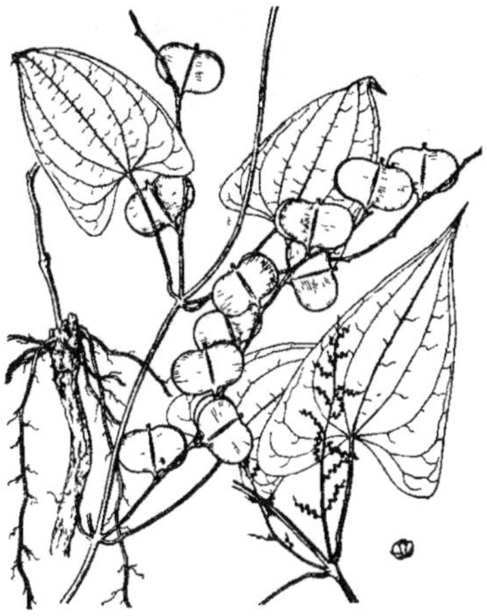

果具3翅，扁圆形，长1.5~2.5cm，宽2.5~4cm。花期7~翌年1月，果期9~翌年1月。

分布于浙江南部、湖南、广东、广西、贵州南部、云南南部、海南、湖南等地。生于海拔100~1950m的山坡林、路旁、山谷杂木林中或灌丛中，我国南方各地也有栽培。越南也有分布。华南地区称此为“土淮山”又名“珍薯”。

③参薯 *Dioscorea alata* L. 及其变形 *f. flabella* Makino

参薯又名田薯、大薯。浙江称白薯（白莳）、火棍薯、脚板薯；广东称藜洞薯；台湾南投县称罐薯。

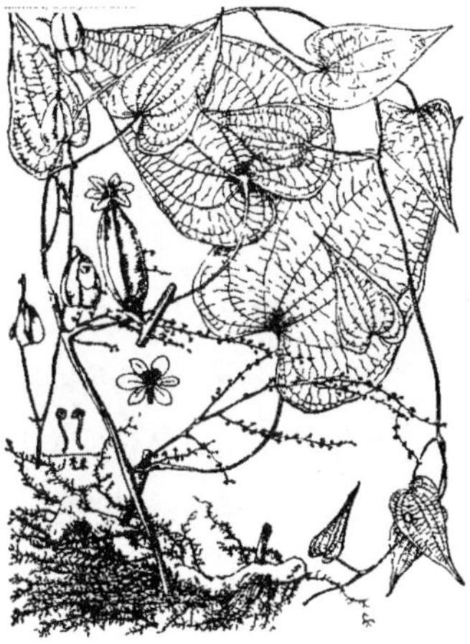

参薯为多年生缠绕藤本，与薯蓣相似，区别在于栽培的根茎变异大，有圆柱形、圆锥形或球形。其变形的根茎呈姜状，掌状或竹根状，外皮褐色或紫褐色，长可达50cm，直径2~9cm。茎四棱形有四翅。叶片卵状心形至卵圆形，全缘，长8~16cm，先端尾状，基部宽心形或深心形至箭形，有时为戟形，两耳钝，两面无毛。叶腋内偶生零余子。雄花为穗状花序，排列成圆锥花序，雄花花被6片，雄蕊6；雌花花被6片，花柱3裂，子房3室，蒴果革质，扁圆形，具3翅。长1.5~2.5cm，宽2.5~4.5cm。花期11~翌年1月，果期12~翌年1月。

参薯原产印度，我国主要分布在西南和中南地区，福建、广东、台湾等省普遍栽培。本种多变形种，在浙江温州地区栽培的有白薯、红薯、白脚板薯、红脚板薯4个类型，以白薯加工作山药用，其块茎呈圆柱形者叫白薯，呈扁球形或姜块状者叫白脚板薯，四川叫脚板苕。四川将脚板苕加工成4开的方条块状，有时两面具有棱角，外表与断面均为白色，称为“方山药”或简称为“方山”。一般供食用。但华南和西南地区亦作山药用，但质量相对较次。

④木薯 *Manihot esculenta* Crantz（大戟科植物）

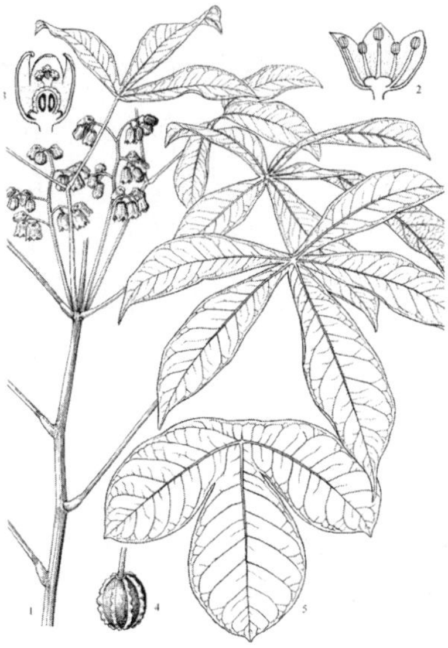

直立灌木，高1.5~3m，块根圆柱状，肉质。叶互生，长10~20cm，掌状3~7深裂或全裂，渐尖；叶柄长约30cm。花单性，雌雄同株无花瓣；圆锥花序顶生及腋生；花萼钟状，5裂，黄白而带紫色；花盘腺体5枚；雄花具雄蕊10，2轮；雌花子房3室，花柱3，下部合生。蒴果椭圆形，长1.5cm，有纵梭6条。

原产巴西，世界热带地区广泛栽种。我国南方亦有栽培。

⑤番薯 *Ipomoea batatas* Lam.（旋花科植物）

又名红薯、甘薯，多年生草质藤本，光滑或稍被毛，有乳汁，块根白色，红色或黄色茎粗壮，匍匐地面而生不定根。叶互生，宽卵形或心状卵形，长5~12cm，全缘或分裂，顶渐尖，基部截形至心形；叶柄有毛，与叶片近等长。花红紫色或白色，或腋生聚伞花序，有时单生，总花梗长；花萼5深裂，裂片不等长，长8~10mm，卵圆形，有小锐尖；花冠钟状漏斗形，长3~5cm，顶端具不开展的5裂片；雄蕊5；不等长，基部膨大，被小鳞毛；子房2室，花柱长，柱头头状，二裂。蒴果，种子4，卵圆形，无毛。

原产热带美洲中部，我国各地都有栽培。

（五）原植物检索表

原植物检索表

1. 草质藤本
  2. 叶片纸质；花单性，雌雄异株；叶腋常生有珠芽；蒴果具三翅；植物体不含乳汁
    3. 茎无翅
      4. 叶缘常3浅裂；叶片卵状三角形至宽卵形或戟形 …… 1. 薯蓣 *D. opposita*
      4. 叶缘无明显3裂
        5. 叶表面网脉通常不明显；茎通常无明显的棱；茎叶柄和叶片干时通常不呈红褐色 …… 2. 山薯 *D. fordii*
        5. 叶表面网脉明显；茎具棱4~8条；茎、叶柄和叶片干时常呈红褐色 …… 3. 褐苞薯蓣 *D. persimilis*
    3. 茎具有4条翅
        6. 根茎为圆柱形或棒状 …… 4. 参薯 *D. alata*
        6. 根茎呈掌状，姜状、竹根状 …… 4a. 脚板薯 *D. alata f. flabella*
  2. 叶片革质；花两性；蒴果无翅；植物体含乳汁 …… 6. 甘薯 *Ipomoea batatas*
1. 直立灌木；叶掌状3~7深或全裂；花单性，雌雄同株，圆锥花序顶生或腋生，花萼钟状；蒴果椭圆形有纵棱 …… 5. 木薯 *Manihot esczulenta*

四、山药药材性状与鉴别

（一）性状鉴别

1. 怀山药 *Dioscorea opposita* Thunb. 的干燥根茎

由于加工不同而分为毛山药与光山药两种药材。

（1）毛山药略呈圆柱形稍扁而弯曲，长15~30cm，直径1.5~6cm。表面黄白色或淡黄色，有明显的纵沟、纵皱纹与须根痕及未除尽的淡棕色栓皮，体重，质坚实，不易折断，断面白色，颗粒状，粉性，无凹陷。气无，味淡，微酸，嚼之发黏。

（2）光山药呈圆柱形，两端平齐，长10~20cm，直径2~3cm。表面光滑，白色或黄白色。质坚硬，不易折断，断面颗粒状，微凹陷，粉性足。

2. 山薯 *Dioscorea fordii* Prain et. Burkill 的干燥根茎

呈圆锥状或棒状，长25~80cm，直径2~6cm。表面光滑，白色，偶见未除尽的棕色残留栓皮。有凹陷或纵沟，质坚硬，不易折断，断面平坦，粉性。气微，味淡。

3. 褐苞薯蓣 *Dioscorea persimilis* Prain et. Burkill. 的干燥根茎

呈扭曲的圆柱状或不规则状。长25~60cm，直径2.4~4cm。棕黄色，表面有纵沟、疣状突起较多及未刮尽的黑褐色栓皮残留。质坚硬，不易折断，断面较平坦，白色。粉性，气无，味甘。

4. **参薯** *Dioscorea alata* L. **的干燥根茎**

呈圆柱形，具分枝，长15～50cm，直径1.5～4.5cm。表面淡黄色至棕黄色，有纵皱纹及未除尽的棕褐色栓皮残留，可见刀削痕迹。质坚实，不易折断，断面白色粉性，不平坦。气无，味甜，微酸。

5. **木薯** *Manihot esculenta* Crantz. **的干燥块根**

块根呈长纺锤形或圆柱形，直径2.5～6cm。表面棕色略皱缩，有横长条形皮孔。质脆，易折断，断面白色，粉性，有的现裂隙，中央有一小木心（中柱），可见浅黄色的点状物（维管束）呈放射状排列，近边缘处可见明显的筋脉环纹。气无，味甘、淡，也有刮去栓皮后从中剖开再斜切成片或直接斜切成片，厚约0.4cm。未去皮者仍可见残留的棕色外皮。剖开后的切片小木心多在其切口边缘，直接切片者小木心周围常见裂隙。有的切片一面向中凹陷。

6. **番薯** *Ipomoea batatas* Lam. **的块根**

经加工，漂白，搓成圆柱形而成。块根呈圆柱形（类似光山药），直径2～3cm，长10～20cm。表面光滑，白色或灰白色，有时可见横裂纹。有淡黄色筋脉点，中央无木心，质坚硬，断面颗粒状，粉性，嚼之味甘。气微，味甘、甜。

附1：生药性状检索表

1. 根茎圆柱形，表面洁白而平滑。无栓皮残留，断面颗粒状　　光山药 D. opposita
1. 根茎呈不整齐圆柱形、锥形或块状
  2. 表面洁白而平滑，有少量棕色栓皮残留，断而平坦　　山薯 D. fordii
  2. 表面淡黄至棕黄色，具纵皱纹
    3. 根茎稍扁而弯曲或具分枝，表面淡黄色
      4. 纵沟纹及须根痕不明显　　毛山药 D. opposita
      4. 纵沟纹及根痕明显，具刀痕　　参薯 D. alata
    3. 根茎扭曲状、掌状或块状
      5. 表面棕黄色，具疣状突起　　褐苞薯 D. persimilis
      5. 表而淡黄色，具刀痕　　脚板薯 D. alata f. flabella

表1.1　山药与伪品的外观性状[5]

品名	来源	表面	断面	气味
山药	薯蓣科植物薯蓣 *Dioscorea opposita* Thunb的干燥根茎	残留栓皮淡棕色	白色或黄白色，散在点状突起明显，富粉性，光滑，有滑腻感	气微，味淡微酸，嚼之发黏
参薯	薯蓣科植物参薯 *Dioscorea alata* L. 的干燥根茎	残留栓皮红褐色	白色，间或浅粉红色，散在点状突起不明显	气微，味微酸
褐苞薯蓣	薯蓣科植物褐苞薯蓣 *Dioscorea persimilis* Prain et. Burkill. 干燥根茎	残留栓皮浅棕色，表面粗糙，具纵皱纹	白色	味淡，嚼之发黏
木薯	大戟科植物 *Manihot esculenta* Crantz. 的干燥根	残留外皮棕色或棕褐色	类白色，近皮部可见明显的筋脉环纹，中央有一小木心	味淡，嚼之起渣
番薯	旋花科植物番薯 *Ipomoea batatas* Lam. 的块根	表面光滑，有时可见横裂纹	白色或淡黄白色，粉性，可见淡黄棕色的筋脉点或线纹。近皮部可见一圈淡黄棕色环纹	味甘甜，有清香气
山薯	薯蓣科植物山薯 *Dioscorea fordii* Prain et Burkill的干燥块茎	残存浅黄色斑块，具凹凸纹及纵条纹[6]	白色，平坦、粉性	气微、味淡

由表1.1可知，山药与参薯在外观上比较接近，不易区别。山药与木薯的区别为：木薯近皮部可见明显的筋脉环纹且中央有一小木心，而山药则无。山药与褐苞薯蓣的区别为：褐苞薯蓣表面棕黄色，粗糙，且有纵皱纹，而山药因采收加工时除去外皮，故表面颜色稍浅，光滑。

另外，葫芦科植物栝楼（*Trichosanthes kirilowii* Maxim.）及其同属植物的根也常作为山药的混淆品流通于市场（表1.2）。

表1.2 山药与栝楼等的区别

鉴别项目	山药	栝楼（天花粉）或其同属植物
来源	薯蓣科植物薯蓣的根茎	葫芦科植物栝楼及其同科植物的根
外形	圆柱形，多已去外皮，未去净外皮处显黄白色	不规则圆柱形，偶呈结节状，外皮粗糙，常具有支根痕
断面	白色、颗粒状，粉质	黄白色，有明显的筋脉点（维管束），散在
气味	无臭，微甘，嚼之发黏	无臭，味微苦

（二）显微鉴别

主要利用显微镜对其组织的微观结构进行观察，根据其断面细胞的种类、形状、分布、大小，草酸钙针晶或棱晶的形状、分布，淀粉粒的形状、大小及树脂道、中柱鞘、维管束等加以区分。

1. 怀山药（太谷山药）*Dioscorea opposita* Thunb. 的根茎

根茎商品已除去外皮，残存木栓细胞可见长椭圆形或线形纹孔。皮层薄壁细胞12~16列，基本组织中黏液细胞类圆形或椭圆形，长65~152μm，直径32~86μm，内含草酸钙针晶束，针晶束长48~112μm。中柱鞘由1~2列薄壁细胞组成。维管束外韧型，散在，四周有一列薄壁性维管束鞘；后生木质部导管直径约50μm。树脂道分布在薄壁细胞间，直径约22~45μm，内含红棕色树脂状物，薄壁细胞含淀粉粒众多[7]，类圆形，椭圆形或三角状卵形，直径6~18μm，长10~47μm，脐点少见，位于较小端，点状或飞鸟状，位于较小端，大粒偶见层纹。

粉末特征：白色或淡黄白色。①淀粉粒多单粒，类圆形、长圆形或卵形，直径6~17μm，长17~31μm，脐点点状、飞鸟状，位于较小端，大粒层纹明显。②草酸钙针晶束存在于黏液细胞中，针晶长80~240μm。③导管为具缘纹孔及网纹导管，也有螺纹及环纹导管，直径12~48μm。④筛管分子复筛板上的筛域极为明显，排成网状。⑤纤维小数，细长，直径约14μm，壁甚厚，木化。

铁棍山药与太谷山药的区别为：皮层细胞7~10列，黏液细胞及草酸钙针晶束以皮层为多，中柱鞘无明显特征。

2. 山薯 *Dioscorea fordii* Prain et. Burkill 的根茎

商品已除去外皮，残存木栓细胞可见长椭圆形纹孔。皮层薄壁细胞15~20列，黏液细胞少见，长椭圆形，直径10~61μm，长至120μm，内含草酸钙针晶束，长50~96μm，中柱鞘由1~3列石细胞组成断续环层，石细胞类方形，或类圆形，直径16~35μm，长至50μm，壁厚2~4μm，纹孔细小而密，孔沟明显，胞腔含草酸钙棱晶，棱晶直径6~14μm。维管束外韧性。基本组织中分布树脂道及色素细胞，直径40~94μm。淀粉粒类圆形、三角状卵形或长圆形。长6~36μm，直径8~20μm。

3. 褐苞薯 *Dioscorea persimilis* Prain et. Burkill 的根茎

商品为已除去外皮的根茎，残存木栓细胞可见长椭圆形或线形纹孔。基本组织中黏液细胞及草酸钙针晶束较多。黏液细胞长椭圆形。直径50~80μm，长至121μm，内含草酸钙针晶束，长48~92μm，树脂道散在，内含红棕色树脂状物。中柱鞘由2～8列石细胞组成环层，石细胞类圆形、长方形、方形或不规则形，长至70μm，直径16～28μm，壁厚6～20μm，有的石细胞壁三面加厚，纹孔细密，孔沟明显，有的胞腔含草酸钙棱晶，含晶石细胞较多。棱晶直径1～12μm。维管束外韧型。淀粉粒众多，类圆形、长卵形或三角状卵形，长14～51μm，直径6～21μm，层纹不明显。

4. 参薯 *Dioscorea alata* L. **的根茎**

商品已除去外皮，残存木栓层由1～2列木栓细胞组成，木栓细胞有椭圆形或线状纹孔，皮层薄壁细胞16～20列，黏液细胞椭圆形，以皮层多见，长57～132μm，直径36～60μm，内含草酸钙针晶束。长43～116μm。中柱鞘为2～4列石细胞组成的断续环带，石细胞类方形、长方形或不规则形，长至47μm，直径16～36μm，壁厚3～19μm，有的石细胞壁三面增厚，纹孔细小而较密，孔沟明显；有的胞腔内含草酸钙棱晶，棱晶直径5～13μm；树脂道主要分布在皮层薄壁组织，直径40～60μm；淀粉粒类圆形、长圆形或三角状卵形，长10～54μm，直径7～30μm。

5. 脚板薯 *Dioscorea alata* L. f. flabella Makino **的根茎**

参薯的变种，商品已除去外皮，木栓层残存。皮层薄壁细胞15～20列，分布黏液细胞及树脂道。黏液细胞圆形或长椭圆形，长至120μm，直径40～81μm，树脂道直径40～80μm，内含黄棕色树脂状物。中柱鞘为1～4列石细胞组成的断续环带，石细胞类方形、长方形或类圆形，长至50μm，直径14～32μm，壁厚约5μm，纹孔明显，有的胞腔含草酸钙棱晶，棱晶直径4～10μm。维管束外韧型。

6. 木薯 *Manihot esculenta* Crantz. **的根茎**

商品为已除去外皮的饮片，外侧有木栓层残存，韧皮射线清楚，形成层环明显。草酸钙簇晶存在于皮层薄壁细胞中。直径18～45μm。淀粉粒单粒，类圆形或盔帽形；复粒由2～4分粒组成。脐点明显，有点状、裂缝状、飞鸟状、十字状或星状，直径7～38μm。

7. 甘薯 *Ipomoea batatas* Lam. **的根茎**

商品已除去外皮。淀粉粒众多，单粒或复粒；单粒多呈圆球形或三角形，大小不一，直径5～20μm，长10～50μm，脐点明显，多为星状、飞鸟状或点状，复粒常由2～3分粒组成[8]。

附2：显微特征检索表

1. 药材横断面结构为单子叶植物型，无形成层环，纤维束为散在的淡黄色小点。组织或粉末可见草酸钙针晶束。
　2. 粉末可见：淀粉粒众多，单粒，有黏液细胞、草酸钙针晶束及树脂道
　　3. 淀粉粒多呈类圆形、卵形，直径6～17μm，长17～31μm，无中柱鞘石细胞环层，粉末为白色　怀山药 D. opposita
　　3. 有中柱鞘石细胞环层，具草酸钙棱晶
　　　4. 有色素细胞。石细胞1～2列断续成环，粉末为黄白色　山薯 D. fordii
　　　4. 无色素细胞
　　　　5. 中柱鞘由2～8列石细胞组成环层，粉末为米黄色　褐苞薯 D. persimilis
　　　　5. 中柱鞘由2～4列石细胞组成断续环层。粉末为灰白色
　　　　　6. 淀粉粒多呈短棒状、短矩圆形，直径7～30μm，长24～50μm，有三面增厚石细胞　参薯 D. alata
　　　　　6. 无三面增厚石细胞　脚板薯 D. alata f. flabella
1. 药材横断面结构为双子叶植物型，可见形成层环，维管束为外韧型。
　2. 淀粉粒众多，单粒或复粒，脐点明显，无黏液细胞、草酸钙针晶及树脂道
　　3. 薄壁组织中有草酸钙簇晶散在　木薯 Manihot esculenta
　　3. 薄壁组织中无草酸钙簇晶　甘薯 Ipomoea batatas

表 1.3 山药与伪品的显微特征比较

品名	淀粉粒	晶体	导管	木纤维	石细胞
山药	多，单粒扁卵形，类圆形，矩圆形，直径 8～30μm。脐点点状，裂缝状，可见层纹；复粒稀少	草酸钙针晶束存在于黏液细胞中，长约 200μm，粗 2～5μm。	直径 2～48μm	未见	未见
参薯	多，单粒类圆形，三角状卵形，直径 7.5～37.5μm	草酸钙针晶散在（已碎断）	直径 5～50μm	未见	成片或单个散在，椭圆形，类圆形，直径 17.5～50μm
木薯	多，单粒类圆形、盔帽形，直径 5～25μm，脐点点状、十字状、裂缝状、层纹明显，复粒由 2～3 分粒组成	草酸钙簇晶少，直径约 10μm	直径约 40μm	成束或单个散在，直径约 10μm	未见
褐苞薯蓣	多，单粒类圆形、椭圆形，直径 5～40μm，脐点点状，裂缝状	未见	直径约 45μm	未见	类多角形，长椭圆形，散在或成片，直径 7.5～17.5μm。
番薯	众多，单粒或复粒，脐点明显，多为星状，飞鸟状或点状	未见	多为网纹亦有梯纹	未见	
山薯	多为单粒，脐点点状，短缝状，位于大端，具层纹	草酸钙针晶束存在于黏液细胞中	多为具缘纹孔及网纹导管	细长、少见	呈长方形，无色或浅黄色

总结：山药与木薯的显微区别为：木薯的淀粉粒特征之一具盔帽形，山药不具这种特征。木薯为草酸钙簇晶，而山药为草酸钙针晶。山药与褐苞薯蓣的显微区别为：褐苞薯蓣有石细胞而山药没有。怀山药淀粉粒众多，单粒，有黏液细胞、草酸钙针晶束及树脂道，无中柱鞘石细胞环层；山薯有中柱鞘石细胞环层，具草酸钙棱晶，有色素细胞，石细胞 1～2 列断续呈环；参薯中柱鞘由 2～4 列石细胞断续呈环，有三面增厚石细胞，脚板薯则没有。

（三）理化鉴别

通过物理或化学的手段考察其由于化学成分、含量的差异所体现出来的相关的物化性质的差别来进行鉴别。

1. 常规理化鉴别

（1）取药材粉末各 4g，分别加入 20mL 甲醇，回流 45min，过滤，回收甲醇，浓缩为 1∶1.5 备用。取上述各样品的甲醇提取液，点于硅胶 GF－254 板上，于 365nm 紫外光灯下观察，结果为：山药紫色，参薯灰蓝色，木薯暗紫色，番薯亮蓝色，山薯蓝色荧光。

（2）取山药与脚板薯粗粉各 5g，加水 3～5 倍量煮沸，滤过，取滤液 1mL，加 5% NaOH 液 2 滴，再加稀 $CaSO_4$ 液 2 滴，山药显蓝紫色，脚板山药不显色；取滤液 1mL，加费林试液 1mL，在水浴中加热 3min，山药有红色沉淀产生，脚板薯无红色沉淀生成；取滤液滴于滤纸上，滴加 1% 茚三酮丙酮液，加热后山药显紫色，脚板薯显浅灰紫色。

（3）山药与脚板薯粉末各取少量，滴加浓 HNO_3 1mL，山药显鲜黄色，脚板薯显淡黄色。

（4）取山药与木薯粉末各加 3 倍量水，振摇数分钟，滤过，滤液加入少许对二甲基苯甲醛及盐酸。取滤液点于滤纸上，立即在紫外光灯（λ＝365nm）下观察，山药显紫罗蓝色荧光，而木薯则无。

（5）取山药与木薯粉末各 0.5g 于试管中，加稀盐酸数滴，试管中悬挂一条三硝基苯酸试纸，用软木塞塞紧，置温水浴中，10min 后山药管试纸不变色，而木薯管试纸显砖红色。

2. **薄层层析鉴别**

分别取山药标准药材、山药、参薯、木薯粉末适量，各置于 25mL 磨口瓶中，加入乙醇 10mL，时时振摇，温浸 24h，过滤，取滤液浓缩，分别点样于一块硅胶 G 板上，以氯仿 - 甲醇 - 水（14 ∶ 5 ∶ 1）为展开剂，展距 15cm，取出晾干，喷上 10% 磷钼酸的乙醇液显色。结果：山药及其标准药材有相同位置 3 个斑点，参薯显示出与标准品不同的斑点，木薯则未见斑点。

3. **紫外吸收光谱鉴别**

取山药粉末 2g，用石油醚（60℃～90℃）10mL，洗涤 1 次，再用 $1mol \cdot L^{-1}$ 的 NaOH 液 20mL，振摇提取 1h，滤过，取滤液用酸中和后，置于分液漏斗中，以乙醚 20mL 萃取，乙醚液在 200～400nm 区域内进行吸收光谱测定，在 223nm 波长处有一最大吸收峰。另取参薯粉末和木薯粉末按照山药上述方法操作，结果参薯在 230nm 处有最大吸收峰，而木薯则在 216nm 和 250nm 波长处有最大吸收峰[9]。

4. **其他鉴别方法**

龚海燕[10]等利用近红外光谱结合聚类分析的方法，在 7575.5～4551.5cm^{-1} 波段下对样品光谱进行二阶导数 + 矢量归一化法处理，经计算后得到聚类分析树状图。结果，通过此法，铁棍山药和白玉山药分类归属明确，铁棍山药在类间距离 >0.127 时，全被聚为一类，说明采自河南的铁棍山药有很好的一致性，在内在质量上有很大的相似性。而几个产地的白玉山药由于受生长产地的环境、气候等外界条件的影响，其本质上所含化学成分发生了变化，无法聚为一类。从而建立了准确、快速鉴别铁棍山药和白玉山药的方法，为山药的快速鉴别研究提供新的思路和方法。

宋爱新[11]等对 5 个产地的山药分别在氮气与空气气氛下的 DTA 和 DTG 曲线进行分析，根据其图谱特征差异进行鉴别。结果发现，不同种山药的 DTA，DTG 图谱，不同种，不同地域山药的 DTG 图谱均有差异。该热分析方法可用于不同种、不同地域山药的鉴别。

孙素琴[12]等运用模式识别技术 SIMCA 法，对不同产地的山药样品进行了道地性与非道地性的模式识别方法学研究，构建了山药样品的红外指纹图谱。结果显示，该方法的正确识别率为 70%，适合大量样品的快速鉴别研究。

王刚立[13]等用 X 射线粉末衍射全谱分析，根据衍射图形的几何拓扑规律及全谱特征标记峰，鉴别出了怀山药及其代用品山薯、伪品木薯。

都恒青等用聚丙酰胺凝胶电泳法（PAGE）进行勒蛋白电泳，通过其凝胶电泳图谱的差异鉴别出了怀山药、褐苞薯蓣、参薯、山薯、木薯。

五、山药逸闻趣事

山药在历史上就是作为滋养健身的上品对待的，考古发现敦煌石窟中即有应用山药的记载[14]。

有一则关于山药能使人滋养强壮的轶文。古时有一败军被围困在大山之中，围困的士兵也不敢冒进，只好围而不打，等待山中粮食耗尽，出来投降。结果，几十天过去了，并未见败军出来投降，他们认为被围士兵全部饿死了，便放松了戒备。突然一天，山中喊声四起，被困士兵个个生龙活虎，劲头十足，冲杀出来，杀得围困的军队一败涂地。原来这些被困的士兵在粮草将要耗尽之时，及时请教了当地老农，挖吃山中野山药，不但没有饿死，反而筋骨强健，精力倍增，动作轻捷，并突出重围，一举获胜。尽管这则故事难以考据，但历史上的薯蓣粥，薯蓣丸，山药饼等，确实证明山药有强身健体补虚抗衰的作用。据传说，这些突出重围的士兵为怀念这种食物，就给这种植物取名为“山遇”。后来发现它有治病作用，就把“山遇”改成“山药”。

在《西厢记》中也记载着一个故事。永和初年，有一采药人，来到衡山。道迷粮尽，只好到一崖下休息。忽见一老翁，看上去好像四五十岁那么年轻，对着石壁作书。采药人告之以饥，老者给他食物，乃薯蓣，并指教出山的路途。六日到家，还不知饥。乃知为食物之功奇也。

参考文献

[1] 国家药典委员会．中华人民共和国药典［M］．中国医药科技出版社，2010.

[2] 楼之岑，秦波主编．常用中药材品种整理和质量研究（北方篇）第二册［M］．北京医科大学、中国协和医科大学联合出版社，1995.

[3] 姜芳婷，李明静，史会齐，等．山药的研究［J］．河南大学学报（医学版），2004，23（2）：4－6.

[4] 丁赢，赵云岚，刘铁城，等主编．药用动植物种养加工技术—山药、穿山龙［M］．中国中医药出版社．

[5] 程培秀，魏银贵，于志刚．山药及其常见伪品的鉴别［J］．中国药业，2010，19（8）：79－90.

[6] 周德利．山药及其伪品的鉴别［J］．江西中医学院学报，2006，18（5）：46－47.

[7] 国家中医药管理局《中华本草》编委会．中华本草［M］．上海科学技术出版社．

[8] 肖培根主编．新编中药志：第一卷［M］．化学工业出版社．

[9] 黄洋水．山药与易混品、伪品的鉴别［J］．海峡药学，2009，21（5）：85－86.

[10] 龚海燕，白雁，宋瑞丽，等．近红外光谱结合聚类分析鉴别铁棍山药和白玉山药［J］．中国医院药学杂志，2010，30（9）：735－737.

[11] 宋爱新，张经纬，李明静，等．热分析方法对几种不同产地山药的鉴别［J］．中草药，2003，34（2）：169－171.

[12] 孙素琴，汤俊明，袁子民，等．道地山药红外指纹图谱和聚类分析的鉴别研究［J］．光谱学与光谱分析，2003，23（2）：258－261.

[13] 王刚立，田金改．山药的X衍射全谱分析的初步研究［J］．仪器仪表与分析监测，1996，4：9－11.

[14] 马汴梁主编．四大怀药养生与临证妙用［M］．人民军医出版社．

第二章　山药的栽培

一、山药的生物学特性

山药野生于山区向阳的地方，喜温暖，耐寒，在北方稍行覆盖可以越冬。怀山药生长期约170天。四月下旬种植怀山药；五月幼苗生长旺盛；六月地上叶、蔓迅速生长发育成形，地下根开始生长；七月地下根茎迅速生长膨大，开始开花；九月，地下根茎生长发育减缓，贮存养分量增加，十月逐渐停止生长发育，直至收获[1]。

山药的根发生在山药嘴处，因此一般叫嘴根，这是山药的主要根系。随着地下块茎的生长，在新块茎上会长出很多不定根，这是山药的须根。山药的根系不发达，地上茎和地下块茎的生长都是靠根系供给营养。因此栽培山药要注意深耕养根，才能获得高产。

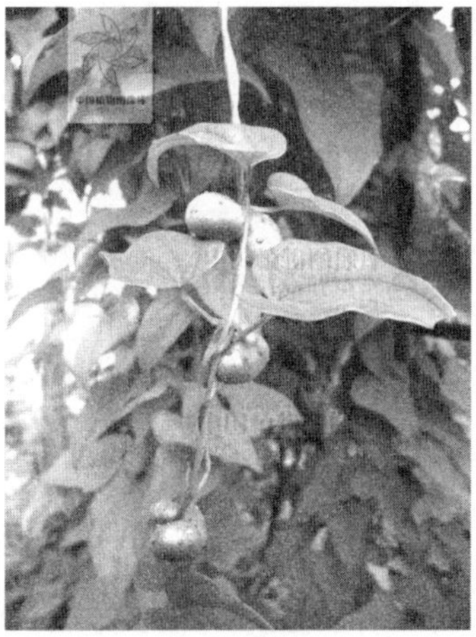

山药的茎有两种，地上茎和地下块茎。其地上茎分为2种，起攀缘作用的茎蔓，是山药真正的茎；地上茎上叶腋间生长的零余子（俗称山药豆）是一种茎的变态，叫地上块茎。零余子中含有一种特殊的物质——山药素，是其他部分所没有的。山药素也只在零余子皮中才有，该物质对抑制生长和促进休眠效应很强。由于零余子必须经过层积才能萌发，完全休眠的零余子，随着层积时间的延长，山药素含量减少。因此，刚采收的零余子，不能当种用。不同类型的山药零余子类型也不同，圆山药基本上不能形成零余子。地下块茎是山药的食用部分，因其形状像根，有时也叫做根状茎。山药块茎形状的变异较多，虽大致可以分为长形山药、扁形山药和圆形山药，但各个类型都有中间类型的变异。这种变异，主要受到遗传和环境的影响，其中土壤环境的影响最大。山药块茎上端存在一个隐芽和茎的斑痕，除这一顶芽外，其他部分都有不定芽，因此把山药块茎的任何部分切断栽植，都可以长出山药来。

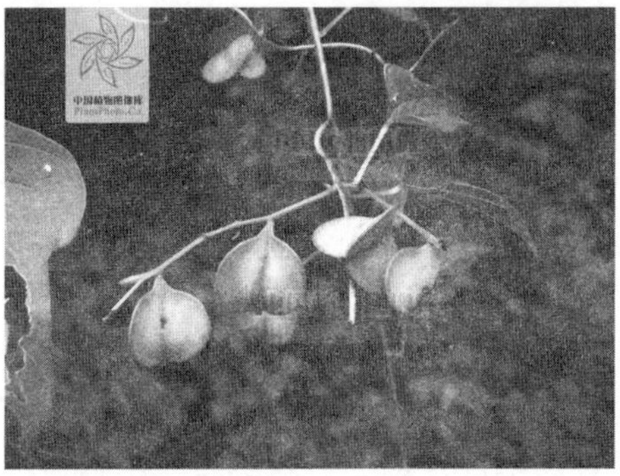

山药虽然是单子叶植物，但其种子却有两片子叶。山药几乎不结籽，即使偶尔结籽，籽粒也很少，而且空秕率极高，不能作为种用[2]。

山药有花而不结实，或者不开花。山药是雌雄异株。不同类型的雌雄株比例不同。长山药雌株很少，多是雄株。扁山药和圆山药多是雌株，雄株很少。花期集中在6~7月。花朵一般都在傍晚以后开放，多在晴天开放，雨天不开花。

山药的果实为蒴果，多反曲。果实中种子多，饱满度很差，空秕率一般为70%，高者在90%以上。

二、山药生长发育特征

山药的繁殖与休眠　山药的繁殖与休眠是密切相关的，一般10月份收获，霜后茎叶渐枯，零余子由下而上渐渐脱落，然后便进入几个月的休眠期。此时收获，产量最高，营养物质最丰富，香味最浓，品质最佳。没有经过充分休眠的山药块茎，是不能萌发的。与山药相同，零余子也存在休眠现象。不经过休眠的零余子，种在地下虽然可以发根，但不能萌芽，也不会长出新的山药植株[3]。

山药的生育前期 山药喜温，播种的地温多要求在10℃～12℃。在我国，山药产区大多在4月中旬播种，山药的生育前期，主要依靠种薯中所储存的养分，而切成段的山药块根从不定芽开始形成，萌发到出苗则要经历50天之久，即长到6月中旬，山药植株才有独立生活的能力。

在正常情况下，山药播种后20～30天即可萌芽出土。在发芽过程中，由芽顶向上抽生的同时，芽基部也向下发生块根，并且于芽基内部从各个分散着的维管束外围细胞产生根原基，继而根原基穿出表皮，逐渐伸长，成为主要的吸收根系。

幼苗出土后，主茎迅速生长。待6月中旬主蔓便可长到3.5～4.0米，以后一般就不再伸长。当湿度适宜，山药立即可以发生细须根，并参与种薯营养分解所必须的水分和养分的吸收。山药的吸收根发生在萌芽茎的基部，整薯播种的发根比较早，约需要1周的时间；切块播种，需要3～4周时间，吸收根的数目在萌芽初期就已经固定，以后增加的就只有根长和根重，数目则不会再有增加。

种薯养分的消耗，受地温和土壤环境的影响显著，播种在壤土上，消耗80%的养分需要3个月；而在沙土中播种，2个月即可消耗80%。播种的深度对山药的栽培也有很大的影响，播种太深，则不仅使出苗时间延长，耗去过多的营养，而且在块茎上端常出现有茎节痕迹的茎和根的中间形态。深度适宜的播种也可减少养分的消耗，有利于培育出壮苗。

山药的生育盛期 山药自播种后两个月，主茎和吸收根都已长到足够的长度。种薯80%的营养已被消耗，整个植株到了生长盛期。在生长盛期，山药的营养生长与生殖生长并进，且生出侧枝，长成零余子，孕蕾开花，特别要供给主要产品器官——地下块茎的营养。这是山药生殖生长过程中最重要的时期，约需要3个月的时间。此期间茎叶及块茎的生长皆最旺盛，块根的生长量大于茎叶的生长量。重量激增。在沙土地栽培山药，生长盛期可以提前1个月，黏土地则会使生育盛期的到来稍后一些。

这一时期，零余子也在争夺营养，同时，盛花期的山药花叶需要消耗更多更好的物质，因此这一阶段的营养管理最为重要。

山药的生育后期 至8月下旬，山药的块茎已经达到鲜重的84%，已经可以采收了。在山药种植一年一茬的地区，应设法最大限度的延长块茎膨大时间。在9月下旬到10月上旬，山药块茎还在缓慢成长、延长。直到10月中下旬茎叶变黄，零余子落下；同时，地下部的吸收根也逐渐失去活力，细根则基本上枯萎，块茎的表皮也相当硬化，内容已非常充实，这时即可采收。

刘荷芬[4]等采用营养繁殖方式种植怀山药，研究其生长发育规律。选用窖藏过冬的“芦头”（地下茎未膨大部分），按植物学性状记载方法，每5天调查记载一次，测量其地下茎长度及粗度，以计算机处理所得的数据发现，怀山药在河南辉县栽培条件下，4月16日播种，5月9日可达出苗期，5月17～25日可达全苗期。地下茎形成期为5月28～30日，地上部分停止生长期为7月下旬。地下茎收获期一般在10月下旬或11月上旬。研究还表明，怀山药主蔓及地下茎在整个生长季节中的生长速度开始慢、然后快，当日增长量达到一定高峰时，生长速度又逐渐变慢，而且愈来愈慢，其生长规律与Logistic方程相符，主蔓与地下茎的生长高峰期不是同步的，其间隔为17天左右，这符合植物先地上后地下生长的普遍规律。根据怀山药主蔓和地下茎的生长规律，要想获得高的地下茎产量，在大田栽培时应施足底肥，出苗2～3周后施高质量的追肥，以满足主蔓、地下茎快速生长期对肥水的需要。

山药生长发育对环境条件的要求 山药适应性较强，垂直分布于海拔70～1600米的丘陵或高山。在我国南起广西，北到陕西，东起江苏，西至云南，均有野生分布或栽培。

（一）温度

在影响山药生长发育的环境条件中，山药对温度最敏感。满足每一个时期山药对温度的要求，合理安排生产季节，是获得高产的重要依据。

山药是属于高温短日照植物，在不同生育时期，对温度的要求不同。生育适宜温度为20℃～30℃，15℃以下不开花，10℃块茎可以萌芽，1℃不受冻。但地上部茎叶不耐霜冻，温度降到10℃以下时植株停止生长，5℃以下的低温很难忍耐，短时间的0℃气温也会冻死。山药利用块茎繁殖，其发芽温度要求较低。但在低温下萌动比较缓慢，而且出苗率低。块茎萌芽的适温为15℃，较高的温度可以促进呼吸和各种酶的活动，因而出土快，幼苗壮。山药的播种期最低地温也应稳定在10℃以上，否则，出苗质量没有保证。山药幼苗的适温范围一般在15℃～20℃。但短时间的低温，如在5℃以下，甚至是0℃，也不至于冻死。地上部茎叶的生长适温为25℃～28℃。超过30℃，呼吸便会上升。到40℃，茎叶基本停止伸长。到45℃，出现日灼，导致叶脉和幼嫩组织变色坏色。在5℃低温出现时，茎叶停止生长。昼夜温差对块茎形成和膨大有利。山药块茎形成和肥大的最适气温是20℃～24℃，适应范围很窄。在20℃以下时，生长缓慢。在24℃以上时，由于呼吸作用不能得到有效的控制，消耗养分过多，影响同化物质的运转和储存，致使块茎肥大受阻。温度在3℃以下时，块茎很难忍耐，1℃的低温要尽量避免。

（二）光照

山药对光照强度要求不很严格。即使在弱光条件下，其生长发育也能正常进行，但块茎的形成及营养物质的积累应需要较强的阳光，强光照更有利于养分的积累，所以高架栽培比矮架增产明显。在一定的范围内，日照时间缩短，花期提早。在春季长日照下播种的山药，只能在夏、秋季短日照下开花。短日照对地下块茎的形成和肥大有利，叶腋间零余子也在短日照条件下出现。

山药可以同其他蔬菜及粮食作物间作套种，但必须掌握一条原则，种植高秆作物，在山药生长前期，在有散射光的条件下，山药可正常生长，但是在块茎形成盛期，其他高秆作物必须能成熟收获。例如，泰安市郊区，山药同高架芸豆间作，到了7月下旬，芸豆藤蔓枯死，山药处于块茎形成盛期，同样获得5010kg的好收成。山药还可套种于麦田，种麦时留出适当的株行距种山药，麦收后麦茬地种大白菜或萝卜、胡萝卜、芫荽、芹菜等秋菜，山药也可获得同样的高产。但有的农民将山药同玉米间作，利用玉米作为山药的支架，山药产量有所下降，可能是在山药块茎形成盛期，玉米的茎叶对山药有遮阴作用，这就必须考虑采取改进措施，如玉米适当稀植、打顶、种植矮秆品种等，增加山药块茎形成盛期的光照，争取双高产。

（三）水分

山药耐旱，对水分要求十分严格。但优良山药需每年有1500mm的降水量。山药不同生育时期对水分的要求也不一样。在发芽期土壤应保持湿润，以保证出苗。出苗后，块茎生长前期对水分需求不多，以利于根系深入土层和形成块根。块茎生长盛期不能缺水。

（四）土壤

由于山药是深根性植物，要求土壤深厚、排水良好，疏松肥沃的沙质壤土。沙质壤土栽培山药，地下块根形正，表皮光滑，根痕浅而小，商品性强；黏土也可栽培山药，而且能够生长，块根的生长较短，但组织紧密，品质良好，唯块根须根较多，根痕深而大，易发生扁头，叉根的现象。该土壤种植山药，应深挖种植沟，多施有机肥，并宜作成高畦。不宜在过分黏重的土壤中栽培。土壤酸碱度以中性最好，pH 值 6.5~7.5 的土壤均可种植。过酸，则易生支根和根瘤，影响根的产量和质量；过碱，其根部不能充分向下生长。因此，在我国南部地区栽培，于较酸性土壤上应施适量石灰，以中和土壤酸度。

三、山药的栽培技术

中国是驯化栽培山药最早的国家，一直以来学术界普遍认为最早有文字记载山药栽培的古籍是唐末五代时期（一说为五代末后周）韩鄂所著《四时纂要》（成书年代大致 945~960 年），书中引用唐·王旻《山居要术》书中“种薯蓣法”。王旻，号太和先生，为唐玄宗时期的修道者。《山居要术》成书大致在 8 世纪中期，现已佚失，若依此为据，山药人工栽培有文字记载的历史至少有 1200 多年。

本草最早记载山药栽培的是宋《图经本草》，以后本草多有记述。《救荒本草》谓“人家园圃种者，肥大如手臂，味美，怀孟间产者入药最佳，味甘性温平无毒。”由此得知栽培山药在宋代以后开始药用，在明代怀孟地区种植药用山药品质已为人称道。

古人注意到了种植山药与野生的不同，首先是外形要比野生的粗大，另外是药力不佳。在很长一段时间内古代医药学家都认为，山药药用，野生品比栽培品好。李时珍曰：“薯蓣入药，野生者为胜。若供馔，则家种者为良”。由此还可以推论，从宋代开始到明代，以至以后很长一段时间，是山药野生品与栽培品混用的时期。

尽管认为栽培山药药力不佳，但最终栽培山药的应用还是替代了野生品。清代本草《本草从新》云：“形圆者为西山药，形扁者为怀山药，入药为胜，俱系家种。”由此得知，清代（18 世纪）药用山药已大部分使用家种品[5]。

（一）栽培分布

山药原产于我国及印度、缅甸一带，在朝鲜、日本等国亦有分布。我国栽培山药的时间较长。山药种植的地域，在最早的文献中几乎没有明确记载。有学者根据《四时纂要》其中农时记载推论，该书是写渭河及黄河下游一带的农业活动，另据文献记载，《山居要术》作者王旻“居洛阳青萝山”，推测其农事活动应在其生活区域范围内。明确记载山药种植地区的文献见宋代《图经本草》，其中有“近汴洛人种之极有息”的描述。之后，明《农政全书》记有山药“今齐鲁之间尤多”，又载山东、江南种薯法。由此推论，河南地区应该是最早种植山药的地区，在宋代已广泛栽种，到了明代山东、江南等地山药也广有种植。目前全国大部分地区都有栽培，主产河南、山西、河北、陕西等省，山东、江苏、浙江、湖南、广西等省亦有栽培。我国山药栽培区分布如下：

华南区：这一地区比较适宜山药栽培，冬季基本无霜雪，相对延长了山药的生长发育期。2~9 月均可定植，全年收获。一般 2~6 月定植的山药，于当年收获，7~9 月定植的在翌年收获，大部分是在 8~12 月收获。主要栽培种是田薯，作蔬菜食用。地方品种有广东葵薯和耙薯，福建银杏薯，江西大板薯及脚板薯，广州早熟大白薯和晚熟大白薯，广州白圆薯（也称台湾白圆薯），广西苍梧大条薯、长红薯、丰收千斤薯等。

华中区（长江、黄河流域）：2~8 月份均可定植，2~5 月份定植的当年可采收，6~8 月份定植的在翌年采收，以 2~5 月份定植的最多，春天与各种绿叶菜、茄果类间作。栽培品种较多，以普通山药为主，多可食药两用。各省有当地的地方品种，如湖南的早熟、晚熟大白薯，与广州的大白薯是同一品种；湖南、湖北、江西的白圆薯，与广州白圆薯相同；湖北、浙江、江苏的米山药，与山东米山药类似；四川、浙江、江苏、湖北也有怀山药。

华北区：这一地区山药栽培面积较大，特别是山东，形成了各种名贵山药，如山东济宁米山药，泰安白柱长山药、河南怀山药。这些山药每年大量出口，淀粉含量很高，味道醇香，有的作为补品，有的作为上等佳肴。

东北区：这一地区栽培山药，生长期缩短了，但产量很高，其品种全是普通山药。白皮山药在这一地区栽培则成了黄褐皮，其他品种则皮色更深，可能是因为气候、温度、土质等因素所致。其山药品种大部分是从河北、山东引入的，如济南米山药，还有吉林棒山药，黑山药等。

西北区：这一地区昼夜温差大，适于淀粉含量较高的植物生长，有利于糖分的积累，产量较高，质量佳。山药分布比较集中，主要在新疆，甘肃及包头市的湖区的灌溉区，每年种 1 茬，一般在 3 月下旬 ~ 4 月上旬定植，其品种以普通山药为主。

王丽芝[6]等以怀山药道地产区河南省焦作市温县、武陟县等县市的样点位基点，利用中药材产地适宜性分析系统（TCMGIS – Ⅱ）对该道地产区的 287 个采样点的 1 月均温、7 月均温、年均温、相对湿度、年降水量、年均日照时数及土壤等 7 个生态因子进行综合分析。

表 2.1　怀山药道地产区生态因子分析

生态因子	均值 ± 标准误	标准差	变异系数%	最适范围
1 月均温/℃	−0.21 ± 0.001	0.08	34.97	−0.31 ~ −0.12
7 月均温/℃	27.13 ± 0.001	0.05	0.17	27.07 ~ 27.19
年均温/℃	19.82 ± 0.001	0.05	0.21	19.76 ~ 19.88
相对湿度/%	65.90 ± 0.001	0.31	0.46	65.54 ~ 66.26
年降水量/mm	732.90 ± 0.011	4.32	0.59	727.81 ~ 737.98
年日照时数/h	2209.24 ± 0.011	5.03	0.22	2203.32 ~ 2215.16

由表 2.1 得到怀山药产地的最适生态因子范围值：1 月均温 −0.31 ~ −0.12℃；7 月均温 27.07 ~ 27.19℃；年平均温 19.76 ~ 19.88℃，相对湿度 65.54% ~ 66.26%；年降水量 727.81 ~ 737.98mm；年均日照时数 2203.32 ~ 2215.16h。由变异系数可知，除 1 月均温外，其他生态因子的变异系数均小于 2%，表明怀山药的生长发育对其要求较高。

王氏还根据获得的生态因子范围，应用 TC – MGIS – Ⅱ系统进行栅格空间聚类分析，得到怀山药的不同生态相似度区域。与怀山药道地产区生态相似度在 80% ~ 100% 的适宜区主要分布在黄河下游豫北平原及海河流域，包括河南、河北、山东、山西、安徽等省。

系统分析结果显示与怀山药道地产区生态相似度 95% ~ 100% 的适宜区，主要集中分布在黄河流域豫北平原，该地区地势平坦，地域开阔，由于黄河反复改道，各河流交互沉积，形成了一种特殊的成土母质，具有丰富的矿物质，且疏松易垦。该适宜区地处黄河下游，南临黄河，北依太行，区内数条河流纵横交错，地下水资源补给充足，土壤微量元素极为丰富，光照充足，年均降水量在 700mm 以上，且主要集中在夏季高温时节（6 ~ 8 月），这种雨热同期的气候为山药生长提供了得天独厚的条件。

（二）品种选择

山药的栽培品种较多，药用山药主产区河南有太谷山药、铁棍山药、大白皮山药、小白皮山药等。

铁棍山药：产量稍低，皮发黑，淀粉细致，体形细长而质硬，质量较好，折干率高。

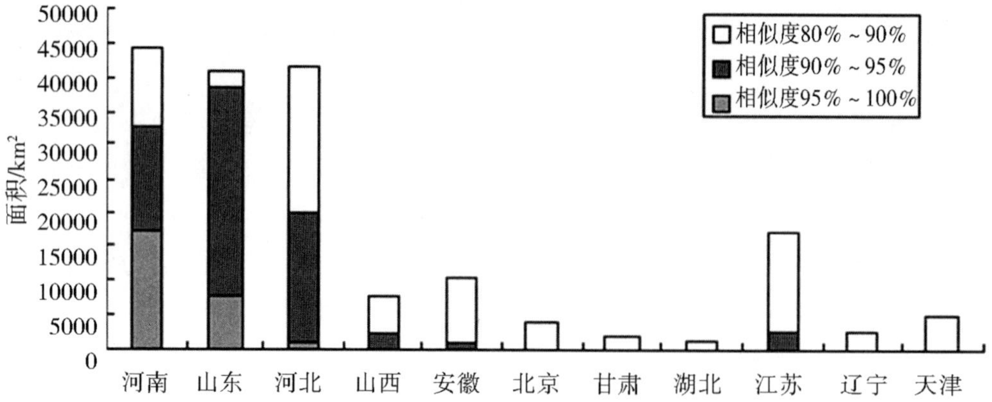

白皮山药：皮发白，淀粉细致，体形较前者粗大，须根短小而少。

太谷山药：由山西太谷引种而来，块根粗而短，皮粗，须根粗而密，产量高，含水量大，折干率低，为目前习见品。

（三）选地整地

山药因以根茎入药，土地养分消耗大，对土壤中的氮、磷、钾、钙、铁、镁等元素及有机质、腐殖质等条件要求较高。在选地时宜选用土层深厚、疏松肥沃、向阳、排水流畅、地下水位在1m以下、pH6.0～8.0之间的沙质壤土。壤土和黏壤土栽培的山药品质也很好。洼地、黏土、碱地均不宜栽种。

整地时，土壤中不能混杂有直径1cm以上的石块，否则山药块茎分叉严重，根形不美，使其商品价值降低。土壤的pH对山药的种植也有很大的影响。pH5.0以下的酸性土壤（如我国南方的红壤），易使山药块茎生支根和根瘤，影响其正常生长，故不利于山药的种植；pH超过8.0的土壤中，山药块茎下扎困难，对产量影响很大。

山药的块茎具有下扎特性，入土可达30～100cm，因此需要将生土深耕，改善土壤结构，降低土壤紧实度，以利于块茎下扎生长。一般在冬前深翻土地，挖土时将表土和底土分开堆放，经过冬季日晒风化后，于翌年春天下种前施入基肥。亩施充分腐熟的厩肥、堆肥约5000kg，并注意将肥料施匀。一般按照1m距离开沟，沟宽25cm，沟深0.6～1.0m。土壤回填完成以后，若土墒不足，需要浇透水（播种时不再浇水）。

秋季整地时每亩施厩肥5000～7000kg，深翻50～60cm，经过冬春冻融，熟化土壤，杀死病菌与害虫。临种前再耙犁，浅耕15～20cm，整平作垄，垄宽为130cm，垄长自定。开春整地也是可以的，但由于栽培土壤未能充分风化，易生病虫害。另外，如果栽培土壤质地黏重（如黏土或黏壤土），则一定要在冬前开沟耕翻土壤，以使土壤在冬季受冻后变松，否则栽培出的山药块茎很短，外形粗糙弯曲，影响产量，降低商品价值。

有人试验，在挖深沟后砌砖墙，铺预制板制成地槽栽种山药。此法适合根茎类药材的生长特点，增产是必然的，但费工费财，难以应用于大田生产；有人在垄上打洞栽培山药，山药块茎既长又粗，采挖方便；也有人于整地后在畦内或垄上开栽植沟，沟内施以有机肥，栽植山药。

（四）繁殖方法

种薯的质量好坏直接影响山药块茎的产量和品质。常规的种薯制备方法有3种：一种是使用山药栽子

(顶芽繁殖)；一种是使用山药块根催芽繁殖种栽；第三种是使用山药零余子。

1. **山药栽子**　也叫山药嘴子、龙头，即山药块茎上端有芽的一节，在收获山药时获取，肉质粗硬，不能食用。这一节虽然品质不好，但属于茎端，有顶端生长优势。切的时候带肉质块根越多，萌发的山药苗越壮，产量也越高。作为山药栽子的块茎须茎短，粗壮，无分枝和病虫害。山药块根顶芽繁殖是无性繁殖，可直播，发芽快，苗壮，产量高，收益快，但如连续种植多年，组织逐渐老化，引起品种退化，产量逐年下降，故不能连续使用。在用1~2年后应进行更新，用零余子繁殖的顶芽来更换。

2. **山药块根催芽繁殖种栽**　因为山药栽子的数量有限，在实际生产中较多地使用山药段子制备种薯。所谓山药段子，就是将山药块茎按8~10cm分切成段，每块段子重30~40g左右，分切时，应注意保留每块段子上的皮层，否则将来不能萌芽。山药段子不宜切得太小，否则不但容易腐烂，不出苗，而且将来块茎形体偏小，产量很低，但也不可将段子切得过大，否则，不但明显增加种薯制备的块茎用量，而且会造成山药生长前期枝叶发育过于繁盛，导致后期的结薯个体偏小，影响山药的商品价值。分切山药段子，应选在晴天，一般在种前1个月进行。刀面要用药水消毒，分切后将段子的切口处粘一层草木灰，以减少病菌的侵染率，保证种薯无病的要求。我国北方地区也有用石灰蘸粘创面的，效果也不错，但用量不宜过大。近年来，为了提高出苗率和整齐度，各地开始采取种薯催芽后定植的方法栽培山药。这是一种比较先进的栽培方法，不仅可以提高出苗率和出苗质量，而且由于催芽是在早春室内温床或暖炕上进行的，因而可以缩短山药块茎在田间的生长周期，增加块茎最终产量。

3. **零余子**　秋末成熟后采摘的零余子除了可以食用外，也是栽培的良种。当山药栽子连续种植3~4年后，产量和品质均明显下降，不宜再作繁殖材料，这时须用零余子进行更新复壮。零余子繁殖法虽也属无性繁殖，但零余子属气生薯块，具有与种子繁殖相似的特性，能提高山药的生命力，能防止退化，并大幅度提高繁殖系数。由于用零余子繁殖，花工少，占地极少，所以是山药生产上不可缺少的繁殖方法。其缺点是生长速度慢。一般是第一年9~10月间零余子成熟后，不等自然脱落即采收，与沙土混合堆贮于温暖处过冬，第二年春季播种。一般采用沟播，行距6cm，株距3cm，开4~5cm深沟，将零余子播入沟内，覆土2~3cm，浇水。18℃~20℃气温条件下，30天左右出苗，后经间苗，株距扩大到13~16cm。在江苏、用零余子播种的山药当年只能长成长13~16cm，重200~250g的小块根，贮藏过冬，翌年作种薯(用整薯播种)，秋季即可收获长大的块根。选用较大的零余子，加强肥水管理，在第二年即获得较大的块根。采用零余子作种时，应当在当年收获期晴天选采。

为了提高催芽质量，对种薯应严格挑选。不论采用何种种植方式，所选种薯，都须选择表皮赤褐色，肉色洁白的山药作为种薯。为杜绝病虫害，种薯催芽前，可先用300倍40%多菌灵胶悬剂浸种15min，捞出晾干后再栽植。

龚立雄[7]等设立了药剂处理怀山药龙头试验，考察不同怀山药龙头种植前采用不同方法进行处理怀山药出苗情况和等级、产量的影响。结果为：怀山药龙头采用300倍5%菌毒清或500倍70%甲基托布津可湿性粉剂处理，以及采用50ppm生根粉处理后种植，可有效提高产量和等级。

种植密度以每亩1万株左右为宜。平均单株鲜种可达224g左右，亩产鲜品可达2300kg。

此外，李明军[8]等将怀山药带节茎段在MS+6-BA 1~2mg/L+NAA 0.1~1mg/L的培养基上培养，均能直接形成多芽体，均芽数3~5将多芽体转入MS或MS+KT 2mg/L+NAA 0.02mg/L+PP_{333} 0.1mg/L的培养基上均能诱导生根，形成再生植株。但后者形成的苗生长健壮，叶色浓绿，有较强的生活力。

（五）田间管理

1. **适时定植**　山药的定植期，因各地气候条件不同而有差异。一般要求地表地温（距离土面5cm以内）稳定在9℃～10℃后即可定植。春暖较早的地区，如闽南及两广可在3月份定植，四川一般在3月下旬至4月份定植，华北大部分地区在4月中下旬定植，东北地区一般在5月上旬定植。各地普遍认为，只要地表不冻，定植越早越好，早定植可使山药根系发达，生长健壮，块茎产量增加。

在南方，种植山药前还要在山药地周围深挖围沟，深1m左右，宽0.6～0.8m，并与外沟相通，以保证雨季迅速排水，不致淹涝山药块茎，防止造成腐烂。

2. 适量浇水 山药的叶片正反两面都有很厚的角质层，所以比较耐旱，抗蒸腾作用比较强。一般情况下，在定植前一次浇透水后，定植覆土后可不再浇水，直到出苗后的10天左右再浇定植后第一次水，且浇水量要小，不可大水漫灌。由于各地土壤质地和气候条件不同，第一次水的浇灌时间可灵活掌握，原则上出苗长度不足1m时不宜浇水，这样有利于山药根系向下伸展，增强抗旱力。浇第一次水的时间虽不能过早，但也不能太晚。泰安地区种植山药有句农谚："旱出扁，涝出圆"。就是说尽管山药比较耐旱，但要获得好的收成，土壤也不可过于干旱。若土壤过度缺水，尽管山药也可存活，但所产块茎是扁形的，商品价值较低，产量也会下降。每次浇水渗入土中的深度不应超过块根下扎的深度。立秋后为使山药长粗，可浇1次水。山药怕涝，夏季多雨季节，下了大雨应及时排水，切勿积水，以防烂根，浇水过多也容易引起锈病，使植株早期落叶，影响根的产量。

山药对水质的要求不严格，但要注意保持水质清洁。浇灌污染严重的水，山药植株则不能完成正常的生长周期，大部分会中途死亡。

凡是沙壤土栽培山药，浇水要少而勤，黏壤土栽培山药，由于保水性好，在满足山药正常生长的前提下，采用何种方式浇水均可。

3. 合理施肥

（1）施用厩肥等有机肥：施用厩肥等有机肥，主要是采用土面铺粪的办法，具有降低土温，保持墒情，稳定土壤透气，防除杂草的效果，而且给山药生长提供营养的持续时间较长。铺粪栽培山药效果较好，可以迅速肥沃土壤，改良土壤质地。铺粪应采用充分腐熟的人畜粪，掺入施用。人畜粪充分腐熟，可以有效杀除病菌和虫卵，还可以将作物不能直接吸收的有机态养分转化为无机态养分，易于被作物吸收。人畜粪腐熟的方法包括圈内堆积法（即在圈舍内挖深浅不同的粪坑，堆制人畜粪腐熟肥，分为深坑式、浅坑式、平底式等方式。）、圈外堆积法（其因堆积松紧程度不同，又可分为紧密式堆积、疏松式堆积和疏松与紧密交替式堆积3种方法）。施用厩肥等有机肥，不仅能供给山药无机营养，还可以供应山药可溶性的有机化合物，如氨基酸、酰胺、磷脂等。施用厩肥等有机肥，还可以促进微生物的活动，从而产生生物活性物质以促进山药根系生长，使其更好的利用土壤中的有效养分。

（2）科学施用化学肥料：施用化肥为山药追肥时，第一次应在山药出苗1个月后，每亩施用尿素15kg；第二次在山药植株现蕾时，每亩施用氮、磷、钾复合肥40～50kg；最后一次追肥在收获前40天进行，每亩施用磷酸二铵10～15kg。追肥不能过晚，以免秋后茎叶徒长，影响块根肥大。据江苏省栽培山药的经验，追施化肥比追施有机肥可提高山药块茎的产量，但出干率（即干物质含量）有一定程度的下降，块茎含水量较高，不宜作药材加工。

4. 搭架整枝 山药的茎不但长，而且纤细脆弱，具有缠绕性，易被大风吹折，所以科学地搭立支架，应力求稳固。出苗后，一般在苗高30cm以上时，即可搭立支架，以使茎蔓向上生长。支架材料不限，竹竿、秸秆及树枝均可。在植株旁插好支架，一畦插2行，每4根上端捆在一起，顶部放横杆1根，并连接起来。搭架后有草就拔，保持地内无杂草。架插入土壤的深度以20cm为宜，超过39cm则可能会影响到根系的正常生长，甚至还会捅伤种薯。

在山药栽培中，多数可不进行整枝，但如果出苗后有数株幼苗挤在一起，则应于其蔓长7～8cm时，选留下一株强壮幼苗，将其余的去除。此外，在山药进入生长盛期后，可适当摘除基部的几条侧枝，保留上部侧蔓，这样做则旨在尽量集中养分，有利于通风透光，促进块茎生长。如果在生长后期，发现零余子生成过多，也应及时摘除，否则会与地下块茎争夺养分，影响块茎的膨大。根据有关试验报道，零余子的亩产量如果达到500kg以上，则会相应减少山药块茎的产量。所以，除采种外，一般零余子的亩产量要求控制在100~150kg。

5. **中耕除草**　由于山药出苗后生长很快，所以中耕除草只在早期进行。中耕要求浅耕，只将土壤表面整松即可。在苗高5~10cm时，即可浅松土，培土1次。当苗长高搭架后，只拔草不中耕，以免伤根。

在山药生长过程中，一般杂草的生长也会很旺盛。为避免杂草争夺养分，应及时拔除，但应注意不要损伤块茎和根系。根据田间杂草的轻重，可采用人工拔除或化学除草。杂草轻的，可人工拔除，杂草严重的，需于播后苗前趁墒情较好时，每667m^2用48%氟乐灵乳油150~200g兑水，进行均匀喷洒。喷后浅耧，灭草保墒[9]。现在有的山药产区，在定植后直接用喷洒除草剂的方法来灭除杂草。施用除草剂，适于山药大面积栽培。需要注意的是，应该根据杂草发生种类，选择合适的除草剂。以禾本科杂草为主的发生地区，可采用氟乐灵、地乐胺和除草通；以荠菜、灰藜为主的杂草，可用利谷隆和除草醚，不管采用哪一种除草剂，都必须在杂草萌发前或杂草刚萌发时施用，这样除草效果才能有保证。如果用药偏晚，杂草大量出土，则影响除草效果。在沙性土壤上栽培山药时，禁止使用扑草净，否则易对山药产生药害。

山药产区分布在全国各地，杂草种类较多，其中，常见的有近30种，如灰菜、小藜、灰绿藜、马齿苋、反枝苋、回头苋、小喇叭花、菱角菜、打碗花、野稗、绿狗尾草、抓地草、碎米莎草、蟋蟀草、铁苋菜、猪芽菜、葎草、龙葵、大马蓼、蒺藜、蒲公英、刺儿菜、虎尾草、菟丝子、白鳞莎草、米米蒿、看麦娘、星星草、小鸡草、香附子、千金子等。

由于山药产区分布较广，从东北至华北，直到江南均有种植，山药地中的杂草多种多样，所以应根据杂草类别，正确施用除草剂。现将目前国内常用除草剂主要包括：除草醚、百草枯（又名克芜踪）、杀草净（异丙净）、氟乐灵（又称茄科宁）、都尔（又称异丙甲草胺）、草胺磷、拉索（又名甲草胺、草不绿、杂草锁）、地乐胺（又名双丁乐灵）、苯达松（又名灭草松或噻草平）、扑草净、除草通（又称二甲戊林、胺硝草）、利谷隆、毒草胺、草枯醚、豆科威（又称草灭平）

6. **采收**

（1）零余子

9~10月，零余子成熟即可采收。初霜以后，叶片黄萎，割下藤蔓，扫起脱落的零余子，没有脱落的可随蔓运回堆积，闲时再抖落。每亩可产零余子250多千克。

（2）山药

在山药栽种当年的10月底或11月初，当地上部分发黄枯死后，即可开始收获山药块茎。山药收获的一般程序是：先将支架和茎蔓一齐拔起，接着抖落茎蔓上的零余子（山药豆）、并将地面上掉落的零余子收集起来。然后，就可以收获山药块茎了。

扁形种和块状种的山药块茎较短，比较容易挖收。长山药的块茎较长，难以采收，如果采收技术不熟练，块茎破损率是很高的。华北地区采收长山药的方法是：从畦的一端开始，先挖出60cm见方的土坑来，人坐在坑沿，然后用特制的山药铲，沿着山药生长在地面上10cm处的两边侧根系，将根侧泥土铲出，一直铲倒山药沟底见到块茎尖端为止，最后轻轻铲断其余细根，手握块茎的中上部，小心提出山药块茎。一定要精细铲土，避免块茎的伤损和折断。不论是挖收哪一种山药，一定要按着顺序，一株一株挨着挖，这样既能有效减少破损率，又能避免漏收。日本近年来采用“水掘法”收获山药，即采收前向山药地灌水，然后用力拔出山药。但这一方法只适用于沙地土壤，对黏壤土效果不好。

一般认为，收获山药块茎晚一些为好。华南地区不要早于7月份，长江流域不要早于8月份，华北地区不早于9月中旬，东北不早于9月底。总之，各地均应掌握在山药块茎生长盛期的后期收获，早于这个时期，山药的基本产量还没有完全形成，对收成影响比较明显。但为了满足淡季市场的需要，山药也可在生长盛期的中期收获，这时收获的块茎虽然未充分长大，但售价较高，经济效益还是不错的。在江淮流域及其以南地区，山药块茎可以留在地里，一直延至翌年3～4月份采收。在华北及东北地区，一定要在初霜前采收完毕，否则山药块茎受冻后，严重影响品质，商品价值大大降低。

7. **加工**

（1）产地加工

山药收获后稍微晾干，用竹刀刮去外皮，装入竹筐，每筐50kg。将装山药的筐放在熏箱内，点燃硫磺，熏一昼夜（每100kg鲜山药约用0.5kg硫磺）。这种处理，山药体色洁白，干燥快，空心少。将熏后的山药放在竹帘上，早晒晚收，使其干透。也可用火力烘干，但应严防温度过高烤焦或内部变红、空心等。一般亩产干山药300～500kg。折干率铁棍山药为3.5∶1，小绒毛山药为4.5∶1，白皮山药为5∶1，菜山药则需6～7kg才制得1kg成品。

①毛山药：毛山药是加工时去皮但不搓圆的山药，多为小货或次货制成，外形不一，多为扁圆形、略弯曲的柱状体，灰白色或黄白色，有明显的纵皱及栓皮未除尽的痕迹，或有小疙瘩，两头不齐。质脆易断，断面白色，粉质，颗粒性。

②光山药：光山药则为加工修正搓过的成品，长圆柱形，长约10～20cm，直径约3～4cm，洁白光滑，粗细均匀，质坚硬，不易折断，断面白色，粉质。微臭，味淡微酸，嚼之发黏。

选择支头较粗而均匀的毛山药，用清水浸至柔软，晾至八成干，削去疙瘩，然后用木板搓至圆匀挺直，将两头切齐，晒干即得，可用硫磺熏1次。晒时日光强烈，则应覆以布单，防治山药晒裂。

在加工时切下的断头则称为断山或寸山，碎断次货称料山，边片则叫山药片。

河南有一种所谓的“牛筋山药”是经水泡或生于湿地而生虫的山药，亦将外皮除去，色棕黄色或带红色，质坚硬，不易折断或打碎，外形似牛筋，故名。质劣，不宜入药。

（2）商品规格

以去净外皮、条粗、质坚实、粉性足、内白色者为佳。山药的包装箱要密封，周围贴油纸或塑料薄膜，防潮、防霉、防虫蛀。

在过去，山药规格等级较为复杂，主要商品怀山有正超、副超、大超、小超、魁山、拣山、鸡骨山（笔山）、大寸山、小寸山、料山等多种规格；西山则有西超、西正超、西副超、大断山、山药片等多种。

现行标准不分产地源流，主要分为光山药和毛山药，划分如下：

①光山药：光山药呈平滑的圆柱形，长10～20cm，直径2～4cm，表面淡黄白色，光滑。质坚硬，不易折断，断面白色，粉质。气微，味甘微酸，嚼之发黏。以质坚实、粉性足、色洁白者为佳。

②毛山药：毛山药呈圆柱形，弯曲而稍扁，长15～30cm，直径1.5～6cm，表面黄白色或棕黄色，有明显纵皱纹及未除尽之栓皮，并有少数根痕。质较硬，断面白色，颗粒状粉质。气微，味甘微酸，嚼之发黏。

据国家医药管理局、中华人民共和国卫生部制订的药材商品规格标准，山药具体商品规格如下（表2.2）：

表 2.2　山药商品规格标准

品别	等级	标　准
光山药	一等	干货。圆柱形，长 15cm 以上，直径 2.3cm 以上。匀称挺直，光滑圆润，两头平齐。内外均为白色。质坚实，粉性足。味淡。无裂痕、空心、炸头、杂质、虫蛀、霉变。
	二等	长 13cm 以上，直径 1.7cm 以上，其他同上。
	三等	长 10cm 以上，直径 1cm 以上，其他同上。
	四等	长短不分，直径 0.8cm 以上，间有碎块。其他同上。
毛山药	一等	干货。长条形，长 15cm 以上，中部围粗 10cm 以上。弯曲稍扁，有顺皱纹或抽沟，去净外皮。内外均为白色或黄白色，有粉性，味淡。无破裂、空心、黄筋、杂质、虫蛀、霉变。
	二等	长 10cm 以上，中部围粗 6cm 以上。其他同上。
	三等	长 7cm 以上，中部围粗 3cm 以上。间有碎块。其他同上。

在山药的 2 种加工品光山药与毛山药中，光山药由于加工精细，质优于毛山药。

在山药产地商品中，现以河南产品（怀山）最佳，因其枝条粗直、体结质重、色白光滑有光泽、圆柱形、两头齐、煮之不散、口嚼粘牙。山西产品（西山）亦佳，质量近似于怀山，但条形不及怀山均匀。其他产地商品（主要为两广）质松，形亦不及前二者，故质较次。

注：①山药过去规格繁琐，按产地及根条粗细长短，分成很多名称，如上所述，山西产的称西超，产于河南的称怀超，又各分若干等级。并有因根条体质坚重而命名的鸡骨山药等。1964 年商业、卫生两部颁发了 54 种中药材规格试行标准，根据山药的支条大小颜色的黄白，将光山药订为 1～4 等，毛山药 1～2 等，但均系指家种的长条形山药加工的产品。此外江南地区，尚有野生或栽培的“脚板薯”加工的产品，薯形粗短，表面略平坦而无抽皱，中心多有细孔隙，粉质洁白，现多产于广西，运销全国。也有的地区因其块大内部不易干燥，加工时切成长方形称方山药，如四川，多地产地销。

②光、毛山药的疗效相同，为了节省劳力和加工费用，减少不必要的搓圆打光工艺，现国内销售以毛条山药为主。出口外销，则仍保持加工山药的传统习惯[10]。

③查阅本草发现，现代的山药采收加工技术与古代本草记载不同，明显不同处有两点。一是采收时间不同，《名医别录》记载：薯蓣“二月八月采根暴干”，《图经本草》记载：“今人冬春采刮之”，《本草蒙筌》记“秋采曝干”。山药采收时间变化大致开始在明代，据前考证，明代山药栽培已经很广泛，推论山药采收时间的变化可能与山药的栽培有关。二是加工方法不同。雷敩曰：薯蓣“采得以铜刀刮去赤皮，洗去涎，蒸过暴干用。”，苏颂《图经本草》记载“采粗根刮去黄皮，以水浸之，掺白矾少许入水中，经宿净洗去涎，焙干用。”，寇宗奭曰：“冬月以布裹手，用竹刀刮去皮，于屋檐下风迳处，盛竹筛中，不得见日色。一夕干五分，俟全干收之。”历代本草记载山药干燥方法是用刀刮去外皮，用水洗或用矾水浸泡去涎（黏液），暴干或烘干，而现代方法中硫磺熏，堆闷出水和光山药加工的内容，未见于本草方书记载。查阅山药道地产地县志《温县志》记载：“1900 年郑门庄人郑国通在无意中发现了光山药加工技术”，得知现代山药的加工技术出现在近代，使用约 100 余年。

④关于山药栽培的技术、方法，《山居要术》记“择取白色根如白米粒者，预收子。作三五所坑：……。三行下子种，一半土和之，填坑满。待苗着架，……。根种者，截长一尺以下种。”，明《农政全书》引《戊本新书》（成书元初，佚失，其主要内容收《农桑辑要》）“芦头另害，来春种之。”，宋《图经本草》中记载：薯蓣“春取宿根头，以黄沙和牛粪作畦，种苗生，以竹梢作援，援高不得过一二尺，

夏月频溉之，当年可食。”虽然古人误以为山药的零余子（地上变态茎）为“子”，山药根茎为“根”，但以上文献已明确记载了与现今相同的3种山药的繁殖方式，即芦头、零余子和根茎繁殖方法；与现今近似的栽培方法和技术（挖沟、搭架等），由此看来在明代以前山药的栽培技术已经相当成熟。

8. **包装与贮藏** 贮藏山药要注意以下几个方面：因产地加工比较干燥圆滑，故应防止残破；由于山药中含有多量的黏液质和淀粉，故最易发霉和虫蛀，应严防湿气侵入而受潮；因山药加工已去皮并经硫磺熏蒸，故应尽力保持洁白。

在包装上，宜采用木箱，内衬防潮纸，或用牛皮纸铺垫，箱角以刨花或木丝垫之，将山药排列其中，上面盖上牛皮纸，加盖钉严，外用猪血密封。每件40kg。置凉爽干燥处贮藏。山药受潮，易变软变黏，半月之内即可生霉，皮色变黄；同时也易生虫。生轻微霉斑时，可在阳光下摊晒，再用刷子、纱布或锉刀除去霉斑，然后以山药粉拌之，晒干。但要避免烈日曝晒，以免晒裂发黄，故可用薄纸遮盖。如发现有虫蛀，则需要硫磺熏蒸，既防虫杀虫，又使山药洁白。每年到梅雨季节可开箱摊晒，再用硫磺熏1次，可安全过夏。春末至秋初应每周检查1次。倒垛时应轻搬、轻放、不可摔扔。

四、山药病虫害的防治

（一）虫害

1. **甘薯叶甲** 具有两个不同亚种，甘薯叶甲指名亚种和甘薯叶甲丽鞘亚种。成虫又名甘薯金花虫、甘薯华叶虫，俗称番薯鸠、风虫等。幼虫俗称红苕蛀虫、剥皮虫、牛屎虫等。属鞘翅目、叶甲科。寄主植物除了山药、甘薯外，还有旋花科的蕹菜和小旋花等。

成虫是山药苗期的重要害虫。喜食幼苗顶端嫩叶，嫩茎、被害茎上有条状伤痕。特别在幼苗期，常使植株顶端折断，幼苗枯死。幼虫则啃食地下块茎，将块茎表面吃成深浅不一的弯曲伤痕或蛀食块茎内部，造成弯曲隧道，影响块茎膨大。被害块茎往往变黑发苦，不耐贮藏。

（1）识别特征

成虫：体长约6mm，宽约5mm，短椭圆形，体色有蓝紫、蓝绿、绿色、黑色、紫铜色、青铜色、蓝色以及鞘翅紫铜色带蓝三角形斑。后者为典型的南方类型。体具有金属光泽。头部弯向下方，具较大刻点，触角11节，线状。前胸背板隆起。鞘翅上的刻点略较前胸背板上的大而稀疏。

卵：长圆形，长约1mm。初产时淡黄色，后微呈黄绿色。

幼虫：体长9~10mm，黄白色，头部淡黄褐色，体粗短，圆筒形，通常弯曲成“C”字形，全身密被细毛，胸足3对。

蛹：裸蛹，体长5~7mm。初蛹时为乳白色，后渐变为黄白色，短椭圆形。复眼始为乳白色，后渐变暗黄色、灰色至黑色。后足腿节末端有黄褐色刺1个，腹部末端有刺6根。

（2）发生规律

浙江、福建、江西、四川等地1年均发生1代，以幼虫在土下15~25cm深处越冬。四川南充、重庆和福建福清等地在山药块根中发生越冬幼虫。浙江黄岩和福建福清上有少数当年羽化的成虫，在枯枝落叶及岩缝、石隙等处越冬。

成虫羽化后先留土室内一段时间，然后出土危害。出土数量以雨后2~3天最多，往往田间虫口骤增，是喷药灭虫的最好时机。整天中以清晨露水未干时活动较差，中午阳光强烈时则隐藏在块茎附近的土隙里。

成虫羽化出土后很快交尾产卵。产卵后，从尾部分泌黑绿色胶状物，将产卵口封闭。凡被产卵的枯茎，均留有黑点或小孔。每头雌虫平均产卵118粒，最多的600粒以上。

成虫有假死习性，遇惊扰便落地或潜入土缝里不动。耐饥力很强。成虫飞翔力很差。生活期雌虫平均34天，雄虫53.5天，产卵前期平均为10天左右，产卵期平均长达21天，卵后期平均为9天左右。初孵幼虫较为活泼，孵化后即潜入土中啃食块根表皮。在相对湿度50%以下时，幼虫即不能活动。因此，一般在山麓山谷等处，湿度较高，发生为较多，而山顶则发生很少。当土温下降到20℃以下时，幼虫便离开块茎，钻入土层深处造室越冬。但有极少数留在块根内越冬。幼虫期约10个月左右。蛹期在土温22.5℃时为15天。

（3）防治方法

①扑杀成虫：利用成虫假死习性，趁其在叶上不大活动时采用各种器具盛黏土浆、石灰等，承接被击落的成虫。

②撒施毒土：在整地施基肥时，用农药拌细土，然后撒施入土中，消灭土下幼虫。

③药液浸种：在山药块茎播种前用50%倍硫磷乳剂，或50%杀螟松乳剂、或25%亚胺硫乳剂、或是40%氧化乐果乳剂的500倍液浸种，浸后即播种。

④喷药杀死成虫：用25%滴滴涕乳剂300倍液，或50%倍硫磷乳剂、40%乐果乳剂1000～1500倍液或90%晶体敌百虫1500～2000倍液喷雾。也可用土农药博落回，每百斤鲜秆榨成原液50斤，每斤原液加水6斤；或用雷公藤（即黄柴根）1000斤鲜叶或根榨成原液30斤，每斤原液加水10斤喷雾，每亩喷药液150～200斤，以黄昏时施药效果较好。

2. **山药根腐线虫病**　该病是植物寄生线虫——短体线虫侵染所致。据资料记载，此种线虫在国外主要分布于美国、加拿大及欧洲等国家和地区，可危害多种禾本科作物及马铃薯、桃树等30多种植物；国内记载，此种线虫广泛寄生在小麦、烟草、芭蕉、甘蔗、番茄、四季豆及甘蓝等多种植物上，引起不同程度的危害。

该病症状主要表现在块茎中上部。生长期表皮组织先出现小的圆形、椭圆形褐色斑点，逐渐扩展成不规则形大斑。受害组织初为红褐色，后变为褐色腐烂，病斑凹陷，严重时病斑绕山药一圈，地上茎枯萎死亡。土壤潮湿时，病组织感染腐生菌，加剧块茎腐烂。病轻时山药块茎仅表皮呈现褐色坏死斑点，于贮藏期条件适宜病斑继续扩展造成严重腐烂，后期病组织失水干缩，表皮龟裂，剥离表皮后可见大小不等的凹陷斑，此病不仅严重影响产量和品质，而且影响种苗（山药栽子）贮藏。

该线虫属于转移性内寄生，易造成组织腐烂。线虫可在病组织中大量繁殖。卵内椭圆形，一龄幼虫在卵内，孵化后二龄幼虫开始侵染，块茎组织内存在时代交替现象。因此，线虫可在病种苗（山药栽子）上贮藏而越冬，作为翌年主要初侵染来源。

防治

（1）注意种薯消毒；

（2）用40%多菌灵400倍液浇灌。

3. **山药叶蜂**　山药叶蜂是山药的主要害虫之一。

（1）识别特征

成虫：头部唇基及上唇黄白色，体蓝黑色，胸腹均具蓝紫色光泽，3对足黑色，仅胫节一半黄白色。雌虫体长9mm，翅展10～11mm，雄虫体长7.5mm，翅展8～9mm，前翅大部黑色，仅翅端色淡。

幼虫：老熟幼虫蓝黑色，半圆筒形，胸部有横褶，体长21mm。

卵：初产时乳白色后变黄白色，临孵化时灰白色。

蛹：灰蓝色，腹部稍淡，头黑色。茧纸质，外着细土，内壁蓝黑色。

（2）发生规律

该虫以蛹在山药架下土茧内越冬，入土深度4～5mm，在土壤松硬交界处化蛹。一代幼虫6月30日前后开始为害山药，7月20日前后猖獗为害；二代多在7月25日至30日大量为害，因其发生时间不一，为害日期可到9月18日前后9月上旬开始入土越冬。成虫羽化后当日即可交配产卵，以第2～3天最多，一代卵期6天，幼虫期15天。各龄历期分别为：一龄2.5天，二龄2.5天，三龄3天，四龄3.5天，五龄3.5天。预蛹期1天，蛹期14天。初孵幼虫3～5min后即在卵块附近取食叶片。一二龄仅取食叶肉，留在表皮，造成透明斑；二龄末期转食它叶，常二三十头群集为害。二龄后较分散，一叶食后转食它叶，伏着在叶背面，由叶尖向叶柄退食，每头一生能食8～9片叶，4～5龄暴食阶段。幼虫性情懒惰，受触后除头及胸部收缩外，身体几乎不动。老熟幼虫自然落地，寻土缝入土，做土室化蛹。

山药叶蜂为单食性，其发生情况与生态环境有密切关系。①发生于施肥量的关系：据调查：杂草多，长势旺、施肥多、浇水勤的发生重，反之则轻。②发生与山药品种的关系：同一块地，细毛山药每架长有虫18头，粗毛长山药有虫57头，可见该虫对品种也有一定的选择性。

（3）防治技术

①农业防治

a. 精耕细作可增加对越冬蛹的破坏率，减轻一代虫源；

b. 合理施肥浇水，勤锄草，改变田间小气候，减轻发生程度；

c. 推广高产优质的抗虫品种细毛长山药，减轻发生程度。

②化学防治

在1～2龄盛发期，用50%久效磷1500倍液或90%敌百虫1000倍液，或80%敌敌畏1000倍液或2.5%敌杀死3000倍液，或20%速灭杀丁3000倍液，喷施，对幼虫防治效果都在90%以上。

4. 危害山药的负泥（金花）虫 其种类包括胸负泥虫，薯蓣负泥虫，毛顶负泥虫，红劲负泥虫、中华负泥虫、皱胸负泥虫，凹胸负泥虫，直胸负泥虫等。负泥虫的防治可参照山药叶蜂的防治。

（二）病害

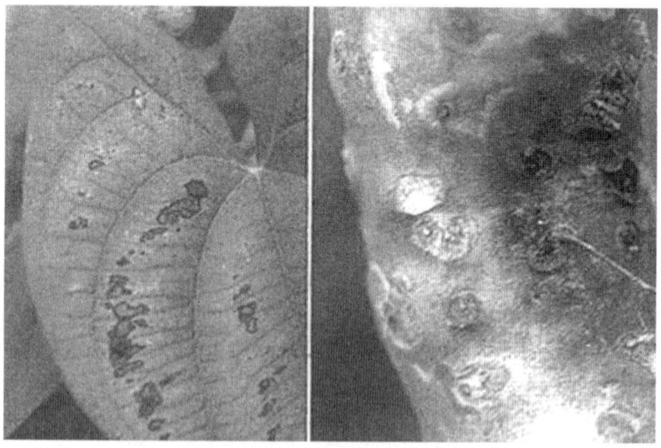

山药成株期地上部病害有炭疽病、褐斑病、叶锈病、斑点病、灰斑病等。锈病多于春季发生，褐斑病夏季发生。地下部有根腐线虫引起的红斑病。

1. 山药炭疽病

（1）症状

炭疽病在山药主产区河南发病普遍，危害重，是一种毁灭性的病害。其他省区亦有发病。常引起叶片早枯，主要危害叶片、茎，其他部位也可受害。发病初期，在叶脉上产生近圆形、略有下陷的褐色小点，不断扩大成黑褐色病斑，病斑中央色浅，有不规则的轮纹，潮湿时上面轮生粉红色胶黏质小黑点，即病原菌分生孢子盘上聚生大量份生孢子梗，后变成黑色。叶柄和经上的病斑长圆形，茎基部发生病斑，出现深褐色水渍状病痕，后期略向内陷，造成枯茎、落叶。

（2）病原

病原物为胶孢炭疽菌 Colletotrichum pestis Massee。属半知菌亚门、腔孢纲、黑盘孢目、黑盘孢科、刺盘孢属真菌。另外还有报道其他病原物如辣椒炭疽菌 Colletotrichum capsici 和分生孢子相聚呈孢子盘，大小为36～40μm。分生孢子梗无色，单胞，棍棒状，顶端钝圆或稍尖，大小为4.8～14.7μm×2.5～4.9μm，有时可长达20μm。刚毛在后期形成，暗橄榄色，顶端淡，偶有隔膜，大小为16.3～51.6μm×3～6μm，在后期形成。分生孢子无色，单胞，椭圆形或圆筒形，大小为12～19μm×4～6μm，含有不同大小的颗粒体。

（3）发病规律

病原菌以菌丝体和子座组织（未发育完成的分生孢子盘）附着病株残叶和病苗在土壤中越冬，分生孢子靠雨水飞溅传播，一般贴近地面的叶片最先发病。昆虫带菌及潮湿时进行田间操作也有传病的可能。连作、排水不良、潮湿背阴以及植株生长衰弱的田块发病较重。通常6月开始发病，一直延至山药收获，可不断发生危害。温暖（25℃～30℃）、多湿、多风雨的天气温度发病严重。

（4）防治措施

①山药收获后，清洁田园，扫除病株残叶，集中烧毁或沤肥。

②栽植前，种苗经波尔多液（1∶1∶150）浸10～15min消毒处理，减少种苗带菌。

③发病前和山药生长初期防治用77%可杀得可湿性粉剂，或50%福美双可湿性粉剂500～600倍液，或70%代森锰锌可湿性粉剂1000倍喷雾。发病后，用70%甲基托布津可湿性粉剂1200倍液，或50%甲霜灵锰锌可湿性粉剂800～1000倍液交替喷雾，可控制病害。

④合理轮作。

⑤尤其应加强苗期的防治。及早支架，以利于通风降湿。防治此病的关键是苗后喷药保护。第一次用药一定要抓住山药甩秧上架后，发病前的关键时期。如果第一次用药偏晚，待发病后再用药，则控病效果将显著下降。

2. 山药斑枯病

（1）症状

罹病叶片，病斑呈多角形，直径6～10mm，中心部褐色，边缘暗褐色，上生有无数小黑点，即病原菌分生孢子器。发病严重时，病叶枯死。

（2）病原

学名Septoria sp. 属半知菌亚门、腔孢纲、球壳孢目、球壳孢科、壳针孢属真菌。分生孢子器主要叶面生，散生或聚生，突破表皮，球形或近球形。器壁暗褐色，膜质，直径90～144μm；分生孢子倒棒形，近圆柱形，无色透明，整枝至弯曲，宽度不等，2～14个隔膜，基部钝圆形，顶端较大钝，大小为60～70μm×4～6μm。

（3）发病规律

病原菌以分生孢子器附在病残组织上越冬。翌年春季温湿度条件适宜，分生孢子从分生孢子器中溢出，借风雨传播，进行再次侵染，扩大为害。秋季发生较普遍，苗期为害严重。

（4）防治措施　可参照山药炭疽病防治。

3. 山药褐斑病（白涩病）　山药褐斑病又称山药白涩病，叶枯病、斑纹病，在河南、江苏、浙江、山东、吉林等地山药产区均有发生，危害亦重。

（1）症状

此病主要危害山药的叶片和茎枝，植株下部叶片首先发病。发病初期，叶面病斑黄色或黄白色。边缘不明显。病斑不断扩大，并受叶脉所限，呈多角形或不规则形，直径2～5mm，黄色，边缘不清。后期，病斑周缘变褐色、微突出，中心部分淡褐色，散生黑色小点，即病原菌分生孢子盘，有时形成暗褐色的边缘。同时，在叶面长出无数白色小点，即分生孢子盘上大量聚集的分生孢子。严重发生时，病斑汇合，叶片穿孔枯死。

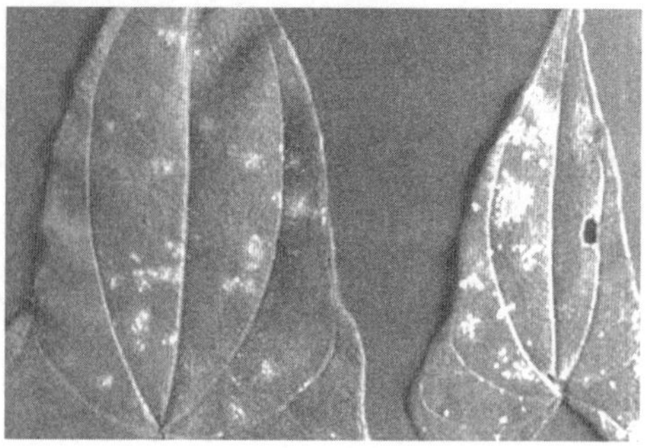

（2）病原

病原物为薯蓣柱盘孢 Cylindrosporium dioscoreae Miyabe et Ito. 属半知菌亚门、腔孢纲、黑盘孢目、柱孢霉属真菌。分生孢子盘白色至浅色，叶两面生，聚生或散生，初埋生，直径 144 ~ 480μm。分生孢子梗长圆柱形，无色，单胞，不分枝，直或微弯，大小为 17 ~ 29μm × 3 ~ 3.5μm。分生孢子呈针形，无色透明，两端较圆或一端较尖，直或微弯，2 ~ 3 个隔膜，大小为 28 ~ 67μm × 2 ~ 3μm。

（3）发病规律

病原菌以分生孢子器附在病残组织上越冬。翌年春季温湿度条件适宜，分生孢子从分生孢子器中溢出，借风雨传播，引起初侵染及再次侵染，扩大为害。秋季发生较普遍，一般 7 月中下旬开始发生，8 月份潮湿多风雨的天气发病重。

（4）防治措施

①清洁田园；

②合理轮作；

③从 6 月开始喷洒 1∶1∶150 波尔多液或多菌灵、甲基托布津等药剂。

④王飞[11]等进行了不同药剂对山药白涩病的防治试验，结果发现 80% 比克 500 倍和 40% 福星乳油 8000 倍对山药白涩病的防治效果最好。在不同用药次数处理中，以 57.6% 冠菌清 1000 倍喷洒 3 次，2 次对白涩病防治效果最好控制山药白涩病，重在预防。应在 6 月下旬和 7 月上旬开始，在发病初期及时用上述药剂交替喷洒保护。

4. **山药叶锈病**　叶锈病主要发生在叶片上，在 6 ~ 8 月份为害。病斑黄色，多角形，中心有黑色小粒点散生，后变成红白粉状小点，老斑暗褐色，可穿孔。严重时，在茎部和叶柄也有发生。最后，导致全株落叶枯死。此病以菌丝在被害部位越冬，第二年分生孢子飞散蔓延传病。与水稻进行 2 年轮作，可减轻病害。播种前进行种薯消毒，也很有效。发病后，应立即摘除病叶病株烧掉。

5. **山药红斑病**　山药红斑病，也叫山药黑斑病，山药线虫病，水烂，水疗等，是近年来发现的一种新病害，河北、河南、山东、山西、陕西等省普遍发生。生长期危害块茎，影响产量，重病田可减产 60% 以上。

（1）症状

只危害地下块茎。在块茎上形成近圆形或不规则形、红褐色稍凹陷的直径为 2 ~ 4mm 的病斑。病斑密集时相互汇合成大片暗褐色斑块，表面有细龟纹。病斑一般深 2 ~ 3mm，最深时可达 1cm 以上，后期病组织变褐干腐。

（2）病原

黄文华[12]等 1987 年在江苏沛县发现了当地普遍发生且危害严重的山药线虫病，病原物为咖啡短体线虫，属线虫门，垫刃目。线虫为小形圆筒状，头部粗钝，口针坚实而粗短，尾部钝圆，目前仅知薯蓣是其专一寄主。田间发病率 30% ~ 100%，产量损失 30% ~ 50%。

（3）发病规律

病残体及病田土壤是病害的侵染来源，也是传病的主要途径。在山药从种到收的整个生育期都会受咖啡短体线虫的危害。这种线虫幼虫和成虫直接侵染山药的地下部，在山药生长前期，咖啡短体线虫危害山药嘴子和根系；在山药生长后期，主要侵染肥大的块茎。零余子不传病。线虫在土中可存活 3 年以上。2

龄幼虫在土壤中活动，侵入根内发育成各龄幼虫和成虫，虫态极不整齐。初步观察，1 年约发生 2 代。当 6 月上旬山药新块茎开始形成时幼虫即可侵染，随后陆续增加，危害不断加重。块茎上端 40cm 以内均可受害，但以 0～20cm 处病斑较多。

（4）防治技术

①用零余子在无病田繁殖无病种秧，并用 0.1%～0.3% 涕灭威浸秧 24h。

②配合轮作，施用无病残肥料。

③用病种秧栽培和重茬地种植，种植前每亩施用 20% 益收宝颗粒剂 1.5～1.75kg，沟施或穴施，可减轻危害。

④以 50% 辛硫磷乳油、50% 甲基异柳磷乳油 1000 倍液浸泡种块 24h，栽培时每公顷用 3% 米乐儿颗粒剂 75kg 喷拌湿润细土 1500kg 处理播种沟亦有显著防效[13]。

6. **山药枯萎病**　山药枯萎病也叫死藤病、死秧病，主要通过种块带菌和土壤传染，目前在我国江苏北部普遍发生。山药出苗初期，侵染幼株茎基部的种块以上、地表以下部位，褐色病斑，当病斑发展成绕茎 2/3 以上时，就出现死株，从发病到开始死株仅 28 天左右，重病田减产幅度一般达 30%～70%。尚未见病原方面的报道。防治方法是在发病初期用 50% 消菌灵 1000 倍液、1.5% 菌立灭 1000 倍液和 20% 井岗霉素粉剂 500 倍混合液 2 次灌根，每株灌药液 50g，可有效防止枯萎病的发展和蔓延。

7. **山药病毒病**　李明军[14]等通过电镜观察和 PCR 扩增后的电泳检测，探明河南温县怀山药感染的病毒为马铃薯 Y 病毒和马铃薯卷叶病毒。是造成怀山药产量下降和品质退化的主要原因。在山药生长初期，病毒病症状并不明显。在生长的中后期，症状逐渐明显，发病初期叶上出现明显的褪绿斑，随后绿色花斑逐渐隆起，叶片斑驳花叶，凹凸卷曲畸形、黄化或坏死，感病叶片明显小于健壮叶片，严重时整株矮化，生长缓慢，地下茎块明显小于健壮的植株，并且畸形，产量下降。目前病毒病的防治尚无有效药剂，栽培抗病品种和脱毒苗是有效的防治办法。

参考文献

[1] 国家中医药管理局《中华本草》编委会．中华本草 [M]．上海科学技术出版社．

[2] 丁赢，赵云岚，刘铁城，等主编．药用动植物种养加工技术—山药、穿山龙 [M]．中国中医药出版社．

[3] 王康才主编．中药材种养关键技术丛书—枸杞、大黄、当归、麻黄、党参、柴胡、知母、防风、紫菀、地黄、山药、牛膝、红花 [M]．江苏科学技术出版社．

[4] 刘荷芬，刘文忠，王铎善，等．怀山药生长发育规律的研究 [J]．河南职技师学报，1995，23（2）：22－26.

[5] 冯雪锋，黄璐琦，格小光，等．山药道地药材形成源流考 [J]．中国中药杂志，2008，33（7）：859－862.

[6] 王丽芝，谢彩香，陈士林，等．怀山药的生态适宜性数值区划 [J]．中药材，2010，33（8）：1222－1225.

[7] 龚立雄，余春霞，杨胜亚，等．药剂处理怀山药龙头对产量、等级影响的试验研究 [J]．医学信息，2010，9：2583－2584.

[8] 李明军，李金亭，朱命炜，等．怀山药的离体繁殖 [J]．中草药，1999，30（4）：296－298.

[9] 马汴梁主编．四大怀药养生与临证妙用 [M]．人民军医出版社．

[10] 崔树德主编．中药大全 [M]．黑龙江科学技术出版社．

[11] 王飞，刘红彦，鲁传涛，等．山药白涩病无公害防治药剂筛选 [J]．河南省植保学会第八次，河南省昆虫学会第七次，河南省植病学会第二次会员代表大会暨学术讨论论文集，2005.

[12] 黄文华，高学彪，吕继宏．山药根腐线虫病的病原鉴定和致病性研究 [J]．华南农业大学学报，1994，15（3）：35－38.

[13] 李术臣，贾海民，陈丹．山药主要病害研究进展和生产中存在的问题 [J]．西北农林科技大学学报：自然科学版，2005，8，（33）：243－246.

[14] 李明军，张峰，陈明霞，等．怀山药病毒病的研究 [J]．中草药，2003，34（11）：附 3－附 5.

第三章 山药本草记载

一、《神农本草经》—魏·吴普 等述 清·孙冯翼 孙星衍 辑 商务印书馆

署豫 （旧作薯蓣，《御览》作署豫是）

味甘温，主伤中，补虚羸，除寒热邪气，补中益气力，长肌肉。久服，耳目聪明，轻身不饥、延年。一名山芋，生山谷。

《吴普》曰：薯蓣，一名诸署，(《御览》作署豫，作诸署，《艺文类聚》亦作诸)。齐越名山芋，一名修脆，一名儿草(《御览》引云，秦楚名玉延，齐越名山芋，郑赵名山芋，一名玉延)。神农：甘，小温。桐君、雷公：甘(《御览》作苦)，无毒。或生临朐钟山，始生，赤茎细蔓，五月华白，七月实青黄，八月熟落，根中白，皮黄，类芋(《御览》引云，二月、八月采根，恶甘遂)。

《名医》曰：秦楚名玉延，郑越名土诸。生嵩高，二月、八月采根，暴干。

案：《广雅》云：玉延，薯豫，署蓣也。《北山经》云：景山草多薯豫。

郭璞云：根似羊蹄，可食，今江南单呼为薯，语有轻重耳；

《范子计然》云：薯豫，本出三辅，白色者，善；

《本草衍义》云：山药，上一字犯宋英庙讳，下一字曰蓣，唐代宗名豫，故改下一字为药。

二、《吴普本草》—魏·吴普 著 尚志钧 等辑校 人民卫生出版社

署豫 （《御览》卷九百八十九），一名诸署，秦、楚名玉延，齐、越名山羊[1]，郑、赵名山羊[2]，一名玉延，一名修脆，一名儿草。神农：甘，小温。桐君、雷公：甘[3]，无毒。或生临朐、钟山。始生，赤茎细蔓，五月华白，七月实青黄，八月熟落。根中白，皮黄，类芋。二月、三月[4]、八月采根。恶甘遂。

［校勘］

［1］齐、越名山羊：《纲目》作“齐、鲁名山芋”，《大观》、孙本《本经》、黄本《本经》作“齐、越名山芋”。

［2］郑、赵名山羊：鲍本、从本作“郑、赵名藷羊”，《纲目》作“郑、越名土薯”，孙本《本经》作“郑、越名山芋”。

［3］甘：鲍本、从本作“苦”，《纲目》作“甘，凉”。

［4］三月：《大观》、《证类》、孙本《本经》无此二字。

三、《雷公炮炙论》—南北朝·雷敩 原著 尚志钧 辑校 安徽科学技术出版社

薯蓣 雷公云：凡使，勿用平田生二、三纪内者，要经十[1]纪者，山中生，皮赤，四面有髭生[2]者妙。若采得，用铜刀削去上赤皮，洗去涎，蒸用[3]。(《大观》卷六页62，《政和》页160，《纲目》页1223)

［注］

［1］十：商务本《政和》、《纲目》、《指南》作“千”。

［2］髭生：《纲目》、《指南》作“须”。

［3］蒸用：《纲目》、《指南》作“蒸过暴干用”。《炮炙大法》作“薯蓣，补益药及脾胃蒸熟用，外科生用。切，用铜刀。”

四、《本草经集注》—梁·陶弘景 编　尚志钧 等辑校　人民卫生出版社

薯蓣[1]　味甘，温、平，无毒。主治伤中，补[2]虚羸，除寒热邪气[3]，补中，益气力，长肌肉[4]。主头面游风，风头目眩[5]，下气，止腰痛，补[6]虚劳羸瘦，充五脏，除[7]烦热，强阴[8]。久服耳目聪明，轻身，不饥，延年。一名山芋，秦楚名玉延，郑越名土薯。生嵩山山谷[9]。二月、八月采根，曝干。（紫芝为之使，恶甘遂。）

今近道处处有[10]，东山、南江皆多掘取食之以充粮。南康间最大而美，服食亦用之。（《大观》卷六，《政和》一六〇页）。

［注］

［1］薯蓣：《品汇》、《草木典》作“山药”。寇宗奭《本草衍义》山药条云：“上一字犯英庙讳，下一字曰蓣，唐代宗名豫，故改下一字为药，今人遂呼为山药”。所谓“英庙讳”即是北宋第五个皇帝英宗赵曙，凡遇“曙”都改用别的字。“唐代宗名豫”即唐朝代宗李豫，凡遇“豫”字亦改用别的字。

［2］补：《御览》无。

［3］除寒热邪气：《御览》作“除邪气寒热”，并移在“长肌肉”之下。

［4］肉：其下，《艺文类聚》有“除邪气”三字。

［5］风头目眩：“风头”，《大观》、成化《政和》、万历《政和》、商务《政和》、《品汇》、《本经疏证》俱倒置，《医心方》卷卅、《千金翼》、人卫《政和》作“风头”，从《千金翼》为正。“目眩”，《医心方》卷卅作“目眩”，其他各本作“眼眩”。

［6］补：《草本典》作“治”。

［7］除：《品汇》无。

［8］强阴：《品汇》无。《草本典》、《本草经解》注为《本经》文。

［9］谷：《艺文类聚》无。

［10］有：其下，《大观》、《圖考长编》有“之”字。

五、《名医别录》—梁·陶弘景 原著　尚志钧 辑校　人民卫生出版社

薯蓣　平，无毒。主治头面游风、风头、眼眩，下气，止腰痛，补虚劳、羸瘦，充五脏，热，强阴。秦楚名玉延，郑越名土藷。生嵩山山谷。二月、八月采根，曝干。（紫芝为之使，恶甘遂。）

《本经》原文：薯蓣，味甘，温。主伤中，补虚羸，除寒热邪气，补中益气力，长肌肉。久服，耳目聪明。

六、《千金翼方》—唐·孙思邈 撰　人民卫生出版社

薯蓣　味甘，温，平，无毒。主伤中，补虚羸，除寒热邪气，补中，益气力，长肌肉，面游风，风头眼眩，下气，止腰痛，补虚劳羸瘦，充五脏，除烦热，强阴。久服耳目聪明，轻身不饥，延年。一名山

芋，秦楚名玉延，郑越名土薯。生嵩高山谷。二月八月采根，曝干。

七、《新修本草》—唐·苏敬 等撰　尚志钧 辑校　安徽科学技术出版社

薯蓣[1]　味甘，温、平，无毒。主伤中，补[2]虚羸，除寒热邪气[3]，补中，益气力，长肌肉[4]。主头面游风、风头[5]眼眩，下气，止腰痛，补[6]虚劳羸瘦，充五脏，除[7]烦热，强阴[8]。久服耳目聪明，轻身不饥，延年。一名山芋，秦楚名玉延，郑越名土薯。生嵩山山谷[9]。二月、八月采根，曝干。

紫芝为之使，恶甘遂。今近道处处有[10]，东山、南江皆多掘取食之以充粮。南康间最大而美，服食亦用之。

【谨案】署预，日干捣细，筛为粉，食之大美，且愈疾而补。此有两种：一者白而且佳；一者青黑，味亦[11]不美。蜀道者尤良。

［注］

［1］薯蓣：《品汇》、《草木典》作“山药”。案寇宗奭《本草衍义》山药条云：“上一字犯英庙讳，下一字曰蓣，唐代宗名豫，故改下一字为药，今人遂呼为山药”。所谓“英庙讳”即是北宋第五个皇帝英宗赵曙，凡遇“曙”或与“曙”音相同的字如“树”都改用别的字。“唐代宗名豫”即唐朝代宗李豫，凡遇“豫”字亦改用别的字。

［2］补：《御览》脱此字。

［3］除寒热邪气：《御览》作“除邪气寒热”，并移在“长肌肉”之下。

［4］肉：其后，《艺文类聚》有“除邪气”三字。

［5］风头：《大观》、成化《政和》、万历《政和》、商务《政和》、《品汇》、《纲目》、《本经疏证》作“头风”，《千金翼》、人卫《政和》作“风头”，应从《千金翼》等为是。

［6］补：《草本典》作“治”。

［7］除：《品汇》脱此字。

［8］强阴：《品汇》脱此二字。《纲目》、《草本典》、《本草经解》误注为《本经》文。

［9］谷：《艺文类聚》脱此字。

［10］有：其后，《大观》、《图考长编》有“之”字。

［11］亦：《纲目》作“殊”

八、《食疗本草》—唐·孟诜　张鼎 撰　谢海洲　马继兴　翁维健　郑金生 辑　人民卫生出版社

薯蓣（山药）　治头疼，利丈夫，助阴力。和麺作馎饦[1]，则微动气，为不能制麺毒也。熟煮和蜜，或为汤煎，或为粉，并佳。干之入药更妙也。

［注］

［1］馎饦：一种煮食的面食。欧阳修《归田录》云：“汤饼，唐人谓之不托，今俗谓之馎饦矣。”

九、《本草图经》—宋·苏颂 编撰　尚志钧 辑校　安徽科学技术出版社

薯蓣　生嵩高山山谷，今处处有之，以北都、四明者为佳。春生苗，蔓延篱援；茎紫，叶青有三尖角，似牵牛，更厚而光泽；夏开细白花，大类枣花；秋生实于叶间，状如铃。二月、八月采根，今人冬春采，刮之白色者为上，青黑者不堪，曝干用之。法取粗根，刮去黄皮，以水浸，末白矾少许糁水中，经宿取净，洗去涎，焙干。近都人种之极有息。春取宿根头，以黄沙和牛粪作畦种。苗生，以竹梢作援，援高不得过一、二尺，夏月频溉之。当年可食，极肥美。南中有一种，生山中，根细如指，极紧实，刮磨入汤煮之，作块不散，味更珍美，云食之尤益人，过于家园种者。又江湖、闽中出一种，根如姜、芋之类而皮紫。极有大者，一枚可重斤余，刮去皮，煎、煮食之俱美。但性冷于北地者耳。彼土人单呼为藷（音若殊），亦曰山藷。而《山海经》云：景山，北望少泽，其草多薯蓣。郭璞注云：根似芋，可食。今江南人单呼藷（音储），语或有轻重耳。据此注，则薯蓣与藷乃一种。南北之产，或有不同。故其形类差别，然字音殊，储不同，盖相传之讹也。一名山芋。（《大观》卷六页62，《政和》页160，《纲目》页1223

十、《本草衍义》—宋·寇宗奭 撰　颜正华 等点校　人民卫生出版社

山药　按《本草》上一字犯英庙讳。下一字曰蓣，唐代宗名豫，故改下一字为药，今人遂呼为山药。如此则尽失当日本名，虑岁久，以山药为别物，故书之。此物贵生干，方入药。其法：冬月以布裹手，用竹刀子剐去皮，于屋檐下风迳处，盛竹筛中，不得见日色。一夕干五分，俟全干收之，惟风紧则干速。所以用干之意，盖生湿则滑，不可入药，熟则只堪啗，亦滞气。余如《经》。

十一、《重修政和经史证类备用本草》—宋·唐慎微 撰　人民卫生出版社影印

署蓣　味甘，温，平，无毒。主伤中，补虚羸，除寒热邪气，补中，益气力，长肌肉，主头面游风，风头眼眩，下气，止腰痛，补虚劳羸瘦，充五脏，除烦热，强阴，久服耳目聪明，轻身不饥，延年，一名山芋，秦，楚名玉延，郑、越名土藷（音除）。生嵩高山谷。二月八月采根，曝干，紫芝为之恶甘遂。

陶隐居云：今近道处处有，东山，南江皆多掘取食之以充粮。南康间最大而美，服食亦用之。唐本注云：署预，日干捣细，筛为粉，食之大美，且愈疾而补。此有两种：一者白而且佳；一者青黑，味亦不美。蜀道者尤良。

臣禹锡等谨按吴氏云：署预，一名诸署，齐越名山羊，一名修脆，一名儿草。神农：甘，小温。桐君、雷公：甘，无毒。或生临朐钟山。始生赤茎细蔓，五月华白，七月实青黄，八月熟落。根中白，皮黄，类芋。药性论云：署预，臣，能补五劳七伤，去冷风，止腰疼，镇心神，安魂魄，开达心孔，多记事，补心气不足。患人体虚羸，加而用之。异苑云：署预，野人谓之土藷。若欲掘取，嘿然则获，唱名便不可得。人有植之者，随所种之物而像之也。日华子云：助五脏，强筋骨，长志，安神，主泄精，健忘。干者功用同前。

《图经》曰：薯蓣，生嵩高山山谷，今处处有之，以北都、四明者为佳。春生苗，蔓延篱援；茎紫，叶青有三尖角，似牵牛，更厚而光泽；夏开细白花，大类枣花；秋生实于叶间，状如铃。二月、八月采根，今人冬春采，刮之白色者为上，青黑者不堪，暴干用之。法取粗根，刮去黄皮，以水浸，末白矾少许糁水中，经宿取，净洗去涎，焙干。近都人种之极有息。春取宿根头，以黄沙和牛粪作畦种。苗生，以竹梢作援，援高不得过一、二尺，夏月频溉之。当年可食，极肥美。南中有一种，生山中，根细如指，极紧实，刮磨入汤煮之，作块不散，味更珍美，云食之尤益人，过于家园种者。又江湖、闽中出一种，根如姜、芋之类而皮紫。极有大者，一枚可重斤余，刮去皮，煎、煮食之俱美。但性冷于北地者耳。彼土人单呼为藷（音若殊），亦曰山藷。而《山海经》云：景山，北望少泽，其草多薯豫。郭璞注云：根似芋，可食。今江南人单呼藷（音储），语或有轻重耳。据此注，则薯蓣与藷乃一种。南北之产，或有不同。故其形类差别，然字音殊，储不同，盖相传之讹也。一名山芋。

《食疗》治头疼，利丈夫，助阴力。和麺作馎饦，则微动气，为不能制麺毒也。熟煮和蜜，或为汤煎，或为粉，并佳。干之入药更妙也。雷公曰凡使，勿用平田生二、三纪内者，要经十纪者，山中生，皮赤，四面有髭生者妙。若采得，用铜刀削去上赤皮，洗去涎，蒸用。

《圣惠方》补虚损，益颜色。用署预于砂盆中细研，然后下于铫中，先以酥一大匙熬令香，次旋添酒一盏煎，搅令匀，空心饮之。食医心镜主下焦虚冷，小便数，瘦损无力。生署药半斤，刮去皮，以刀切碎，研令细烂，于铛中着酒，酒沸下署预，不得搅，待熟着少盐、葱白，更添酒，空腹饮三、二杯，妙。

《衍义曰》：山药，按本草，上一字犯英庙讳，下一字曰蓣，唐代宗名预，故改下一字为药，今人遂呼为山药。如此则尽失当日本名，虑岁久，以山药为别物，故书之。此物贵生乾，方入药，其法冬月以布裹手，用竹刀剐去皮，于檐下风迳处，盛竹筛中，不得见日色。一夕乾五分，俟全干收之，惟风紧则乾速。所以用乾之意，盖生湿则滑，不可入药；熟则只堪啖，亦滞气。馀如经。

十二、《嘉佑本草辑复本》—宋·掌禹锡 等撰　尚志钧 辑复　中医古籍出版社

薯蓣　味甘、温、平，无毒。主伤中，补虚羸，除寒热邪气，补中，益气力，长肌肉。主头面游风，风头眼眩，下气，止腰痛，补虚劳羸瘦，充五脏，除烦热，强阴。久服耳目聪明，轻身不饥，延年。一名山芋，秦楚名玉延，郑越名土藷。生嵩高山谷。二月、八月采根，曝干。紫芝为之使，恶甘遂。

陶隐居云：今近道处处有，东山，南江皆多掘取食之以充粮。南康间最大而美，服食亦用之。唐本注云：薯蓣，日干捣细，筛为粉，食之大美，且愈疾而补。此有两种：一者白而且佳；一者青黑，味亦不美。蜀道者尤良。

臣禹锡等谨按吴氏云：署预，一名诸署，齐越名山羊，一名修脆，一名儿草。神农：甘，小温。桐君、雷公：甘，无毒。或生临朐钟山。始生赤茎细蔓，五月华白，七月实青黄，八月熟落。根中白皮黄，类芋。药性论云：署预，臣，能补五劳七伤，去冷风，止腰疼，镇心神，安魂魄，开达心孔，多记事，补心气不足。患人体虚羸，加而用之，异苑云：署预，野人谓之土藷。若欲掘取，嘿然则获，唱名便不可得。人有植之者，随所种之物而像之也。日华子云：助五脏，强筋骨，长志，安神，主泄精，健忘。干者功用同前。

十三、《绍兴本草校注》—南宋·王继先 等撰　尚志钧 校注　中医古籍出版社

薯蓣[1]　二月、八月采根，曝干。

［注］

［1］蓣：其后，《大观》、《政和》有："味甘，温，平，无毒。主伤中，补虚羸，除寒热邪气，补中，益气力，长肌肉，主头面游风，头风，眼眩，下气，止腰痛，补虚劳羸瘦，充五脏，除烦热，强阴。久服耳目聪明，轻身不饥，延年。一名山芋，秦、楚名玉延，郑越名土薯（音除）。生蒿高山谷。"

十四、《食物本草》—原题元·李杲编 辑　明·李时珍 参订　明·姚可成 补辑　郑金生 等校点　中国医药科技出版社

薯蓣　（一名山药。因唐代宗名预，避讳改为薯药；又因宋英宗讳署，改为山药——尽失当日本名，恐岁久以山药为别物，故详著之。薯蓣生嵩高山谷。二月、八月采根，曝干。近来处处有之，人多掘取食之以充粮。南康间最大而美，服食亦用之。李时珍曰：薯蓣入药，野生者为胜；若供馔，则家种者为良。四月生苗延蔓，紫茎绿叶，叶有三尖，似白牵牛叶，而更光润，五六月开花成穗，淡红色结荚成簇，荚凡三棱合成，坚而无仁，其子别结于叶旁，状似雷丸，大小不一，皮色土黄，而肉白，煮食甘滑，与其根同。王旻《山居录》云：曾得山芋子如荆棘子者，食之更愈于根。即此也。霜后收子留种，或春月采根截种，皆生。）

薯蓣　味甘，温、平，无毒。主伤中，补虚羸，除寒热邪气，补中，益气力，长肌肉，强阴，久服，耳目聪明，轻身不饥延年。去头面游风，头风眼眩，下气，止腰痛。治虚劳羸瘦，充五脏，除烦热；补五劳七伤，去冷风，镇心神，安魂魄，补心气不足，开达心孔，多记事；强筋骨，主泄精健忘；益肾气，健脾胃，止泄痢，化痰涎，润皮毛。生捣贴肿硬毒，能消散。凡患人体虚羸者，宜加而用之。利丈夫，助阴力。熟煮和蜜，或为汤煎，或为粉，并佳。干之入药更妙。惟和麵作馎饦则动气，为不能制麵毒也。又食薯蓣可以辟雾露。

附方：治噤口痢。用山药半生半炒，为末，每服二钱，米饮下。

零余子（大者如鸡子，小者如弹丸，在叶下生。晒干功用强于薯蓣。薯蓣有数种，此其一也。此即山药藤上所结子也。长圆不一，皮黄肉白。煮熟去皮食之，胜于山药，美于芋子。霜后收之。坠落在地者，亦易生根。）

零余子　味甘，温，无毒。主补虚损，强腰脚，益肾，食之不饥。

十五、《汤液本草》—元·王好古 著　张永鹏 校注　中国医药科技出版社

山药　气温，味甘平。无毒。

手太阴经药。

《本草》云：主补中益气，除热强阴，主头面游风，风头眼眩。下气，充五脏，长肌肉，久服耳目聪明，轻身耐老，延年不饥。手太阴药，润皮毛燥，凉而能补，与二门冬、紫芝为之使，恶甘遂。

东垣云："仲景八味丸用干山药，以其凉而能补也。亦治皮肤干燥，以此物润之。"

十六、《饮膳正要》—元·忽思慧 撰　人民卫生出版社

山药面　［卷第一　聚珍异馔］补虚羸，益元气。

白面（六斤），鸡子（十个，取白），生姜汁（二合），豆粉（四两），上件，用山药三斤，煮熟，研泥，同和面，羊肉二脚子，切丁头乞马，用好肉汤下炒，葱、盐调和。

十七、《珍珠囊补遗药性赋》—元·李东垣 撰　上海卫生出版社

薯蓣　俗名山药，味甘温平，无毒，补心气不足，镇心神。

十八、《增广和剂局方药性总论》—元·佚名　中医古籍出版社

薯蓣　味甘，温、平，无毒。主伤中，补虚羸，除寒热邪气，补中，益气力，长肌肉，主头游风，风头眼眩，下气，止腰痛，补虚劳羸瘦，充五脏，除烦热，强阴。

《药性论》云：臣。能补五劳七伤，去冷风，止腰疼，镇心神，安魂魄，补心气不足。日华子云：助五脏，强筋骨，长志安神，主泄精。紫芝为使。恶甘遂。

十九、《滇南本草》—明·兰茂 著　滇南本草整理组整　云南人民出版社

山药［务本卷一上］

味甘，性温。无毒。治伤中，补虚羸，除寒热邪气，补中益气，长肌肉，强阴。久服之，耳目聪明，轻身长肌，延年益寿。

二十、《景岳全书》—明·张介宾 撰

山药 味微甘而淡，性微涩。所以能健脾补虚，涩精固肾，治诸虚百损，疗五劳七伤。

第其气轻性缓，非堪专任，故补脾肺必主参、术，补肾水必君茱、地，涩带浊须破故同研，固遗泄仗菟丝相济诸凡固本丸药，亦宜捣末为糊。总之性味柔弱，但可用为佐使。

二十一、《本草品汇精要》—明·刘文泰 等著 人民卫生出版社

山药 无毒 蔓生

山药（出神农本经）主伤中，补虚羸，除寒热邪气，补中益气力，长肌肉，久服耳目聪明，轻身，不饥，延年（以上朱字神农本经），主头面游风，头风眼眩，下气，止腰痛，补虚劳羸瘦，充五脏烦热（以上黑字名医所录）。

【名】薯蓣 山芋 玉延 土署 山羊 修脆 儿草

【苗】［图经曰］春生 苗蔓延，援篱茎紫叶青，有三尖角似牵牛，更厚而光泽，夏开细白花，大类枣花，秋生实于叶间，其状如铃，南中有一种生山中，根细如指，极紧实过于家园种者味更珍美，食之尤益人今江湖闽中出一种根如姜芋之类皮紫极有大者一枚可重斤余但性冷于北地者尔。［吴氏云］始生赤茎细蔓，五月华白，七月实青黄，八月熟落，其根中白皮黄类芋

【地】［图经曰］生嵩高山谷及临朐钟山，今处处有之。［陶隐居云］东山南江南康［唐本注云］蜀道［道地］北都四明今河南者佳

【时】［生］春生苗［采］二月八月取根

【收】曝干或风干

【用】白色坚实不蛀者为好

【色】皮土褐肉白

【味】甘

【性】温平缓

【气】气厚于味阳中之阴

【臭】朽

【主】安神健脾

【助】天门冬 麦门冬 紫芝为之使

【反】恶甘遂

【制】取粗大者，用竹刀刮去黄皮，以水浸末，白矾少许掺水中，经宿取净洗去涎风干用。

【治】［疗］［药性论云］去冷气，止腰疼，镇心神安，魂魄开达心孔，多记事［日华子云］长志安神，疗泄精健忘。［东垣云］凉而能补，亦治皮肤干燥，此物润之。

二十二、《本草蒙筌》—明·陈嘉谟 撰 周超凡 等点校 人民卫生出版社

薯蓣 即山药，又名山芋。味甘，气温、平。无毒。南北州郡俱产，惟怀庆者独良。秋采曝干，灰藏不蛀。（柴灰同藏罐内，则不蛀坏。）性恶甘遂，共剂不宜。使天麦门冬紫芝，入手足太阴两脏。治诸虚百损，疗五劳七伤。益气力润泽皮肤，长肌肉坚强筋骨。除寒热邪气，烦热兼除；却头面游风，风眩总却。羸瘦堪补，肿硬能消。开心孔聪明，涩精管泄滑。理脾伤止泻，参苓白术散频加；逐腰痛强阴，六味地黄丸当用。捣筛为粉，作糊甚黏。久服不饥，延年耐老。

［谟］按：山药能消肿硬，因能益气补中故尔。经曰：虚之所在，邪必凑之。着而不去，其病为实。非肿硬之谓乎？故补其气，则邪滞自不容不行。丹溪云：补阳[1]气生者，能消肿硬，正谓此也。

二十三、《本草纲目》—明·李时珍 著　陈贵廷 等点校　中医古籍出版社

薯蓣　（《本经》上品）

【校正】自草部移入此。

【释名】薯蕷（音诸预）、土薯（音除）、山薯（《图经》）、山芋（《吴普》）、山药（《衍义》）、玉延。［吴普曰］薯蓣，一名蕷薯，一名儿草，一名修脆。齐、鲁名山芋，郑、越名藷，秦、楚名玉延。［颂曰］江、闽人单呼为藷（音若殊及韶），亦曰山藷。《山海经》云：景山北望少泽，其草多藷蕷（音同薯蓣）。则是一种，但字（或音殊，或音诸）不一，或语有轻重，或相传之讹耳。［宗奭曰］薯蓣，因唐代宗名预，避讳改为薯药；又因宋英宗讳薯，改为山药。尽失当日本名。恐岁久以山药为别物，故详著之。

【集解】［别录曰］薯蓣生嵩高山谷。二月、八月采根曝干。［普曰］亦生临朐钟山。始生赤茎细蔓。五月开白花。七月结实青黄，八月熟落。其根内白外黄，类芋。［弘景曰］近道处处有之，东山、南江皆多。掘取食之以充粮。南康间最大而美，服食亦用之。［恭曰］此有两种：一者白而且佳，日干捣粉食大美，且愈疾而补；一者青黑，味殊不美。蜀道者尤良。［颂曰］处处有，以北都、四明者为佳。春生苗，蔓延篱援。茎紫，叶青有三尖，似白牵牛叶，更厚而光泽。夏开细白花，大类枣花。秋生实于叶间，状如铃。今人冬春采根，刮之白色者为上，青黑者不堪。近汴洛人种之极有息。春取宿根头，以黄沙和牛粪作畦种之。苗生似竹梢作援，高一、二尺。夏月频溉之。当年可食，极肥美。南中一种生山中，根细如指，极紧实，刮磨入汤煮之，作块不散，味更真[2]美，云食之尤益人，过于家园种者。又江湖、闽中一种，根如姜、芋之类而皮紫。极有大者，一枚可重数斤。削去皮，煎、煮食俱美，但性冷于北地者耳。彼土人呼为薯。南北之产或有不同，故形类差别也。［甄权曰］按：刘敬叔异苑云：薯蓣，野人谓之土薯。根既入药，又复可食。人植之者，随所种之物而像之也。［时珍曰］薯蓣入药，野生者为胜；若供馔，则家种者为良。四月生苗延蔓，紫茎绿叶。叶有三尖，似白牵牛叶而更光润。五、六月开花成穗，淡红色。结荚成簇，荚凡三棱合成，坚而无仁。其子别结于一旁，状似雷丸，大小不一，皮色土黄而肉白，煮食甘滑，与其根同。王旻《山居录》云：曾得山芋子如荆棘子者，食之更愈于根。即此也。霜后收子留种，或春月采根截种，皆生。

【修治】［颂曰］采白根刮去黄皮，以水浸之，糁白矾末少许入水中，经宿净洗去涎，焙干用。［宗奭曰］入药贵生干之，故古方皆用干山药。盖生则性滑，不可入药；熟则滞气，只堪谈[3]。其法：冬月以布裹手，用竹刀剐去皮，竹筛盛，置檐风处，不得见日，一夕干五分，候全干收之。或置焙笼中，微火烘干亦佳。［斅曰］：凡使，勿用平田生二、三纪者，须要山中生经千纪者。皮赤，四面有须者妙。采得以铜刀刮去赤皮，洗去涎，蒸过曝干用。

根

【气味】甘，温、平，无毒。［普曰］神农：甘，小温；桐君、雷公：甘，凉，无毒。［之才曰］紫芝为之使。恶甘遂。

【主治】伤中，补虚羸，除寒热邪气，补中，益气力，长肌肉，强阴。久服，耳目聪明，轻身不饥，延年。《本经》主头面游风，头风眼眩，下气，止腰痛，治虚劳羸瘦，充五脏，除烦热。《别录》补五劳七伤，去冷风，镇心神，安魂魄，补心气不足，开达心孔，多记事。（甄权）强筋骨，主泄精健忘。（大明）益肾气，健脾胃，止泄痢，化痰涎，润皮毛。（时珍）生捣贴肿硬毒，能消散（震亨）。

【发明】［权曰］凡患人体虚羸者，宜加而用之。［诜曰］利丈夫，助阴力。熟煮和蜜，或为汤煎，或为粉，并佳。干之入药更妙。惟和面作馎饦则动气，为不能制面毒也。［李杲曰］山药入手太阴。张仲景八味丸用干山药，以其凉而能补也。亦治皮肤干燥，以此润之。［时珍曰］按：吴绶云：山药入手、足太阴二经，补其不足，清其虚热。又按：王履《溯洄集》云：山药虽入手太阴，然肺为肾之上源，源既有滋，流岂无益，此八味丸所以用其强阴也。又按：曹毗《杜兰香传》云：食薯蓣可以辟雾露。

【附方】旧一，新十。

补益虚损 益颜色，补下焦虚冷，小便频数，瘦损无力。用薯蓣于沙盆中研细，入铫中，以酒一大匙熬令香，旋添酒一盏搅令匀，空心饮之。每旦一服。《圣惠方》。

心腹虚胀 手足厥逆，或饮苦寒之剂多，未食先呕，不思饮食。山药半生半炒，为末。米饮服二钱，一日二服，大有功效。忌铁器、生冷。《普济方》。

小便数多 山药（以矾水煮过）、白茯苓等分，为末。每水饮服二钱。《儒门事亲》。

下痢禁口 山药半生半炒，为末。每服二钱，米饮下。《卫生易简方》。

痰风喘急 生山药捣烂半碗，入甘蔗汁半碗，和匀。顿热饮之，立止。《简便单方》。

脾胃虚弱 不思饮食：山芋、白术各一两，人参七钱半，为末，水糊丸小豆大，每米饮下四、五十丸。《普济方》。

湿热虚泄 山药、苍术等分，饭丸。米饮服。大人、小儿皆宜。《濒湖经验方》。

肿毒初起 带泥山药、蓖麻子、糯米等分，水浸研，敷之即散也。《普济方》。

胯眼脊疡 山药、沙糖同捣，涂上即消。先以面涂四围，乃上此。《简便单方》。

项后结核 或赤肿硬痛：以生山药一挺（去皮），蓖麻子二个同研，贴之如神。《救急易方》。

手足冻疮 山药一截，磨泥，敷之。《儒门事亲》。

［注］

［1］阳：梦溪笔谈卷二十四作“易”。

［2］真：大观、政和本草薯蓣条作“珍”。

［3］谈：本草衍义卷十及政和本草薯蓣条作“啖”。

零余子 《拾遗》

【校正】自草部移入此。

【集解】［藏器曰］零余子，大者如鸡子，小者如弹丸，在叶下生。晒干，功用强于薯蓣。薯蓣有数种，此其一也。［时珍曰］此即山药藤上所结子也。长圆不一，皮黄肉白。煮熟去皮食之，胜于山药，美于芋子。霜后收之。坠落在地者，亦易生根。

【气味】甘，温，无毒。

【主治】补虚损，强腰脚，益肾，食之不饥（藏器）。

二十四、《本草乘雅半偈》—明·卢之颐（子繇）覈参 冷方南 王齐南 校点 人民卫生出版社

薯蓣 本经上品

【气味】甘平[1]，无毒。

【主治】主伤中，补虚羸，除寒热邪气，补中，益气力，长肌肉，强阴。久服耳目聪明，不饥延年。

【覈】曰：薯蓣，古名也。避唐代宗讳，改作薯药；又避宋英宗讳，改作山药。后世惟名山药，不知薯蓣名矣。生嵩山山谷，及临朐、钟山、南康、蜀道、北都、四明、山东[2]、江南[3]、怀庆诸处。入药野生者为胜。供馔，家种者为良。春生苗，蔓延篱落。紫茎绿叶。叶有三尖，似白牵牛叶，更厚而光泽。

五六月开花成穗，淡红色。结荚成簇，三棱合成，坚而无仁。其子别结叶旁，状似雷丸，大小不一，皮色土黄，内肉清白，煮食甘滑。春冬采根，生时掷地如粉，干则内实不虚，其色洁白如玉。青黑者不堪入药，种植甚易。截作薄片者亦生，随所杵之窍而像之也。南中一种，生山中，根细如指，极紧实，刮磨入汤煮之，作块不散，味更甘美[4]，食之尤益于人，胜于家种者。江中[5]闽中一种，根如姜、芋，皮紫，极大者重数斤。煮食虽美，但气寒于北地者。修治勿用平田生二三纪者，须要山中生经十纪者。其皮赤，四面有须者良。采得以铜刀刮去赤皮，洗去涎，蒸过。曝干用。六芝[6]为之使。恶甘遂。

【条】曰：效所杵之窍以赋形，如预备署所，故称薯蓣。假微薄之种，充气沦结，建立中央，故治伤中。以致虚羸，而为寒热邪气者，乃若益气力，长肌肉，即治伤中虚羸之验也。而伤中之因，皆因阴气萎靡。薯蓣入土便生，阴森肥遁，宁不强阴，且其赋形效窍，则有窍处，宁不周到，虽假故物为胎，亦属气化所钟，是与六芝交相为使。

［注］

［1］甘平：《本经》作“甘温”，《纲目》作“甘温平”。

［2］山东：《纲目》薯蓣条引，弘景曰作“东山”。

［3］江南：同上，作“南江”。

［4］甘：《大观》、《政和》作“珍”字。

［5］中：《纲目》引颂曰作“湖”字。

［6］六芝：《本草经集注》作“紫芝”。

二十五、《本草崇原》—明·张志聪 著　刘小平 点校　中国中医药出版社

薯蓣　气味甘平，无毒。主伤中，补虚羸，除寒热邪气，补中，益气力，长肌肉，强阴。久服耳目聪明，轻身不饥，延年。

薯蓣即今山药，因唐代宗名预，避讳改为薯药，又因宋英宗名署，避讳改为山药。始出嵩高山谷，今处处有之，入药野生者为胜。种薯蓣法，以杵打穴，截块投于杵穴之中，随所杵之窍而成形，如预备署，所因名薯蓣也，今时但知山药，不知薯蓣矣。

山药气味甘平，始出中岳，得中土之专精，乃补太阴脾土之药，故主治之功皆在中土。治伤中者，益中土也。补虚羸者，益肌肉也。除寒热邪气者，中土调和，肌肉充足，则寒热邪气自除矣，夫治伤中，则可以补中而益气力。补虚羸，则可以长肌肉而强阴。阴强，则耳目聪明。气力益，则身体轻健，土气有余，则不饥而延年。

凡柔滑之物，损即腐坏，山药切块，投于土中，百合分瓣种之，如种蒜法，地黄以根节多者，寸断埋土中，皆能生长。所以然者，百合得太阴之天气，山药、地黄得太阴之地气也。

二十六、《本草征要》—明·李中梓 原著　北京科学技术出版社

山药　味甘，性平，无毒。入心、脾、肾三经。蒸透用。益气长肌，安神退热。补脾除泻痢，补肾止遗精。

山药得土之冲气，禀春之和气，故主用如上，但性缓，非多用不效。

山药与面同食，不能益人。尚有藤上之珠芽、名零余子、另立专条。

零余子　味甘、性平、（偏于温）无毒。入肝、肾二经。即山药藤上之珠芽，俗称山药果子。生晒干，切碎入药。若作食疗，煮熟，去皮，蘸糖食。

补脾益肾，而重点在肾。聪耳明目，具防老之能。强健腰部，济弱扶倾。挽救虚损，转瘦为丰。馁者

啖之不饥，老人食之驻颜。

陈藏器云：“零余子，功用强于薯蓣。”李时珍云：“胜于山药，美于芋子。”

山药粉［附录　淀粉类食疗品］

山药原名薯蓣，后因唐代宗名预，避讳改为薯药；至宋英宗名署，遂又改为山药。味甘性平、无毒（《本草经》则谓其小温），入心、脾、肾三经。为补益脾肾药，亦可补心安神。研磨成粉，调成糊状，加糖食之。余家每用此于喉症之调理善后。单用而量大，其力更专，其效更显。山药藤上所结之珠芽，名零余子。味甘性温无毒，入心、脾、肾诸经。为强壮补肾药。

陈藏器谓其“益肾，强腰脚，补虚损，食之不饥”。李时珍则谓其“胜于山药，美于芋子”。研磨成粉，可供食疗。余家经验，山药重在补脾，此物重在补肾，故肾虚所致之头眩耳鸣，腰酸脚弱，或兼有咽痛者，则必用之。

二十七、《炮炙大法》—明·缪希雍 撰　人民卫生出版社影印

薯蓣　补益药及脾胃中熟用，外科生用，切用铜刀，紫芝为之使，恶甘遂。

二十八、《雷公炮炙药性解》评注——李中梓 原著　郭霞珍 等主编　人民军医出版社

山药　味甘，性温，无毒，入脾、肺、肾三经。补阴虚，消肿硬，健脾气，长肌肉，强筋骨，疗干咳，止遗泄，定惊悸，除泻痢。乳制用。紫芝为使，喜门冬，恶甘遂。

按：丹溪曰：山药属土，而有金与水，宜入脾、肺、肾而补虚。《经》曰：虚之所在，邪必凑之，肿硬之谓也，得补则邪自去，脾自健，于是土盛生金，金盛生水，功效相仍[1]矣。亦能滞气。然单食多食，亦能滞气。

【提要】本段原文记述了山药得性味、归经、功效，主治及治病机理。

【注释】［1］仍：从人，乃声。本义是因袭，依旧，这里是连续、传递的意思。

【白话解】山药，味甘、性温，无毒。入脾、肺、肾三经。能滋阴补虚，消除肿硬，健脾气，长肌肉，强筋骨，疗干咳，止遗泄，定惊悸，除泻痢。用乳制后使用。紫芝为使，喜门冬，恶甘遂

按：朱丹溪说：山药属土，而有金与水之性，所以应当入脾、肺、肾而补虚。《黄帝内经》说：虚之所在，邪必凑之，说的就是肿硬之病，补虚则邪自去，脾自然健旺，于是土盛能生金，金盛能生水，功效传续得缘故。但单食或服食过多，也能导致气滞。

【现代应用与研究】山药为薯蓣科缠绕草质藤本植物薯蓣的根茎。生于山坡、山谷林下，或溪边、路旁灌丛中或杂草中。主产于河南。秋季或冬季挖取根茎，除去泥土、须根、切去芦头，洗净，用水浸后刮皮，反复用硫磺熏后，晒干。也有在硫磺熏后，用木板搓成圆柱形，切段，晒干，打光。性平，味甘。具有补脾养胃、生津益肺、补肾涩精的功效。用于脾虚食少、久泻不止、肺虚喘咳、肾虚遗精、带下、尿频、虚热消渴。

【现代炮制】

（1）山药：取原药材除去杂质，大小分开，用清水浸泡至稍可弯曲，洗净捞起，沥干水，至硫磺柜内，用硫磺熏透心，取出，斜切成厚片，晒干。

（2）炒山药：取山药片于锅内，用文火加热，炒至微黄，略有焦斑时取出，放凉。

（3）土炒山药：每10kg山药片，用赤石脂细粉3～4kg，取赤石脂细粉于锅内，加热至灵活轻松状态时，加入用清水少许喷至微润的山药片，用文火加热，拌炒至山药表面挂上粉色，取出，筛去细粉，放凉。

（4）麸炒山药：每 10kg 山药片，用麸皮 1.5kg。取麸皮于锅内，文火加热至冒烟，加入山药片，拌炒至山药表面呈黄色，取出，筛去麸皮，放凉。

【鉴别用药】

1. 生山药：以补肾益精，益脾养阴为主，多用于肾虚遗精，夜尿频多，肺虚咳喘，阴虚消渴等。

2. 土炒山药：以补脾止泻为主，多用于脾虚久泻，大便泄泻。

3. 麸炒山药：以补脾健胃，益肾固精为主，多用于脾虚泄泻，久泻不止，尿频遗尿，梦遗滑精，白带绵下等。

【名家点评】

王履云“八味丸用之以强阴”。

汪昂云：“山药性涩，故治遗泄泻，而诸家尚未有涩。”

朱丹溪曰：“补阳气生者，能消肿硬是也。”

二十九、《濒湖炮炙法》—明·李时珍 撰　尚志钧 辑　安徽科学技术出版社

薯蓣　［颂曰］采白根刮去黄皮，以水浸之，糁白矾末少许入水中，经宿净洗去涎，焙干用。

［宗奭曰］入药贵生干之，故古方皆用干山药。盖生则性滑，不可入药；熟则滞气，只堪啖[1]耳。其法：冬月以布裹手，用竹刀刮[2]去皮，竹筛盛，置檐风处，不得见日，一夕干五分，俟全干收之。或置焙笼中，微火烘干亦佳。

［敩曰］凡使，勿用平田生二、三纪者，要经十[3]纪者，皮赤，四面有髭生者妙。采得，以铜刀刮去赤皮，洗去涎，蒸用曝干用。

［注］

［1］啖：原作“谈”，今据《本草衍义》卷七及《政和》卷六署预条改。

［2］刮：原作“刚”，据改同上。

［3］十：原作“千”，今据《大观》、《政和》卷六署预条改。

三十、《神农本草经疏》—明·缪希雍 撰　中国中医药出版社

薯蓣　味甘，温，平，无毒。主伤中，补虚羸，除寒热邪气，补中益气力，长肌肉、主头面游风，头风眼眩，下气，止腰痛，补虚劳羸瘦，充五脏，除烦热，强阴。久服耳目聪明，轻身，不饥，延年。

疏：薯蓣得土之冲气，兼禀春之和气以生，故味甘，温平无毒。观其生捣敷痈疮，能消热肿，是微寒之验也。甘能补脾，脾统血而主肌肉，甘温能益血，脾治中焦，故主伤中，补虚羸，补中益气力，长肌肉，充五脏，除烦热，强阴也。其主寒热邪气，及头面游风，头风眼眩，下气，止腰痛者，正以其甘能除大热，甘能益阴气，甘能缓中，甘温平能补肝肾。《药性论》云：薯蓣臣，能补五劳七伤，去冷是也。盖寒热邪气者，阴不足则内热，内虚则外邪客之，热则生风，缓则下气，下气则阳交于阴，五劳既去，五脏既充，则久服耳目聪明，轻身延年之效自著矣。

【主治参互】

同地黄、枸杞、牛膝、甘菊花、白蒺藜、五味子、则补肝肾，益阴气，治一切虚羸，强阴，长肌，增力，明目。同莲肉、白扁豆、人参、白芍药、茯苓、炙甘草、橘皮，则补脾健胃止泄泻。加木瓜藿香，安吐逆。同羊肉、肉苁蓉作羹，可扶衰补虚羸。

【简误】

藷芋、薯蓣，确系两种。譬诸米谷，其种有糖、糯、秈，黍、稷之不同是也。入药必以冀州所产者为

胜。总之南方不迨北地。《图经》并载入四明则误矣。不宜与面同食。

三十一、《本草原始》—明·李中立 撰绘　郑金生 等整理　人民卫生出版社

山药　始生嵩高山谷，今处处有之。春生苗，延蔓，紫茎，青叶，有三尖，光泽。夏开细白花，亦有淡红花者。秋结实于叶间，状如铃。有一种如姜、芋之类而皮紫，极有大者；有一种生山中。根细如指，极紧实者，刮磨入汤煮食，味咸甘美。因根皮外黄如芋，生山谷者入药为胜，故《吴普本草》名山芋，《图经》名山藷。又一名藷藇，一名藷薯，一名土藷。彼土人呼为藷，其音相近，或语有轻重，或相传之讹而。其山药正名薯蓣，因唐代宗名预，避讳改为薯药；又因宋英宗讳署，改为山药，盖言山中之药也。

气味：甘温，无毒。

主治：伤中，补虚羸，除寒热邪气，补中，益气力，长肌肉，强阴，久服耳目聪明，轻身不饥延年。去头面游风，头风眼眩，下气，止腰痛。治虚劳羸瘦，充五脏，除烦热；补五劳七伤，去冷风，镇心神，安魂魄，补心气不足，开达心孔，多记事；强筋骨，主泄精健忘；益肾健脾，止泄痢，化痰涎，润皮毛；生捣，贴肿硬毒，能消散。

山药　《本经》上品。

凡入药白色者为上，青黑者不堪。

修治：择山产条直坚白者，生干之，故古方皆用干山药。盖生则性滑，熟则滞气。只宜用竹刀刮去皮，竹筛盛，置檐风处，或置焙笼中微火烘干亦佳。若晒干，凡药晒干极多，则古人何必加“干”字于山药之上？

紫芝为之使。恶甘遂。入手足太阴经。

《普济方》：治心胀，虚胀，手足厥逆，或饮苦寒之剂过多，未食先呕，不思饮食，山药半生半炒，为细末，米饮调服二钱，一日二服，大有功效。

忌铁器、生冷。

山药　臣。

三十二、《本草汇言》—明·倪朱谟 编著　上海科学技术出版社

薯蓣　又名山药。味甘，气寒平，无毒。入手足太阴经。

《别录》曰：薯蓣，生嵩山山谷。吴氏曰：今临朐、钟山、南广、蜀道、北都、四明、山东、江南、怀庆诸处，春取宿根，以黄土和牛粪作畦种之，苗长以竹梢作引，高一、二尺，夏月频灌之。李氏曰：入药，野生者为胜。供馔，家种者为良。春生苗。蔓延篱落，紫茎绿叶，叶有三尖，似白牵牛叶，更厚而光泽，五六月开花成穗，淡红色结荚成簇，三棱合成，坚而无仁，其子别结叶旁，状似雷丸，大小不一，皮色土黄，内肉清白，煮食甘滑。春冬才根，生时邻地如粉，干则内实不虚，其色洁白如玉。青黑者不堪入药。种植甚易，截作薄片者亦生，随所杵之窍而像之也。南中一种，生山中根细如指极紧实，刮磨入汤煮之，作馔不散，味更甘美，食之尤益于人，胜于家种者。江浙闽中一种，根如姜芋，皮紫，极大者重数斤，煮食虽美，但气寒于北地者。修治：勿用平田生二、三纪者，须要经十纪者，其皮赤四面有须者良。采得以铜刀削去赤皮，洗去涎，再蒸过，晒干用。

薯蓣　养脾胃，益心肺，滋肾阴之药也。按（邵起寰抄）方龙潭言甘能和脾，甘能补肝，甘能除大热，甘能益阴气。如六味丸，所以用此以滋阴也。如脾弱泄泻，久痢肠滑养脾胃，如惊悸怔忡，健忘恍惚益心气，如皮肤憔悴，干咳无痰益肺气，如梦泄遗精，腰膝痿弱滋肾阴，必须此药治之，甘凉而补，为中正和平之用也。如东垣老人，君参术以补脾，君参麦以补肺，君参归以补心，君参地以补肝，君参杞以补

肾。无毒可以尝服，使之乳制尤妙。娄全善曰：肺为肾之上源，源既有滋，流岂无益。如八味丸所以用此，以强阴而养阳也。又《药性论》言：能补五劳七伤。作粉调食尤佳。

集方　已下方俱出《方脉正宗》：治脾弱泄泻及久痢肠滑不禁。用山药四两，人参、白术各二两，三味用净土一钱，研细拌炒，北五味子一两，诃子肉二两，俱炒燥，研末，每服五钱，空心米汤调下。

治惊悸怔忡，健忘恍惚。用山药四两，人参一两，当归身三两，酸枣仁五两，俱炒燥，研末，炼蜜丸，梧子大，每服五钱，白汤送下、

治皮肤憔悴，干咳无痰。用山药四两，人参一两，麦门冬八两（去心），知母三两，鳖甲二两（汤泡洗净，火烧醋淬），莲子百粒（不去心），分作十剂，水煎服。

治梦泄遗精，腰膝痿弱。用山药四两，人参一两，枸杞六两，怀生地、牛膝、木瓜、杜仲、葳蕤各三两，俱炒燥，牡蛎二两（火烧），共研末，炼蜜丸，梧子大，每服四钱，白汤下。

续补集方　《简便单方》：治跨眼臖疡。用山药、砂糖各等分，同捣，涂上即消。先以干面水调涂四围，乃上此药。

《急救良方》：治项后结核，或赤肿硬痛。用山药二两，蓖麻子肉十个。同研，敷贴即消。

《儒门事亲》：治手足冻疮。用山药一两，研末，以猪肉汤调涂。治肺痈脓血频唾，咽干口渴，面皮虚浮。用山药、百合、薏苡仁、杏仁、川贝母、桑白皮，地骨皮、黄芪各三钱，枳壳、瓜蒌仁、当归、桔梗、甘草各一钱，水煎服，喘急加苏子。

三十三、《药鉴》—明・杜文燮　上海人民出版社

山药　气温，味甘平，无毒。手足太阴经药也。治诸虚百损，疗五劳七伤。益气力，润泽皮肤。长肌肉，兼强筋骨。除寒热邪气，却头面游风风眩。开心窍聪明，涩精管泄滑。理脾伤止咳、参苓白术散频加。逐腰痛强阴，六味地黄丸常用。其曰补虚羸者，以其甘助元阳，温养肌肉也。其曰消硬满者，何哉？盖气虚邪实，此硬满之所由结也，今补中益气，则正气胜而邪自去，硬满安能久存乎。二门冬为使。恶甘遂。

三十四、《本草易读》—清・汪讱庵 撰　吕广振　陶振岗　王海亭　唐永忠 点校　人民卫生出版社

山药　薯蓣，甘，平，无毒。入手足太阴。补中益气，助肾强阴，聪耳明目，镇心安神，健脾立胃。止腰痛而补心神，除泻痢而化痰涎，长肌肉而强筋骨，除泄精而起健忘。甚涂痈疮，最消肿硬。

下痢噤口，半生半炒为末，每米饮下二钱。（验方第一）。肿毒初起，鲜山药、蓖麻子、糯米水研敷之。（第二）。项后结核，或毒肿硬痛，同蓖麻子研贴之。（第三）。手足冻疮，磨泥敷之。（第四）。

三十五、《本草新编》—清・陈士铎 著　柳长华　徐春波 校注　中国中医药出版社

山药　味甘，气温平，无毒。入手足太阴二脏，亦能入脾、胃。治诸虚百损，益气力，开心窍，益知慧，尤善止梦遗，健脾开胃，止泻生精。山药可君可臣，用之无不宜者也，多用受益，少用亦受益，古今颇无异议，而余独有微辞者，以其过于健脾也。夫人苦脾之不健，健脾，则大肠必坚牢，胃气必强旺而善饭，何故独取而贬之？不知脾胃之气太弱，必须用山药以健之，脾胃之气太旺，而亦用山药，则过于强旺，反能动火。世人往往有胸腹饱闷，服山药而更甚者，正助脾胃之旺也。人不知是山药之过，而归咎于他药，此皆不明药性之理也。盖山药入心，引脾胃之邪，亦易入心。山药补虚，而亦能补实，所以能添饱闷也。因世人皆信山药有功而无过，特为指出，非贬山药也。山药舍此之外，别无可议矣。

或问山药乃补阴精之物，而吾子谓是健脾胃之品，何子之好异也？曰：山药益人无穷，损人绝少。余

谈《本草》，欲使其功过各不掩也。山药有功而无过。言其能助脾胃之火者，是求过于功之中也。然而天下之人脾胃太旺者，千人中一、二，不可执动火之说，概疑于脾胃之未旺者，而亦慎用之也，脾胃未旺，则肾气必衰，健脾胃正所以补阴精也。予道其常，何好异之有。

或问山药补肾，仲景张公所以用之于六味地黄丸中也，然而山药实能健脾开胃，意者六味丸非独补肾之药乎？曰：六味丸实直补肾水之药也，山药亦补肾水之药，同群共济何疑。然而，六味丸中之用山药，意义全不在此。山药，乃心、肝、脾、肺、肾无经不入之药也。六味丸虽直补肾中之水，而肾水必分资于五脏，而五脏无相引之使，又何由分布其水，而使之无不润乎。倘别用五脏佐使之品，方必杂而不纯，故不若用山药以补肾中之水，而又可遍通于五脏。此仲景张夫子补一顾五，实有鬼神难测之机也。

【批】山药补水，而又通五脏，仲景公所以用之于六味丸中，自有此方，无此妙论。

或问山药入于六味丸中之义，予既已闻之，不识入于八味丸中，亦有说乎？曰：八味丸，由六味而加增者也，似乎知六味，即可知八味之义矣。谁知八味丸中之用山药，又别有妙义乎。六味，补肾中之水。而八味，则补肾中之火也。补肾中之火者，补命门之相火也。夫身之相火有二：一在肾之中，一在心之外。补肾中之相火，则心外之相火，必来相争，相争则必相乱，宜豫有以安之，势必下补肾中之火，即当上补心下之火矣。然而既因肾寒而补其下，又顾心热以补其上，毋论下不能温其寒，而上且变为热矣。用药之杂，可胜叹哉。妙在用山药于八味丸中，山药入肾者十之七，入心者十之三，引桂、附之热，多温于肾中，少温于心外，使心肾二火各有相得，而不致相争，使肾之气通于心，而心之气通于肾，使脾胃之气安然健运于不息，皆山药接引之功也。仲景公岂漫然用之哉。

【批】八味丸，补命门之火也，补命门之火，虑及心包之火必来相争，用山药解纷，使心肾相通、胃脾两健，何论奇而理确如此，真仲景公入室之药也。

或疑山药不宜多用。何以六味地黄丸终年久服而无害也，得毋入于地黄丸可以多用，而入于他药之中即宜少用耶？不知山药可以多用而无忌。吾前言脾健之人宜忌者，虑助火以动燥，而非言其不可以多用也。

或疑山药津滑，何能动燥？曰：山药生精，自然非助燥之物。吾言其助燥者，助有火之人，非助无火之人也。

或问山药色白，何能乌须，何吾子用之为乌须圣药？曰：山药何能乌须哉。山药入肾，而尤通任督。任督之脉，上行于唇颊，故借山药用之于乌芝麻、黑豆、地黄、南烛、何首乌之内，导引以黑须鬓，非山药之能自乌也。或又问山药既为引导之药，则不宜重用之为君矣。不知山药虽不变白，而性功实大补肾水者也。肾水不足者，须鬓断不能黑，我所以重用山药而奏功也。

三十六、《本草备要》—清·汪昂 原著　王效菊 点校　天津科学技术出版社

山药　（古名薯蓣）补脾肺，涩精气

色白入肺，味甘归脾。入脾、肺二经，补其不足，清其虚热（阴不足则内热，补阴故能清热）。固肠胃，润皮毛，化痰涎，止泻痢（渗湿故化痰止泻。《百一方》：山药半生半炒，米饮下。治噤口痢）。肺为肾母，故又益肾强阴，治虚损劳伤（王履云：八味丸用之以强阴）；脾为心子，故又益心气（子能令母实），治健忘遗精（昂按：山药性涩，故治遗精泄泻，而诸家俱未言涩）。生捣，敷痈疮，消肿硬（山药能消热肿，益补其气，则邪滞自行。丹溪云：补阳气生者，能消肿硬是也）。色白而坚者入药。

三十七、《本经逢原》—清·张璐 纂述　上海科学技术出版社

薯蓣　即山药，因唐代宗名预，宋英宗名署，改名山药。甘平无毒。同面食发动气，微焙用。《本

经》主治伤中。补虚羸，除寒热邪气，补中益气力，长肌肉。强阴。久服耳目聪明，轻身不饥延年。

【发明】山药入手足太阴。色白归肺。味甘归脾。大补黄庭，治气不足而清虚热。故《本经》治伤中寒热邪气，补而不滞，温而不热。又能益气力，长肌肉，强阴固肾，止泄精小便频数。肺为肾之上源，源既有滋，流岂无益，《金匮》八味丸。用以强阴也，薯蓣丸以之为君。而主虚劳不足，风气百病，甘温平补。而不碍久积之邪也。其鲜者，和生鲫鱼脑捣敷肿，又捣烂和芎藭末白糖霜。涂乳癖结块。及诸痛日久。坚硬不溃。但涂上奇痒不可忍，忍之良久渐止，不过数次即愈。

子名零余子，补虚损，强腰脚，益肾。

一种曰甘薯，色较薯蓣稍紫，味较薯蓣稍甜，质较薯蓣稍腻，性较薯蓣稍温，补脾强肾之功，较薯蓣稍胜。广人以之代粮，今徽宁亦多种之，名曰薯，音孺。与藷字形切音并相类，传久之讹耳。

三十八、《本草经解》—清·叶天士 撰　上海卫生出版社

山药　气温平，味甘，无毒。主伤中，补虚羸。除寒热邪气，补中，益气力。长肌肉，强阴，久服耳目聪明。轻身。不饥延年。（炒用）

山药气温平。禀天春升秋降之和气。入足厥阴肝经、手太阴肺经。味甘无毒。禀地中正之土味。入足太阴脾经。气升味和。阳也。脾为中州而统血。血者阴也。中之守也。甘平益血。故主伤中。脾主肌肉。甘温益脾。则肌肉丰满。故补虚羸。肺主气。气虚则寒邪生。脾统血。血虚则热邪生。气温益气。味甘益血。血气充而寒热邪气除矣。脾为中州。血为中守。甘平而益脾血。所以补中。脾主四肢。脾血足。则四肢健。肺气充。则气力倍也。阴者宗筋也。宗筋属肝。气温禀春升之阳。所以益肝而强阴也。久服。气温益肝。肝开窍于目。目得血则明。气平益肺而生肾。肾开窍于耳。耳得血则聪。味甘益脾。脾气充则身轻。脾血旺则不饥。气血调和，故延年也。

【制方】　山药同生地、杞子、牛膝、甘菊、白蒺藜、五味。治肝肾虚怯。同莲肉、扁豆、人参、白芍、白茯、甘草、陈皮。治脾虚泄泻。同羊肉、肉苁蓉作羹。治虚羸。

三十九、《本草从新》—清·吴仪洛 撰　上海科学技术出版社

山药　一名薯蓣。补脾肺、涩精气。

色白入肺。味甘归脾。补其不足。清其虚热。润皮毛。化痰涎。（姜汁拌炒。）固肠胃。止泻痢。肺为肾母。故又益肾强阴。治虚损劳伤。脾为心子。故又益心气。（子能令母实）。治健忘遗精。性涩、生捣敷痈疮。消肿硬毒。色白而坚者佳。形圆者、为西山药；形扁者、为怀山药、入药为胜、俱系家种、野生者更胜。勿同面食。零余子，山药藤上所结子，甘温。功用强于山药。益肾强腰脚。补虚损。食之不饥。小便数多、山药用矾水煮过、白茯苓等分为末、每米饮服二钱。

四十、《本草求真》—清·黄宫绣 著　王淑民 校注　中国中医药出版社

山药　柔滑

山药（专入脾，兼入肺、肾）。本属食物。古人用入汤剂，谓其补脾益气，（气益由于阴补，非正说也）除热。然究色白入肺，味甘入脾，气虽温而却平。为补脾肺之阴。（补脾阴）

时珍曰："按吴绶云：山药入手足太阴二经，补其不足，清其虚热。是以能润皮毛，长肌肉。与面同食不能益人。"诜曰："惟和面作馎饦则动气，为不能制面毒也。"不似黄芪性温能补肺阳，白术苦燥能补脾阳也。且其性涩。汪昂曰：性涩故治遗精泄泻，而诸家俱未言涩。

能治遗精不禁。味甘兼咸，又能益肾强阴。故六味地黄丸用此以佐地黄，然性虽阴而滞不甚，故能渗

湿以止泄泻。生捣敷痈疮，消肿硬，亦是补阴退热之意。至云补阳消肿，补气除滞，理虽可通，语涉牵混，似非正说。至入汤剂以治火虚危症，难图近功，必多用之方愈，以其秉性和缓故耳。入滋阴药中宜生用。入补脾内宜炒黄用。淮产色白而坚者良，建产虽白不佳。

四十一、《神农本草经读》—清·陈修园 著　人民卫生出版社

薯蓣　气味甘、平，无毒。主伤中，补虚羸，除寒热邪气，补中益气力，长肌肉，强阴。久服耳目聪明，轻身，不饥，延年。

陈修园曰：此药因唐代宗名蓣，避讳改为山药。山药气平入肺，味甘无毒入脾。脾为中州而统血，血者阴也，中之守也；唯能益血，故主伤中。伤中愈则肌肉丰，故补虚羸。肺主气，气虚则寒邪生；脾统血，血虚则热邪生。血气充而寒热邪气除矣。脾主四肢，脾血足则四肢健；肺主气，肺气充则气力倍也。且此物生捣，最多津液。而稠黏，又能补肾而填精。精足则强阴。目明、耳聪、不饥，是脾血之旺；轻身是肺气之充；延年是夸其补益之效也。

凡上品，俱是寻常服食之物，非治病之药，故神农另提出“久服”二字。可见今人每服上品之药，如此物及人参、熟地、葳蕤、阿胶、菟丝子、沙苑蒺藜之类，合为一方，以治大病。误人无算。盖病不速去，元气日伤，伤极则死。凡上品之药，法宜久服。多则终身，少则数年，与五谷之养人相佐，以臻寿考。若大病而需用此药，如五谷为养脾第一品。脾虚之人，强令食谷，即可毕补脾之能事，有是理乎？然操此技者，未有不得盛名。薛立斋、张景岳、冯楚瞻辈倡之于前。而近日之东延西请、日诊百人者，无非是术，诚可慨也。

四十二、《本草述钩元》—清·杨时泰 辑　上海科学技术出版社

薯蓣　一名山药，干者佳。唐避代宗讳，改蓣为薯药。宋避英宗讳，改薯为山药。熟则滞气，湿则滑。惟干实者入药。必以冀州所产为胜。

根味甘，气平。入手足太阴经，补脾肺之气。主治伤中，补虚羸。除烦热，补心气不足。养胃厚肠止泻痢，益肾气，理腰痛，润泽皮毛。（皮肤干燥，以此润之。）生捣贴痈疮硬毒能消热肿。干山药凉而能补。（东垣）山药入脾肺二经，补其不足，清其虚热。（濒湖）性凉而润，故而天麦二冬同有补助元气之功。（类明）同地黄、牛膝、枸杞、甘菊、白蒺藜、五味子，补肝肾。益阴气，强阴，长肌增力明目。同莲肉、扁豆、人参、白芍、茯苓、甘草、陈皮。补脾健胃。止泄泻，加木瓜、藿香、安吐逆。同羊肉、肉苁蓉作羹。扶衰老，补虚羸。脾胃虚弱不思饮食，山药、白术一两，人参七钱半为末，水糊丸小豆大，每米饮下四五十丸。湿热虚泻，山药苍术等分，饭丸、米饮服。大人小儿皆宜。肿毒初起，带泥山药、蓖麻子、糯米等分，水浸研傅之即散。项后结核，或赤肿硬痛，以生山药一挺去皮，蓖麻子二个同研贴之如神。

【论】薯蓣味甘，甘益中土。所取者根，其质白色。是味之归形者，肺金也。其气温而兼平，是形之归气者，亦金气也。夫气之温何取。以足三阴同起于下。而脾阴实藉风木春温之气，以上达天阳而至肺。即至阴之肾。亦同脾而至之。则脾所藉于温者，岂其微哉。第脾阴易亏，胃火易亢，惟温而兼平，则脾阴与胃阳和合以行其化。而寒热邪气自除。中气自益，虚羸自补矣。

东垣谓其入手太阴，但就味之归形，形之归气者言，洁古于肺，更指此味为补母。乃谓由脾而肺，未有若斯之亲切者也。由脾而肺者，阴不惨而阳不亢。乃能由胃以至于肺耳。至于除烦热，止虚泻，散游风，润皮毛，消肿硬。无非由脾肺达至阴之气。彻于中外以为益也。但力薄而功缓。不任遗大投艰耳。

肾气丸之用山药也，因脾脉注入心中，而接乎手少阴经。肾肝亦由肺而注心中。则脾阴之至肺而注心

者。固与肾同和水火之宗气以为益矣。《本经》所谓强阴，虽既指五脏之阴，然至阴之所归，先于肾也。

不宜与面同食。（仲淳）

【修治】六味丸。取山药由肺入肾以达茯苓、泽泻之用。修合时，但微火烘干。如以理脾，可用姜汁炒过。

四十三、《食鉴本草》—清·柴裔

山药　凉而补肺。久食强阴。耳目聪明。延年。

山药粥　甚补下元。治脾泻。淮山药末四五两。配米煮食。

四十四、《本草便读》—清·张秉成 撰著　张效霞 校注　学苑出版社

山药　甘平入脾，润白归肺；养阴益气，功纯专养乎中州；止泻固精，性涩又宜于肾部；清肺脾之余热，论出前贤；治风气与虚劳。方由金匮。

山药　一名薯蓣。虽处处皆有。亦以怀产者为胜。色白、味甘、性平、略带苦涩。入脾肺两经。能养胃健脾。益肺阴。固肾脱。

凡脾虚泄泻。肺虚咳嗽。肾虚遗滑等证。皆可用之。不寒不燥。为补虚羸之药品。但性偏腻涩。如脾虚湿胜之人，则不可用。山药之能入肾者。因其味涩。涩可固脱。止泄泻遗滑等证，故类及于肾耳。毕竟非肾之正药也。

四十五、《本草撮要》—清·陈其瑞

山药　味甘。入足太阴经。功专健脾。得羊肉补脾阴。得熟地固肾精。以矾水煮山药晒干。同茯苓等分为末。治小便数。山药半生半炒米饮下。治噤口痢。忌与面同食。

四十六、《神农本草经赞》—清·叶志诜 撰

薯蓣　味甘温。主伤中。补虚羸。除寒热邪气。补中益气力。长肌肉、久服耳目聪明。轻身，不饥延年。一名山芋。生山谷。景山升山。紫藤蕃秀。云腻香酥。虹晴春透。白玉能延。黄金共寿。小顷筐。鼎烹察候。

《山海经》曰：景山其草多薯蓣。又升山其草多薯蓣。龚歌。绿薜紫藤湘色子。种玉绵延春透髓。晴虹岁晚寒不起。四气调神。经夏三月。此谓蕃秀。张词。云香酥腻老来便。广雅。玉延薯蓣也。江淹颂。黄金共寿。朱子诗。小顷筐可代耕。石鼎何妨手自烹。

四十七、《本草择要纲目》—清·蒋介繁

山药

【气味】甘平温无毒。入手足太阴经。

【主治】伤中。补虚羸。益气力。长肌肉。强筋骨。补五劳七伤。心气不足。泄精健忘。仲景八味丸用之。取其凉而善补。强阴益阳也。皮肤干燥者。亦此滋润之。

四十八、《得配本草》—清·严西亭　施澹宁　洪缉菴 同撰　上海科学技术出版社

薯蓣　一名山药，紫芝为之使。恶甘遂。甘，平。入手足太阴经血分，兼入足少阴经气分。补脾阴，

调肺气。治虚热干咳，遗精泄泻，游风眼眩，惊悸健忘。生者捣敷疮毒，能消肿硬。（合蓖麻子更效）得菟丝子，止遗泄。配人参，补肺气。佐羊肉，补脾阴。佐熟地，固肾水。合米仁，治泄泻。入补脾药，微炒。入补肺药，乳拌蒸。治阴火，生用。恐气滞，佐以陈皮。力薄须倍用。阴虚火动者，久必脾气衰败，泄泻不止，用白术、米仁以燥土，肾水益致干涸，惟此同芡实、莲子以实之，则补土不妨于水，乃为善治。

零余子 即山药藤上所结之子。甘，平。入足少阴经。补虚损，强腰脊，益肾水。

四十九、《本草害利》—清·凌奂 著 中医古籍出版社

山药 （一名薯蓣）

【害】忌同面食。

【利】甘平，入脾、肺、肠胃四经，益气强阴，治虚损劳伤心脾，长肌安神，清其虚热，除泻利，止遗精。

【修治】洗净，切片晒干，或炒黄用。入脾胃土炒，入肾盐水炒。

五十、《本草分经》—清·姚澜 著 上海科学技术出版社

山药 味甘性涩，补脾肺，清虚热，化痰涎，固肠胃，涩精气，兼能益肾强阴而助心气。零余子甘温，功用强于山药。

五十一、《炮炙全书》—清·稻生宣义（日本）撰 中医古籍出版社

山药 即山薯，甘，平。恶甘遂。

山薯 形长者是也。一种形如手掌，名佛掌薯。又有番薯即红山药。其根如姜而大，皮薄而紫。《异物志》谓之甘薯，一名朱薯。此二种俱可供，惟山藷入药，要山中生，经十年以上者，洗去土，留皮，竹筛盛簷风处，俟完干，收之，或置焙笼中，微火烘干，亦佳，临用削去皮，药肆所卖者，大率系家园种者，削去皮，以米粉、石灰拌，使干之，用须水洗色白者，为佳，青黑者不堪。

五十二、《要药分剂》—清·沈金鳌 辑著 上海卫生出版社

薯蓣 味甘。性温平。无毒。禀土之冲气以生。可升可降。阳也。恶甘遂。一名山药。

【主治】主补虚羸。除寒热邪气。补中。益气力。长肌肉。强阴。《本经》头面游风。头风眼眩。止腰痛。充五脏。除烦热。《别录》补五劳七伤。镇心神。安魂魄。补心气不足。开心孔。多记。《甄》子名零余子，主补虚损。强腰脚。益肾。（藏器）

【归经】入肺脾二经。兼入心肾二经。为补益之品。（兼涩剂）

【前论】詡菴曰。山药入肺脾二经。补其不足。清其虚热。固肠胃。润皮毛。化痰涎。止泻痢、肺为肾母。故又益肾强阴。治虚损劳伤。脾为心子。故又益心气。治健忘遗精。生捣敷痈疮。消肿硬。山药性涩，故能治遗精泄泻。而诸家俱未言涩。

【禁忌】《经疏》曰：不宜与面同食。

五十三、《本草崇原集说》—清·仲昴庭 纂集 孙多善 点校 人民卫生出版社

薯蓣 味甘，平，无毒。主伤中，补虚羸，除寒热邪气，补中，益气力，长肌肉、强阴。久服耳目聪

明。轻身，不饥，延年。

薯蓣　即今山药，因唐代宗名蓣，避讳，改为薯药。又因宋英宗名署，避讳，改为山药。始出嵩高山谷，今处处有之，入药野生者为胜。种薯蓣法：以杵打穴，截块投于杵穴之中，随所杵之窍而成形，如预备署所，因名薯蓣也。今时但知山药，不知薯蓣矣。

《崇原》山药气味甘，平，如出中岳，得中土之专精，乃补太阴脾土之药，故主治之功，皆在中土。治伤中者，益中土也。补虚羸者，益肌肉也。除寒热邪气者，中土调和，肌肉充足，则寒热邪气自除矣，夫治伤中，则可以补中而益气力。补虚羸，则可以长肌肉而强阴。阴强则耳目聪明。气力益，则身体轻健，土气有余，则不饥而延年。

凡柔滑之物，损即腐坏，山药切块投于土中，百合分瓣种之，如种蒜法，地黄以根节多者，寸断埋土中，皆能生长。所以然者，百合得太阴之天气，山药、地黄得太阴之地气也。［批］依次说下，一气相生，不烦言而自解，其得诀全在入手处。

《经读》此药因唐代宗名蓣，避讳改为山药。生捣最多津液而稠黏，能补肾填精，精足则强阴，目明耳聪。不饥是脾血之旺，身轻是肺气之充；延年是夸其补益之效也。凡上品之药，法宜久服与五谷之养人相佐，以臻寿考。若大病而需此药，如五谷为养脾第一品。脾虚之人，强令食谷，即可毕补脾之能事，有是理乎？然操此技者，未有不得盛名。薛立斋、张景岳、冯楚瞻辈，倡之于前。而近日之东延西请、日诊百人者，无非是术，诚可慨也。

【批】山药气平入肺，生捣又多津液，故补脾土。土、金、子母相生，肺气之充，子受母荫也。修园认定气平入肺，将肺、脾平列，似失轻重，故节录。

仲氏曰：五运在中，主神机之出入；六气在外，应天气之升降。伤中者，五运有伤，不相交会也。又曰：卢子由治一血痢，日久不痊。曰：肠内有血管矣，山药随所杵之窍而长满，性能塞管，用山药为君，配血药而愈。

五十四、《本经疏证》—清·邹澍 撰　上海科学技术出版社

薯蓣　味甘，温，平，无毒。主伤中，补虚羸，除寒热邪气，补中益气力，长肌肉、主头面游风，头风眼眩，下气，止腰痛，补虚劳羸瘦，充五脏，除烦热，强阴。久服耳目聪明，轻身，不饥，延年。

一名山芋，秦、楚名玉延，郑、越名土藷，生嵩高山谷，二月、八月采根曝干（紫芝为之使，恶甘遂。）

薯蓣春间或以其宿根头或取其子。以黄沙和牛粪作畦种之。四月生苗。延蔓紫茎，缘物而长。叶有三尖。似白牵牛而光厚润泽。五六月开花成穗。淡红色。结荚成簇。荚凡三棱合成。坚而无仁。其子别结于一旁。状似铃。大小不一。皮黄肉白。其根亦然。剖开有滑涎。亦有野生者。入药为胜。夏间宜常溉。又不得大湿。(参《图经》、《纲目》)。

予家有薯蓣一本。茎长至三四丈。春夏绿叶扶疎。届秋垂实累累者。有年矣。会辟地治室。乃掘去之，根大如臂。攀砖附石至三四尺。究未穷其所止。蒸而茹之。甚甘美。因是悟古人所谓种薯蓣者。先杵地作孔。则薯蓣随孔之大小以为大小。是欲其肥不欲其长也。若野生者，随地下之隙而直下焉。

迨年月深久。仍能横扩为肥。入药取此，即以其入土深。善附砖石耳。其为物也。有皮有筋，而肉最胜。又皮黄肉白。筋即仿其肉之色。又可悟其致厚肉之气于皮。以为之体。而合皮（本为肺主而属金色黄则土金相生而和合矣）与肉（本为脾之所主属土色白亦为金土和合）之气，致之于筋，以为之用。肺者气之所由行。肝者力之所由作。气与力之受益。其端皆系于能补中，而肉最厚之物，此不可谓“补中，益气力，长肌肉”乎？或曰，“主伤中，补虚羸，即补中，益气力也，而《本经》复言之，何故?”此盖

当连下句读，“主伤中，补虚羸，除寒热邪气”云者，犹云补伤中而致之虚羸，除伤中而受之寒热邪气也，夫虚必有一处为先，他处乃连类及之者，邪所凑，虽云其气必虚，然亦有阴阳之分。五脏六腑之异，譬之水决，定因其地洼下而灌之，乃泛滥及于他所。薯蓣所主之虚之邪，须审定其由伤中伤气，放得无误，不然，伤血及他伤亦能致虚羸成寒热，又何别焉?《别录》所主补虚劳羸瘦，充五脏，除烦热，正与《本经》相印，惟“下气”、“止腰痛”、“强阴”三项为特出，此则以野生者益善下行，最喜攀附砖石也，至于“头面游风，头风眼眩”，唐以来医家不甚用此味，故无从参其底里，然质之仲景治风气百疾，《本经》“除寒热邪气”，亦可默会其旨矣。

仲景书中凡两用薯蓣，一为薯蓣丸，一为肾气丸。薯蓣丸，脾肺之剂也，肾气丸，肺肾之剂也，观《经脉别论》食气者先归肝心，乃及于肺，饮气则先归脾而亦及于肺，至肺而后布其精，泻其粗，惟不言至于肾。盖肾固藏精泄浊之总汇也，风气百疾者，心肝脾之气懈于朝肺，肺遂不能输精于皮毛，斯外邪乘而客之，是其责虽在肺，而其咎究在脾，故薯蓣丸以薯蓣帅补气药为君，补血药为臣，驱风药为佐使。少腹有故，小便不调者，肺之气怠输精于皮毛，毛脉不能合精以行气于腑，斯清浊两者或泛其源，或塞其流，是其责虽在肺佳输泻之不肃，而其咎实当归于肾家翕受之不咸，故肾气丸以薯蓣随地黄、茱萸、牡丹、附子、桂枝，以拨正其翕受之机，又以薯蓣帅茯苓泽泻，以开通其输泻之道。曰肾气丸者，明肾之气固当留其精而泻其粗也；曰薯蓣丸者，明脾之气固当散其精而归于肺也。是薯蓣丸虽谓之脾气丸也可，肾气丸虽谓之地黄丸也亦无不可，是皆谷气谷精不充畅流动之咎也。薯蓣体滑多涎黏稠色白，其似肉中之脂液耶，不然，何以生捣可消热肿也；其似肾所藏之精耶，不然，何以能强阴。凡物功能固莫不由形色性味而发，然能此复能彼，又莫不由一贯之理存乎其间，消肉中热肿之与强阴，其义非可相直也，何哉？夫肿非一端而曰热肿，则固当得阴剂，乃能解矣，矧不在皮肤，不在血脉，不在筋骨，而在肉，斯固为肉中之气连掉不灵，致有所壅也，得厚肉多脂不爽生气之物，其壅何能不解。且强阴非益精也，玩《金匮》之用薯蓣，盖可以得其概矣。夫以阴中所由而言，则精自精，溺自溺，其源不同，其所由化亦异，何以肾气一丸，在虚劳，在转胞，则治小便不利，在消渴，则治小便过多，然惟此方可见溺能阂精，精亦能阂溺也。《金匮真言论》曰，“北方黑色，人通于肾，开窍于二阴”，《水热穴篇》曰，“肾者胃之关也，关门不利，故聚水而从其类也”。是故精化为气，方有以司开阖而无不禁之虞，壅塞之患；水精四布，五经并行，方有以容气之游行，而开者遂其开，阖者遂其阖，此统二窍而言之者也，若就一窍而言，则此窍过通，彼窍必塞，如下利则溺短。小便多则大便鞕。何独于精與溺而疑之耶。故曰“味归形，形归气，气归精，精归化”，羸以致精也。曰“精食气，形食味。化生精。以益之也”曰：“味伤形，气伤精。精化为气。气伤于味。”则羸者不能益精。反足以害精矣。由此而观，则以湿热下注而遗精。以惊奇壅遏而溺涩。精溺杂下而为浊。及以溺多而劫精。以溺塞而烁精。其源皆有脾胃之不咸。夫故曰：“肾者胃之关耳”。夫不咸之始。必本于胃气之不充。不咸之成。必归于脾气之不治。脾胃一脏一腑。皆在中宫。并主出纳而其性情则异。胃司降而喜凉，脾司升而喜温。薯蓣温平之物，不寒不热。不润不燥。为脾胃之所均喜。故其用为能致胃津于脾而脾胃以和。故《经脉别论》谓：“食气入胃。则散精于肝。而归浊气于心。惟饮入于胃。则输精于脾”。此不可易之常理也。

五十五、《本草求原》—清·赵其光 撰　广东科技出版社

淮山　一名薯蓣，又名山药，又名山芋。气平，得秋分之凉气，色白而润入肺。味甘，得土之冲气入脾。无毒主伤中，脾位中州而统血，血属阴，中之守也，甘平益血，故主之。补虚羸，中血足则肌肉丰。除寒热（肺气虚则寒邪生，脾血虚则热邪生）邪气。益气力，脾血足则四肢健，肺气充则力备。长肌肉强阴，阴者宗筋也，肝主之此物多脂液。又能补肾填精，精足则肝旺，炒之则气温，又能达肝阳于上，故

阴强。久服耳目聪明，目得血则明，耳得血则聪。轻身不饥延年，皆脾血旺之功。补心气，肝脾肾脉皆由肺而注心中。肝阳上达肺脾肾之阴气以归。心则水火同和而胥益。养胃厚肠止泻痢润皮毛散游风，皆由肺脾达至阴之气微于中外也。益肾气，理腰痛。此物补血，何以又补肺肾之气。盖足三阴皆起于下，必藉肝阳上达以至于肺，故经曰，三阴至于肺，一阴为独使，一阴者肝也，阴血足而肝阳不亢，则清和之气上下皆受其益，故肾气丸用之。生捣消肿硬，甘凉之效，带泥捣，合蓖麻子、糯米等分，水浸，研敷消肿毒及顶后结核，半生半炒，米饮下，治噤口痢。熟则固肠胃，止泻，渗湿，化痰，而滞气生则滑，干白而坚者良。同参术米饮开胃，又和鲫鱼脑捣敷或捣和川芎末、白糖涂乳癖硬块涂之必奇痒，忍之良久即止。盐炒涩精姜汁炒理脾。

陈修园曰：凡甘平上品之药，本经皆提出久服二字，是于无病之时缓缓填补，与五谷之养人相佐。以臻寿考也。若大病之时，而徒用甘平之品，则病不速去，元气日伤，如五谷为养脾第一品，岂脾虚之人强令食谷，遂可毕乃事乎。今人每取此等，及防党熟地、玉竹、阿胶、沙苑、沙参之类。加减应酵而常得盛名。诚可慨也。

按：广东甘藷，色略紫，甜腻而温，其补脾强肾之功较胜。俗人称为山薯。须野生乃佳，但性颇滞。

五十六、《本草述校注》—清·刘若金 原著　郑怀林 等校注　中医古籍出版社

薯蓣　一名山药、山芋。寇宗奭曰：薯蓣，因唐代宗名豫，避讳改蓣为薯药，又因本朝英宗讳曙，改薯为山药，尽失当日本名，恐岁久以山药为别物，故详著之。

根

【气味】甘，温，平，无毒。普曰：神农：甘，小温；桐君、雷公：甘，凉，无毒。

【主治】伤中，补虚羸，除烦热，补心气不足，养胃厚肠，止泄痢，益肾气，理腰痛，润泽皮毛，生捣贴肿硬毒，能消散。

杲曰：仲景八味丸用干山药者，以其凉而能补也，亦治皮肤干燥，以此味润之。时珍曰：按吴绶云：山药入手足太阴二经，补其不足，清其虚热。又按王履《溯洄集》云：山药虽入手太阴，然肺为肾之上源，源既有滋，流岂无益？此八味丸所以用其强阴也。类明曰：薯蓣味甘性凉而润，故与天麦二门冬同有补助元气之功，是手足太阴药而补脾肺之气为的也。希雍曰：薯蓣得土之冲气，兼秉春之和气以生，故味甘温平无毒，观其生捣敷痈疮，能消热肿，是微寒之验也，其所主治皆以其甘平而兼有微寒之故耳。同地黄、枸杞、牛膝、甘菊花、白蒺藜、五味子，则补肝肾，益阴气，治一切虚羸，强阴长肌，增力明目；同莲肉、白藕豆、人参、白芍药、茯苓、炙甘草、橘皮，则补脾健胃，止泄泻，加木瓜、藿香，安吐逆；同羊肉、肉苁蓉作羹，可扶衰补虚羸。

【愚按】薯蓣之味甘，甘味固益中土也，其所取者根，根之质白，是味之归形者金，在人身肺也，且气之温而又有平，是形之归气者亦金气也。第其温者何取？盖足三阴同起于下，而脾阴实，藉风木春温之气以上达天之阳而至肺，即至阴之肾亦同脾而至之，则脾所藉于温者，岂其微哉？第脾阴易亏，胃火易亢，唯温而兼平，则脾阴与胃阳和合以行其化，而寒热邪气自除，中气自益，虚羸自补，是《本经》胪列其功，较他本草良足据也。但东垣谓其入手太阴，就味之归形，形之归气者言，而洁古于肺更指味为补母，亦谓由脾而肺，未有若此味之亲切也。由脾而肺者，由于阴不惨而阳不亢，乃能由胃以至于肺耳。洁古更有深诣乎。虽然，脾能致其气于肺，岂第除寒热邪气，而中气益，虚羸补，唯脾还受其益哉？但此种清和之气味不任遗大投艰耳。抑为肾气丸之用者何居？曰：脾脉注心中，而接乎手少阴经，乃肾肝亦由肺而注心中，则脾阴之至肺而注乎心者，固与肾同和水火之宗气以为益矣。是《本经》所谓强阴者，虽该指五脏之阴，然至阴之所归先于肾也，又何疑于肾气丸之投此味乎？至于除烦热，止虚泻，散游风，润皮

毛，消肿硬，无非由脾肺达至阴之气，彻于中外以为益也，但其力薄而功缓耳。

【附方】

［1］脾胃虚弱，不思饮食。山芋　白术一两　人参七钱半，为末，水糊丸小豆大，每米饮下四五十丸。

［2］湿热虚泄。山药、苍术等分。饭丸，米饮服，大人小儿皆宜。

［3］肿毒初起。带泥山药、蓖麻子、糯米等分，水浸，研傅之，即散也。

［4］顶后结核，或赤肿硬痛。以生山药一挺去皮，蓖麻子二个，同研贴之，如神。

希雍曰：藷竽、薯蓣确系两种，譬诸米谷，其种有秔、糯、籼、黍、稷之不同是也。入药必以冀州所产者为胜，总之南方不逭北地，《图经》并载入四明则误矣。不宜与面同食。

【修治】熟则滞气，湿则滑，惟干实者入药。六味丸用山药，取其由肺入肾，以达茯苓、泽泻之用，用时但微火烘干，惟他丸散理脾可用姜汁炒过。

五十七、《本草骈文》—裴慎 编著　甘肃人民出版社

山药（薯蓣）

【基本】为薯蓣科之物薯蓣的块茎。

【成分】含皂苷、黏液质、胆碱、淀粉、糖蛋白和自由氨基酸，还含有多酚氧化酶、维生素C等。

【效能】入肺、脾经。补脾胃，益肺肾，涩精敛带，止虚泻，疗虚咳。

【适应】病后衰弱、食欲不振，胃肠病人之消化不良，遗精盗汗，耳鸣健忘，神经衰弱，泄泻，糖尿病。

【用量】9～18g。

【禁忌】凡有湿热实邪者禁用。

【久旧验方】《中药辞典》山药粥：补肠胃，固肾精。又山药酒：山药和曲酿酒，或用山药、茱萸、五味子、人参、酒浸服。治诸风眩晕，并益精健胃。

《千金方》无比山药丸：山药、熟地、赤石脂、巴戟天、茯苓、牛膝、茱萸、泽泻、五味子、肉苁蓉、菟丝子、杜仲，为末，蜜丸。治久虚百损，五劳七伤，头痛目眩，肢厥，阳气衰绝，阴气不行等症。

《濒湖经验方》：山药、苍术、饭丸，米饮服，治湿热虚泄。

《圣济总录》山芋丸：山芋、白术、人参、为细末，煮白糊为丸，食前温米饮下，治脾胃虚弱，不思进饮食。

【新验方】

1. 治遗精方：党参、莲须、石莲子、淮山药、核桃仁，水煎服，亦可丸服。（张继书：《锦方选集》第二册）

2. 加减妙香散：党参、黄芪、茯苓、山药、远志、桔梗、木香、龙骨、牡蛎、甘草，治虚型十二指肠溃疡。（关绍九：《中医杂志》1958.5）

3. 《医书效方》山药泥：将山药蒸熟，每次吃饭前先吃山药90～120g，然后吃饭。治消渴多饮，小便频数，多食好饿，肌肉消瘦。（河北省新医大学：《中医验方汇编》）

五十八、《本草钩沉》—叶桔泉 编著　中国医药科技出版社

山药（侯宁极《药谱》）

异名　薯蓣(《本草经》)，山薯(《图经》)，山芋(《吴普本草》)，野山药，山药薯，山药豆（江苏）、怀山药（药材）

科属及形态：薯蓣科薯蓣属，多年生缠绕草本，根茎直生，圆柱形而长，肥厚肉质，有须根，茎细

长，有棱带紫色，叶对生成3叶轮生，叶腋常生球形珠芽（名零余子），叫柄细长，叶片通常三角状卵形，基部戟状，心形，两面均无毛，夏秋季开花，花小，黄绿色。果实有3棱，呈翅状，种子扁圆形，有阔翅。

分布：陕西、山西、河北、山东、河南、湖北、湖南、四川、云南、贵州、江苏、江西浙江、福建、广东、广西等省区，野生或栽培。喜生于向阳山坡，肥沃砂质黄土松疏土壤。

药用部分：根茎

采集：秋后茎叶枯萎时或者初发苗前采挖，挖出后洗去泥土，放入水中浸一天，捞出，用微火烘半干，棉被盖好，密闭闷12h后，在木板揉搓均匀，然后切成小段，晒干备用

规格：怀山药分大小，有超山、魁山、拣山、鸡山等，过去分档名目甚多。山西货条粗，有秃面、西超等名称，以两条互敲之有刚音为最优品，河南货次之，（敲之音哑）。总之，以支条粗直，体质重，洁白光滑，无僵裂为佳。反之，粗细不匀，体松色萎，有僵裂为此。我国山药产量很大，除销全国外，并出口美洲、新加坡、泰国（习销大支），越南、印度尼西亚（习销中小支）等国。

性味与功能：

1. 性平，味甘。功能健脾胃，补肺胃。

2. 为滋养强壮药，微有收敛性，并有助消化作用。主要成分：根茎主要含淀粉，另含黏液蛋白，尿囊素，精氨酸、胆碱等，并含有一种麦芽糖转化酶。不含皂苷配基，强心碱，生物碱。

医疗用途：①治疗慢性胃肠病，消化不良，便溏。②治夜尿尿频，遗精盗汗。③治糖尿病（消渴、善饥）小便多而混浊。

每日12~18g，作煎剂或散剂、丸剂。

配伍：配茅术、神曲、麦芽等治消化不良；配菟丝子、金樱子、山萸肉等治夜尿遗精；配天花粉、黄连，人参、麦冬等治糖尿病。

附方：参苓白术散，山药、莲子、白扁豆、人参、茯苓、薏苡仁、桔梗、砂仁、白术，主治慢性胃肠病，腹泻，消化不良(《和剂局方》)。

五十九、《本草经述义》—赵桐 著　人民卫生出版社

山药　春种，四月生苗，延蔓紫茎，缘物而长。叶有三尖，似白牵牛而光厚润泽。五六月开花，成穗，淡红色。结荚成簇，荚凡三棱，坚而无仁。其子，别结一旁，如铃，大小不一。皮黄肉白，其根亦然。剖之，有精甚富。

经：署豫，味甘温，主伤中，补虚羸，除寒热邪气，补中，益气力，长肌肉，久服耳目聪明。（初名薯蓣，唐避英宗代宗讳，因改之）

山药，蔓似经络而不治经络，盖因精结于根也。皮黄肉白，润肺补土，液多强精，甘平补益，不润不燥，补肺、肾、脾、胃，食中佳品也。脾为中土而化气血，肾藏精髓而精化气，此所谓主伤中，补中益气者也。肾为先天，脾为后天，脾肾得补，此补虚羸长肌肉者也。肾开窍于耳，肾之精为瞳，此耳目聪明者也。充五脏，土维四脏，肾为脏腑之本也。主腰痛，肾主腰也。强筋骨，肾主骨，水生木也。泄精泻痢，脾肾两虚也。恶甘遂，忌与面同食。味归形，形归气，气归精，详见《素问·阴阳应象大论》。

六十、《本草概要》—四川省卫生厅编　四川人民出版社出版

山药

【性味】甘微温无毒。

【主治】五劳七伤、虚损瘦弱、腰痛泄泻、寒热消渴等症。

【功效】补脾、补肺肾。

【临床应用】本品为甘温健脾补养药。其应用有四：(1) 用于补中健脾。治脾胃虚弱、呕吐泄泻、食不消化、形体消瘦等症。每与参、术合用。如参苓白术散，有补脾健胃之功。(2) 用于补养心肾。治心虚健忘，与远志、枣仁用有宁心安神之功，治肾虚腰痛、遗精盗汗之症；与地黄、萸肉用，如六味地黄汤，有补肾益精之功。(3) 治消渴。与地黄、麦冬用。如生地八物汤，有润燥养胃的作用。(4) 治妇女带下。与芡实、白果用。如易黄汤（山药、黄柏、芡实、白果、车前子），有除湿止带之功。

【用量】三钱至五钱。

六十一、《本草经义疏》—王大观 主编　人民卫生出版社

【来源】为薯蓣科植物薯蓣 *Dioscorea opposita* Thunb. 的干燥根茎。

【原文】薯蓣：味甘温。主伤中补虚羸，除寒热邪气，补中益气力，长肌肉；久服耳目聪明，轻身不饥延年。一名山芋。

【释评】

薯蓣　又名山药。陈修园说："因唐代宗名蓣，为避讳改为山药"。实际是到了宋代才改称山药的。因唐代宗名预，在唐代改名薯药；宋代英宗讳薯，遂改称山药。

《本草纲目》说山药"益肾气，健脾胃"。山芋丸[1]主治脾胃虚弱，不思饮食；扶中汤[2]主治脾虚久泻；薯蓣[3]主治肾虚劳嗽。这些方剂中都以山药为主药，证明本品确能补中益气。

虽然《伤寒蕴要》有"补不足，清虚热"；朱震亨有"生捣贴肿硬毒，能消散"之说。但近世医家主药用山药扶正，而不用于祛邪。

【发展】山药不仅健脾，更长于益精固肾，用山药治疗滑泻遗精、消渴、是后世医家的发展。山药主要含淀粉、淀粉酶、皂苷、胆碱、精氨酸、黏液质等。

【性味】甘平。

【功效】健脾益肾，固精止泻。

【应用】

1. 脾虚少食：脾胃虚弱、运化无力、不思饮食、多食则腹满便溏者，可服参苓白术散(《和剂局方》)；人参（可用潞党参代）、白茯苓、于术、山药、石莲肉、白扁豆、桔梗、砂仁、苡仁、甘草，加姜枣煎服；兼中气不足，少气懒言者，可改服七珍散(《本事方》)；人参、白术、黄芪、山药、白茯苓、粟米、甘草，加姜枣煎服。

2. 遗精滑泻：肾虚肾气不固，发生遗精、滑泻、白带清稀者，可服秘元煎(《景岳全书》)：山药、远志、芡实、枣仁、金樱子、白术、茯苓、人参、五味子、甘草，煎服。

若肾气不固，只出现小便多者可服《儒门事亲》方：山药、白茯苓、白矾、研粉冲服。

3. 消渴：消渴病较难治，需要长期坚持服药，据笔者用药观察，可用玉液汤(《医学衷中参西录》)：生山药、生黄芪、知母、生鸡内金、葛根、五味子，天花粉，煎汤送服六味地黄丸，有显著效果。

【用量】6～30g。

【禁忌】有湿热者慎用。

【参考】

1. 《本草求真》："入滋阴药中宜生用，入补脾（药）内宜炒黄用"。

2. 章炳麟："薯蓣一味，开血痹特有神效，血痹虚劳方中风气诸不足，用薯蓣丸"。

【附注】

［1］山芋丸(《圣济总录》)：山芋、白术各30g，人参1g，研粉面糊为丸。

［2］扶中汤(《医学衷中参西录》) 生山药、于术、龙眼肉，水煎服。

［3］薯蓣丸(《金匮要略》)：人参、白术、茯苓、干姜、大豆黄卷、大黄、神曲、甘草、当归、川芎、地黄、麦冬、阿胶、柴胡、桂枝、防风、杏仁、白薇研末蜜丸，温酒下。

六十二、《中药炮制经验集成》—卫生部中医研究院中药研究院　卫生部药品生物制品检定所合编　人民卫生出版社

山药　古代文献

【治削】

1. 锉碎：须锉碎焙干用（局方）。

2. 生干：此物贵生干方入药。其法：冬月以布裹手，用竹刀子剐去皮，于檐下风迳处，盛竹筛中，不得见日色，一夕干五分，俟全干收之。惟风紧则干速。所以用干之意，盖生湿则滑，不可入药。熟则只堪啗，亦滞气（衍义）。只宜用竹刀刮去皮，竹筛盛至簷风处，或制焙笼中，微火烘干亦佳。若晒干不合制度（原始）。微焙用（逢原）。

3. 矾水浸：取粗根刮去黄皮，以水浸，末白矾少许，渗水中，经宿取净，洗去涎，焙干（品彙：风干用；本草汇：蒸暴用）（证类——图经、品汇、本草彙）

4. 粉：日干捣细筛为粉，食之大美，且愈疾而补（证类——唐本注）。

5. 生捣：生捣敷痈疮，消肿硬（备要、求真）。

【炮炙】

1. 炒

①单炒：入补脾内，宜炒黄（得配：微炒用）（通玄、求真、得配）。

②姜汁炒：理脾可用姜汁炒过（本草述）

2. 蒸

①单蒸：若采得，用铜刀削去赤皮，洗去涎，蒸用（证类——雷公、彙言）。蒸透用（徵要）。

乳蒸：入补肺药乳拌蒸（得配）。

3. 煮：熟煮和蜜（证类——食疗）。

【附】益药及脾胃中熟用，外科生用，切用铜刀（大法）。入滋阴药中宜生用（求真）。

山药　现代经验

【治削】

1. 打碎：取原药材，打成4分粒即可（苏州、浙江）。

2. 浸泡：取原药材，加水浸泡[1]，晾干或稍晒，及时切半～1分或1～2分厚片，晒干或烘干[2]，即可。

注：

［1］浸湿（厦门），1～2天（浙江、南京、北京、黑龙江）；2～4天（长沙）。

［2］火力不可太大，以免烤黄易碎（长沙）。晒干。须勤翻动，以免底层变红色（江西）。160～180℃烘至八成干，再放入60～80℃烘箱烘干。不可晒，晒则露筋，且易污染影响外观（浙江）。最好用文火烘干，色白起粉，片面光洁美观，晒干亦可（南京）。

3. 浸闷：取原药材，加水浸泡[3]，闷透[4]，切半～1分半厚片[5]，晒干或烘干即可。

注：

［3］微泡（旅大）。热水洗5min（贵州）。1~4h（辽宁、苏州、上海、重庆、湖北）。本省产者泡6h，怀山药用热水泡8h（云南）。细者6~8h，粗者12h（山东）。半天~1天（镇江、山西）。5~7成透（西安、河南）。

［4］5~6h（西安）。12h，每3h淋水1次（上海）。1~2天（贵州）。本省产者闷24h，怀山药闷48h（云南）。2~3天（苏州）。

［5］切片以春秋季为宜，泡后阴2天不可出水，出水后，如不能及时切片晒干，则易霉烂（北京）。

【炮炙】

1. 米泔水浸：取原药材，削去残余粗皮，用热米汤泡2h，盖复润透，切2分厚片，晒干即可（成都）。

2. 烘烤：一层表芯纸，一层麦麸，一层山药，置火内烘烤至表面呈黄色，抖去灰尘即可（江西——九江）。

3. 单炒：取山药片用文火或文武火，炒至黄色或微具焦斑，取出放冷即可（黑龙江、山东、浙江）。

4. 土炒：取伏龙肝粉炒热[6]，加入山药片，炒至显微焦黄色或断面呈焦黄色，筛去土即可（天津、河南、山东）。

注：

［6］土不宜过多，能拌匀药料即可。用微火缓炒，过热能将药料烫焦，失去土炒意义。又土经加热后逐渐变色，稍现黑色时及时换新土，以保持药色美观（天津）。灶心土或红砖粉炒至一动自流，每锅土只炒2~3锅，以免药物变黑（河南）。

5. 米炒：山药1两，米3钱（贵州）；适量（成都）。在热锅内加入山药片及米，炒至米成黄色，筛去米即可。

6. 麸炒：山药10斤，麦麸2钱（江西——赣州）；1斤（内蒙古，北京）；1斤9两（福州）；2斤（山东）；3~4斤（旅大）；适量（黑龙江、吉林、西安、山西、成都、云南）。

①先将麦麸在热锅中炒，再加入山药片，急炒至黄色，筛去麦麸即可。

②锅内先撒麦麸，上复表芯纸一层，微火加热至冒烟时将山药铺在纸上，熏至两面均成嫩黄色即可（南京）

7. 蜜麸炒：山药100斤，蜜炙麦麸6斤（上海）；12斤半（贵州）。

①先将锅烧至180℃，撒入蜜炙麦麸，炒至冒烟，倒入山药片，再炒至微黄或金黄色，筛去麦麸即可（上海）。

②取蜜水拌麦麸，文火炒干，加入山药片炒至嫩黄色，筛去麦麸即可（贵州）。

六十三、《历代中药炮制法汇典》—王孝涛 主编　江西科学技术出版社

山药

【处方用名】薯蓣（汉·《本经》）。生薯蓣，生薯药（唐·《心鉴》）。山药（宋·《局方》）。真山药（宋·《背疽方》），干山药（金·《儒门》）。白山药（宋·《疮疡》）。湿山药（明·《奇效》）。怀山药（明·《保元》）。制山药（清·《指南》）。

【炮制方法】

（一）净制　钢刀削去上赤皮，洗去涎（宋·《证类》）。刮去皮（唐·《心鉴》）。取粗根，刮去黄皮，以水浸，末白矾少许添水中，经宿取，净洗去涎，焙干（宋·《证类》）。竹刀刮去皮，布巾揩净

（宋·《传信》）。去黑皮（元·《活幼》）。冬月以布裹手，用竹刀刮去皮，竹筛盛，置檐风下，不得见日，一夕干五分，候全干收之。或置焙笼中，微火烘干亦佳（明·《纲目》）。

（二）切制　拍令碎用（唐·《心鉴》）。捣为末（宋·《圣惠方》）。捣细，筛为粉（宋·《证类》）。切作片子（宋·《传言》）。剉细（宋·《背疽方》）。放砂盆细研（宋·《履巉岩》）。半打糊（元·《世医》。剉作小块（元·《活幼》）。水润，切片（明·《保元》）。

（三）炮炙

1. 蒸用　蒸用（宋·《证类—雷公》）。

2. 蜜制　熟者和蜜（唐·《食疗》）。

3. 姜制　姜炙（宋·《普本》）。姜汁浸炒（明·《普济方》）。姜汁拌，蒸熟，去皮（明·《保元》）。生姜汁拌炒（清·《时方》）。一两，用干姜三钱煎汁收入，去干姜（清·《从众录》）。

4. 炒制

①炒黄　半生半炒黄（宋·《妇人》）。炒黄（明·《普济方》）。

②炒　慢火炒令热透（元·《活幼》）。炒（元·《丹溪》）。微炒（宋·《疮疡》）。

③炒焦　（清·《医案》）。

5. 制（宋·《妇人》）。

6. 酒制

①酒浸　酒浸一宿（宋·《朱氏》）

②酒蒸　酒蒸用（宋·《朱氏》、明·《保元》）。酒拌蒸干（明·《瑶函》）。

③酒炒（明·《景岳》）。

7. 药汁制

①酥、酒制　放砂盆中细研，然后下铫中入酥一大匙熬，次入酒一盏煎，搅令匀（宋·《履巉岩》）。

②酒、五味子制　酒浸，北五味子同炒干燥，不用五味子（元·《瑞竹》）。

③葱、盐制　同葱、盐炒黄，去葱盐不用（明·《保元》）。

④矾制　矾水煮过（清·《握灵》）。

8. 火炮　炮（元·《瑞竹》）。

9. 乳制　乳汁浸（明·《滇南》）。用乳汁拌湿，侯润透晒微焙（明·《正宗》）。乳浸晒三次（清·《本草述》）。乳汁蒸晒（清·《幼幼》）。

10. 醋制　醋煮（明·《醒斋》）。

11. 烘制　烘干（明·《瑶函》）。

12. 焙制　微焙（清·《逢原》）。

【炮制作用】

1. 酥熬酒煎（见前）空心食前饮之，能补虚益颜色（宋·《履巉岩》）。

2. 入药贵生干之，故古方皆用干山药，盖生则性滑，不可入药，熟则滞气，则堪啖耳（明·《纲目》）。

3. 焙，夏日晒不生虫（明·《仁术》）。

4. 补益药及脾胃中熟用；外科生用（明·《大法》）。如理脾，可用炒过（清·《钩元》）。入补药微妙。入补肺药乳拌蒸。治阴火生用（清·《得配》）入滋阴药中宜生用，入补药内宜炒黄用（清·《求真》）。入脾胃土炒，入肾盐水炒（清·《害利》）。

六十四、《新编中药炮制法》—马兴民 编著 陕西科学技术出版社

山药

【别名】淮山、光条、毛条

【来源】本品为薯蓣科植物山药的块根。主产于河南、广西、湖南等省。冬季地上苗枯萎后采挖，切去根头，洗净泥土，放在水内泡 2～3h，取出，用竹刀或铜刀刮净外皮及须根，硫磺熏后，烘干或晒干，即为毛山药。取毛山药，置水中浸泡，夏天泡 12h，冬天泡 24h，以泡至无干心为止，捞出，置篓内润 12h，润透后晒一天，硫磺熏后，再入缸内闷 2 天，然后用梨木板揉搓，使成圆锥状，切齐两端，晒干后打光即为光山药。药材以条粗，质坚实，粉性足，色洁白这为佳。质较松，粉性小，色黄白次之。未去外皮，质松，色棕黄者不宜入药。

【文献记载】

1.《本草求真》说："入滋阴药中宜生用，……。"

2.《本草害利》说："洗净切片晒干或炒黄用，入脾胃土炒，入肾盐水炒。"

【炮制方法】

生山药：捡净杂质，大小分开，清水泡 3～4 成，捞出，润透，晒至 4 成干，闷润至内外湿度均匀，切厚片，晒干。

炒山药：将锅内加热至微红，撒入麸皮，倒入山药片，武火炒至色变微黄，即时取出，筛去麸皮。

每山药 100 斤，用麸皮 10 斤。

【成品鉴别】

生山药片：呈圆形片，外表洁白，粉质光滑，未去净外皮的显浅棕色斑点，或具有疙瘩，质坚易脆富粉性，片厚 3～6mm，直径 16～33mm，无臭，味甘，微寒。

炒山药：呈淡黄色，气味香甜。

【炮制理由】

1. 山药内含有大量淀粉及黏蛋白质，加水浸泡时，淀粉粒及黏蛋白质迅速膨胀，有效成分在水中溶解度增大。因此，山药在加工炮制时，尽量采用少泡多润的方法。其中所含黏蛋白质，在体内水解为有滋养作用的蛋白质和碳水化合物，而所含淀粉酶，有水解淀粉为葡糖糖的作用，对糖尿病有一定疗效。

2. 生山药性滑，麸炒后可减少滑性，增强和中健脾的功能。因山药内含有一些挥发性物质，对胃有刺激作用，麸炒后部分被吸收掉，部分被破坏，药性变的缓和。

3. 生山药中含有大量淀粉，经麸炒等热处理后，而在煎煮时，不至于过多的转化为糊精使药液过分稠黏，影响其他有效成分的浸出。

【作用】

据化学药理研究，山药中含黏蛋白质，淀粉酶等，其中所含黏蛋白质在体内水解为有滋养作用的蛋白质和碳水化合物，而所含淀粉酶有水解淀粉为葡萄糖的作用，对糖尿病有一定疗效。

【成分】

含黏蛋白质、淀粉、淀粉酶、三萜皂苷，尿囊素，胆碱，精氨酸等。另含有多巴胺，山药碱。

【贮藏】贮于干燥处，防虫蛀。

【性味】甘、平。

【功能】益肺健脾，滋肾涩精。

【主治】食少倦怠，滞泻久痢，虚劳咳嗽，消渴，遗精带下，小便频数。

【用量与用法】9～30g，煎服。

【注意】有湿热实邪者忌用。

六十五、《中华本草》—国家中医药管理局《中华本草》编委会　上海科学技术出版社

山药

【异名】藷芋、署预《山海经》，薯蓣、山芋《本经》，诸署、署豫、玉延、修脆《吴普本草》，藷（《山海经》郭璞传），山藷《别录》，王藷《杂要诀》，薯药《清异录》，怀山药《饮片新参》，蛇芋《浙江中药志》，白苕《四川中药志》，九黄姜、野白薯《湖南药物志》，山板薯《广西中药志》，扇子薯、佛掌薯《药材学》。

【释名】《广雅》云："王延、藷芋、署预也。"《疏证》云："今之山药也。根大，故谓之藷芋，藷芋之言储与也。"因音近字变而有藷芋、署预、薯蓣、署豫、薯药诸名。《山海经》郭注云："今江南单呼为藷，语有轻重耳。"玉延，谓其根肉洁白如玉。《广雅》作"王延"似误。修脆者，修者长也，其根长而脆也。《本草衍义》云："薯蓣因唐代宗名预，避讳改为薯药；又因宋英宗讳署，改为山药。尽失当日本名。"而《广雅疏证》云："此谓药字改于唐，山字改于宋也。案韩愈《送文畅师北游诗》云：'山药煮可掘。'则唐时已呼山药，别国异言古今殊语，不必皆为避讳也。"然唐代宗、宋英宗后则薯蓣之名渐隐，而山药名得专行，共情形亦与避讳改名相似。

【品种考证】山药原名薯蓣。《本经》列为上品。因唐代宗名预，故避讳改为薯药；后又因宋英宗讳署，遂改为山药。宋代《本草图经》记载颇详，云："今处处有之……春生苗，蔓延篱援，茎紫、叶青，有三尖角，似牵牛更厚而光泽，夏开细白花，大类枣花，秋生实于叶间，状如铃，二月、八月采根。"《本草图经》所述特征，与本品形态一致。

【来源】为薯蓣科植物山药的块茎

【原植物】山药 *Dioscorea opposita* Thunb. ［D. batatas Decne.］又名儿草《吴普本草》，延草《兼名苑》，白山药（西北、江苏、安徽），野牛尾苕（四川），理毛条（云南），长山药（山西），野薯（广东），菜山药（河南）。

缠绕草质藤本。块茎长圆柱形，垂直生长，长可达1m，新鲜时断面白色，富黏性，干后白色粉质。茎通常带紫红色，右旋，无毛。单叶，在茎下部的互生，中部以上的对生，很少3叶轮生；叶片变异大，卵状三角形至宽卵状戟形，长3～9cm，宽2～7cm，先端渐尖，基部深心形、宽心形或戟形至近截形，边缘常3浅裂至3深裂，中裂片卵状椭圆形至披针形，侧裂片耳状，圆形、近方形至长圆形，两侧裂片与中间裂片相接处可连成不同的弧线，叶形的变异即使在同一植株上也常有出现。幼苗时一般叶片为宽卵形或卵圆形，基部深心形。叶腋内常有珠芽（零余子）。雌雄异株。雄花序为穗状花序，长2～8cm，近直立；2～8个着生于叶腋，偶而呈圆锥状排列；花序轴明显地呈"之"字形曲折；苞片和花被片有紫褐色斑点；雄花的外轮花瓣片宽卵形，内轮卵形；雄蕊6。雌花序为穗状花序，1～3个着生于叶腋。蒴果不反折，三棱状扁圆形或三棱状圆形，长1.2～2.0cm，宽1.5～3.0cm，外面有白粉。种子着生于每室中轴中部，四周有膜质翅。花期6～9月，果期7～11月。（图1）

生于山坡、山谷林下、溪边、路旁的灌丛或杂草中；或为栽培。分布于华北、西北、华东和华中地区。

【采收加工】芦头栽种当年收，珠芽繁殖第2年收，于霜降后叶呈黄色时采挖。洗净泥土，用竹刀或碗片刮去外皮，晒干或烘干，即为毛山药。选择粗大顺直的毛山药，用清水浸匀，再加微热，并用棉被盖好，保持湿润，闷透，然后放在木板上搓揉成圆柱状，将两头切齐，晒干打光，即为光山药。

【药材及产销】山药 Rhizoma Dioscorea oppositae 主产于河南，产量大，质量优，销全国，并大量出口。河北、陕西、江苏、浙江、江西、湖南、四川、贵州、广西、广东等地亦产。

【药材鉴别】性状鉴别：（1）毛山药：略呈圆柱形，稍扁而弯曲，长 15~30cm，直径 1.5~6cm。表面黄白色或浅棕黄色，有明显纵皱及栓皮除尽的痕迹，并可见少数须根痕，两头不整齐。质坚实，不易折断，断面白色，颗粒状，粉性，散有浅棕黄色点状物。无臭，味甘，微酸，嚼之发黏。（图 2）

（2）光山药：呈圆柱形，两端齐平，长 7~16cm，直径 1.5~3cm，粗细均匀，挺直。表面光滑，洁白，粉性足。

均以条粗、质坚实、粉性足、色洁白者为佳。

商品规格 商品分光山药和毛山药。

（1）光山药：一等：长 15cm 以上，直径 2.3cm 以上；无裂痕、空心、炸头。二等：长 13cm 以上，直径 1.7cm 以上，余同一等。三等：长 10cm 以上，直径 1cm 以上；余同一等。四等：直径 0.8cm 以上，长短不分，间有碎块。

（2）毛山药：一等：长 15cm 以上，中部围粗 10cm 以上；无破裂、空心、黄筋。二等：长 10cm 以上，中部围粗 6cm 以上，余同一等。三等：长 7cm 以上，中部围粗 3cm 以上；间有碎块，余同一等。

出口山药规格有 6 支：直径 2.66cm，条长 18cm。8 支：直径 2.13cm，条长 18cm。12 支：直径 1.9cm，条长 15cm。14 支：直径 1.65cm，条长 15cm。16 支：直径 1.4cm，条长 14cm。

【炮制】

1. 山药 《雷公炮炙论》：“用铜刀削去上赤皮，洗去涎，蒸用。”《新修草》：“捣细，筛为粉。”《食医心鉴》：“拍令碎用。”《圣惠方》：“捣为末。”《本草图经》：“取粗根，刮去黄皮，以水浸，末白矾少许添水中，经宿聂，净洗去涎，焙干。”《传信适用方》：“竹刀刮去皮，布巾揩净，切作片子。”《活幼心书》：“去黑皮，锉作小块。”现行，取原药材，除去杂质，大小条分开，浸泡 3~4 成透，捞出，闷润到透，切厚片，及时干燥。

2. 炒山药 《活幼心书》：“慢火炒令热透。”《校注妇人良方》：“半生半炒黄。”《疮疡经验全书》：“微炒。”《吴鞠通医案》：“炒焦。”现行，取山药片置锅内，用文火炒至微黄，取出放凉。

3. 麸炒山药 现行，取麦麸皮，撒入热锅内，用中火加热，俟冒烟时，投入山药片，拌炒到黄色，取出，筛去焦麸皮，放凉。每山药片 100kg，用麦麸 10kg。麸炒可增加健脾和胃的作用，可免其副作用。

4. 土炒山药 《本草害利》：“入脾胃土炒。”现行，取伏龙肝粉，置锅内，用文火炒热，投入山药片，拌炒到表面土色，取出，筛去土粉，放凉。每山药 100kg，用伏龙肝粉 30kg。土炒山药能增强补脾止泻作用。

5. 米炒山药 取净山药片和米，投入热锅内，用文火炒至米呈黄色，取出，筛去米，放凉。每山药片 100kg，用米 30kg。

6. 蜜麸炒山药 《食疗本草》：“熟煮和蜜”现行，蜜炙麦麸撒入热锅内（约 180℃），炒至冒烟时，投入净山药片，再炒至微黄或金黄色，取出，筛焦麸皮，放凉；或将蜜水拌麦麸，撒入锅内微火炒干，加入净山药片，炒至微黄色，取出，筛去焦麸皮，放凉。每山药片 100kg，用蜜麸 6kg 或 12kg。

饮片性状：山药为类圆形厚片，表面白色或淡黄色，周边显淡黄白色。质坚脆，粉性。无臭，味淡微酸。炒山药形如山药片，表面微黄色。麸炒山药形如山药片，表面淡黄色，偶有焦斑，略具焦香气。土炒山药形如山药片，表面土红色，粘有土粉，略具焦香气。米炒山药形如山药片，表面微黄色或金黄色，味甜。

贮干燥窗口内，炒山药、麸炒山药、土炒山药、米炒山药、蜜麸炒山药密闭，置于通风干燥处，防霉，防蛀。

【药性】味甘、性平。归脾、肺、肾经。

《本经》："味甘，温。"

《吴普本草》："神农：甘，小温；桐君、雷公：甘，无毒。"

《别录》："平，无毒。"

《汤液本草》："手太阴经药。"

《品汇精要》："气厚于味，阳中之阴。"

《雷公炮制药性解》："入脾、肺、肾三经。"

《本草汇言》："味甘，气寒平。"

《本草正》："味微甘而淡，性微涩。"

《药品化义》："生者性凉。熟则化凉为温。"

《得配本草》："入手、足太阴经血分，兼入足少阳气分。"

《本草再新》："味辛，性凉。"

【功能与主治】补脾，养肺，固肾，益精。主治脾虚泄泻，食少浮肿，肺虚咳喘，消渴，遗精，带下，肾虚尿频。外用治痈肿，瘰疬。

1. 《本经》："主伤中，补虚羸，除寒热邪气。补中益气，长肌肉，久服耳目聪明，轻身不饥延年。"

2. 《别录》："主头面游风，风头（一作'头风'），眼眩，下气，止腰痛，补虚劳羸瘦，充五藏，除烦热，强阴。"

3. 《药性论》："补五劳七伤，去冷风，止腰疼，镇心神，安魂魄，开达心孔，多记事，补心气不足。患人体虚羸，加而用之。"

4. 《食疗本草》："治头疼，利丈夫，助阴力。"

5. 《日华子》："助五脏，强筋骨，长志安神，主泄精健忘。"

6. 朱丹溪："生捣贴肿硬。毒能消散。"（引自《纲目》）

7. 李东垣："治皮肤干燥，以此物润之。"（引自《汤液本草》）

8. 《伤寒蕴要》："补不足，清虚热。"

9. 《纲目》："益肾气，健脾胃，止泄痢，化痰涎，润皮毛。"

10. 《本草再新》："健脾润肺，化痰止咳，开胃气，益肾水，治虚劳损伤，止吐血遗精。"

【应用与配伍】用于脾虚乏力，食少便溏，女子带下。山药味甘入脾，性平不燥，既补脾气，亦益脾阴，为治脾虚证的常用药，治上述诸症，常单味大量研末服或作药膳长期服用，但临床多入复方，只脾虚或兼湿邪所致的便溏、泄泻，即以本品配人参、白术、茯苓等共奏益气健脾，利湿止泻之功，如《局方》参苓白术散；兼食积不化，气滞不行者，又须配炒麦芽、神曲等消食导滞之品。治脾虚带下，本品常与白术、苍术、白芍同用，以增强健脾化湿止带功能，如《傅青主女科》完带汤；若带下黄稠腥臭，脾虚兼湿热者，则与黄柏、车前子、白果同用，健脾燥湿，清热止带并举，方如《傅青主女科》易黄汤；脾虚及肾虚，与山萸肉、沙苑子等补肾固涩之品同用。

用于肺虚咳喘。山药益肺气，养肺阴，故肺气肺阴虚损不足，以致虚劳乏力，短气自汗，咳喘无痰或痰少而黏者，用本品与补气益阴润肺止咳之党参、麦冬、百合等同用。若兼肾虚不纳而喘，可与熟地、山萸肉等药同用，以肺肾并补，纳气平喘，如《衷中参西录》薯蓣纳气汤。

用于肾虚遗精、尿频。山药能补肾，兼有固涩作用。但药理较弱，需与其他补肾固涩药同用，以增强效果。如治肾虚腰痛，滑精梦遗、虚怯阳痿，常与熟地、山萸肉等同用，如六味地黄丸；如治下元虚寒、尿频、遗尿，常与益智仁、乌药配用，共奏温肾缩尿之功，如《校注妇人良方》缩泉丸。

此外，山药补气养阴而止渴，故治消渴病有效，张锡纯多以山药大剂，水煎代茶饮服，或与黄芪、葛根、知母、天花粉等健脾养阴生津之品同用，方如《衷中参西录》的玉液汤。用于痈肿、瘰疬、痰湿流注，一切肿块硬痛，生山药捣敷有消肿解毒作用

1.《本草经集注》："紫芝为之使"

2.《汤液本草》："二门冬为之使"。

3.《本草蒙筌》："理脾伤止泻，参、苓、白术频相加"

4.《本草正》："第其气轻性缓，非堪专任，故补脾、肺，必主参、术；补肾水，必君茱、地；涩带浊，须破故同研；固遗泄，仗菟丝相济。"

5.《本草汇言》："东垣老人，君参、术以补脾，君参、麦以补肺，君参、归以补心，君参、地以补肝，君参、杞以补肾。无毒可以尝服，使之乳制尤妙。"

6.《得宜本草》："得羊肉，补脾阴；得熟地。固肾精。"

7.《得配本草》："治阴火，生用恐气滞，佐以陈皮；阴虚火动者，久必脾气衰败，泄泻不止，用白术、米仁以燥土，肾水益致干涸，惟此同芡实、莲子以实之，则补土不妨于水，乃为善治。"

8.《本草述钩元》："同羊肉、苁蓉作羹，扶衰老，补虚羸。"

9.《衷中参西录》："山药与芍药并用，大能泻上焦虚热。""山药、薏米皆清脾肺之药，然单用山药，久则失于黏腻；单用薏米，久则失于淡渗，惟等分并用，乃可久服无弊。"

【用法用量】内服：煎汤，15～30g，大剂量 60～250g；或入丸、散。外用：适量，捣敷。补阴，宜生用；健脾止泻，宜炒黄用。

【使用注意】湿盛中满或有实邪，积滞者禁服。

1.《本草经集注》："恶甘遂。"

2.《本草经疏》："不宜与面同食。"

3.《雷公炮制药性解》："单食多食亦能滞气。"

4.《本草省常》："服大戟、甘遂者忌之。"

5.《随息居饮食谱》："肿胀，气滞诸病均忌。"

【附方】

1. 治脾胃虚弱，不思进饮食　山芋、白术各一两，人参三分、上三味，捣罗为细末，煮白面糊为丸，如小豆大，每服三十丸，空心食前温米饮下。（《圣济总录》山芋丸）

2. 治湿热虚泻 山药、苍术等分，饭丸，米饮服。（《濒湖经验方》）

3. 治噤口痢　干山药一半炒黄色，半生用。研为细末，米饮调下。（《百一选方》）

4. 治脾肺阴分亏损，饮食懒进，虚热痨嗽，并治一切阴虚之证　生山药二两，生薏米二两，柿霜饼八钱。上三味，先将山药、薏米捣成粗渣，煮至烂熟，再将柿霜饼切碎，调入融化，随意服之。（《衷中参西录》珠玉二宝粥）

5. 治痰气喘急　生山药捣烂半碗，入甘蔗汁半碗，和匀，顿热饮之。（《简便单方》）

6. 治下焦虚冷，小便数，瘦损无力　生薯蓣半斤，刮去皮，以到切碎，研令细烂与铛中著酒，酒沸下薯蓣，不得搅，待熟，着少盐，葱白，更添酒，空腹饮三二杯妙。（《食医心镜》）

7. 治耳聋由肺气虚者　山药（炒）三两，白茯苓二两，杏仁（去皮尖，炒）二两五钱，为末。用黄蜡一两，溶化为丸，弹子大，盐汤嚼下。少气嗌干者，用生脉饮，煎汤嚼之。（《外科大成》蜡弹丸）

8. 治惊悸怔忡，健忘恍惚　用山药四两，人参一两，当归身三两，酸枣仁五两。俱炒燥研末，炼蜜

丸梧子大，每服五钱，白汤送下。（《方脉正宗》）

9. 治虚劳诸不足，风气百疾　薯蓣三十分，当归、桂枝、曲、干地黄、豆黄卷各十分，甘草二十八分，人参七分，芎䓖、芍药、白术、麦门冬、杏仁各六分，柴胡、桔梗、茯苓各五分、阿胶七分，干姜三分，白蔹二分，防风六分，大枣百枚为膏。上二十一味，末之，炼蜜和丸，如弹子大，空腹酒服一丸，一百丸为剂。（《金匮要略》薯蓣丸）

10. 治腰脚疼痛及腹内一切冷病　薯蓣一斤，杏仁一斤（汤浸，去皮，尖，双仁），生牛乳三升。上烂研杏仁，入牛乳绞取汁。以杏仁尽为度，后取薯蓣相和，都入新瓷瓶盛之，密封瓶口，安于釜中，以重汤煮一伏时，每日空心以温酒调一匙服之。（《圣惠方》九仙薯蓣煎）

11. 治妇女赤白带下　生山药一两，生龙骨（捣细）六钱，生牡蛎（捣细）六钱，海螵蛸（去净甲，捣）四钱，茜草三钱。水煎服。（《衷中参西录》清带汤）

12. 治肿毒　山药、蓖麻子、糯米为一处，水浸研为泥，敷肿处。（《普济方》）

13. 治吹乳肿痛不可忍　生山药捣烂，敷上即消，消即去之，迟则肉腐。（《古今医鉴》）

14. 治冻疮　山药少许，于新瓦上磨为泥，涂疮口上。（《儒门事亲》）。

【药论】

1. 山药主伤中伤气论　①张隐庵："山药气味甘平，乃补太阴脾土之药，故主治之功皆在中土。治伤中者，益中土也；补虚羸者，益肌肉也；除寒热邪气者，中土调和，肌肉充足，则寒热邪气自除矣。夫治伤中则可以补中而益气力，补虚羸，则可以长肌肉而强阴。阴强，则耳目聪明。气力益，则身体轻健，土气有余，则不饥而延年。"（《本草崇原》）②邹澍："薯蓣，主伤中，补虚羸，即补中益气力也。而《本经》复言之何故，此盖当连下句读，主伤中，补虚羸，除寒热邪气云者，犹云补伤中而致之虚羸，除伤中而受之寒热邪气也，夫虚必有一处为先，他处乃连类及之者，邪之所凑，虽云其气必虚，然亦有阴阳之分。五脏六腑之异；薯蓣所主之虚之邪，须审定其由伤中伤气，放得无误。不然，伤血及他伤亦能致虚羸、成寒热，又何别焉。《别录》所主补虚劳羸瘦，充五脏，除烦热，正与《本经》相印，惟下气、止腰痛、强阴三项为突出，至于头面游风，头风、眼眩，唐以来医家不甚用此味，故无从参其底里，然质之仲景治风气百疾，《本经》除寒热邪气，亦可默会其旨矣。"（《本经疏证》）

2. 山药补阴清虚热论　①王履："干山药，虽独入手太阴经，然其功亦能强阴，且手太阴为足少阴至上原，原既有滋，流岂无益"（《医经溯洄集》）②黄宫绣："山药本属食物。古人用入汤剂，谓其补脾益气除热。然究色白入肺，味甘入脾，气虽温而却平。为补脾肺之阴。是以能润皮毛，长肌肉。不似黄芪性温能补肺阳，白术苦燥能补脾阳也。且其性涩。能治遗精不禁。味甘兼咸，又能益肾强阴。故六味地黄丸用此以佐地黄，然性虽阴而滞不甚，故能渗湿以止泄泻。生捣敷痈疮，消肿硬，亦是补阴退热之意。至云补阳消肿，补气除滞，理虽可通，语涉牵混，似非正说。至入汤剂以治火虚危症，难图近功，必多用之方愈，以其秉性和缓故耳。（《本草求真》）"

3. 论山药宜久服，非治大病之药　陈念祖："山药，能补肾填精，精足则阴强、目明、耳聪。凡上品，俱是寻常服食之物，非治病之药，故神农另提出"久服"二字。可见今人每服上品之药，如此物及人参、熟地、葳蕤、阿胶、菟丝子、沙苑蒺藜之类，合为一方，以治大病。误人无算。盖病不速去，元气日伤，伤极则死。凡上品之药，法宜久服。多则终身，少则数年，与五谷之养人相佐，以臻寿考。若大病而需用此药，如五谷为养脾第一品。脾虚之人，强令食谷，即可毕补脾之能事，有是理乎？"（《本草经读》）

【集解】

1.《吴普本草》："署豫，一名诸署，齐、越名山羊，一名修脆，一名儿草。……或生临朐、钟山。

始生赤茎细蔓，五月华白，七月实青黄，八月熟落。根中白，皮黄，类芋。”

2.《别录》：“一名山芋，秦、楚名玉延，郑、越名土薯（音除）。生嵩山山谷。二月、八月采根，曝干。

3.《本草经集注》：“今近道处处有，东山、南江皆多掘取食之以充粮。南康间最大而美，服食亦用之。”

4.《新修本草》：“署预，日干捣细，筛为粉，食之大美，且愈疾而补。此有两种：一者白而且佳；一者青黑，味亦不美。蜀道者尤良。”

5.《本草图经》：“署预，今处处有之，以北都、四明者为佳。春生苗，蔓延篱援。茎紫叶青，有三尖角，似牵牛更厚而光泽；夏开细白花，大类枣花。秋生实于叶间，状如铃。二月、八月采根，今人冬春采，刮之白色者为上，青黑者不堪，暴干用之。法取粗根，刮去黄皮，以水浸，末白矾少许掺水中，经宿取，净洗去涎，焙干。近都人种之极有息。春取宿根头，以黄沙和牛粪作畦种。苗生，以竹梢作援，援高不得过一、二尺，夏月频溉之。当年可食，极肥美。南中有一种，生山中，根细如指，极紧实，刮磨入汤煮之，作块不散，味更珍美，云食之尤益人，过于家园种者。又江湖、闽中出一种，根如姜、芋之类而皮紫。极有大者，一枚可重斤余，刮去皮，煎煮食之俱美。但性冷于北地者耳。彼土人单呼为薯（音若殊），亦曰山薯。而《山海经》云：景山北望少泽，其草多薯萸（音与署预同）。郭璞注云：根似芋，可食。今江南人单呼薯藷（音储），语或有轻重耳。据此注，则薯蓣与薯乃一种。南北之产，或有不同。故其形类差别，然字音殊，储不同，盖相传之讹也。一名山芋。”

6.《本草衍义》：“山药，按《本草》，上一字犯英庙讳。下一字曰蓣，唐代宗名豫，故改下一字为药，今人遂呼为山药。如此则尽失当日本名，虑岁久，以山药为别物，故书之。此物贵生干，方入药。其法：冬月以布裹手，用竹刀子剐去皮，于屋檐下风迳处，盛竹筛中，不得见日色。一夕干五分，俟全干收之，惟风紧则干速。所以用干之意，盖生湿则滑，不可入药，熟则只堪啗，亦滞气。余如《经》。”

7.《农政全书》：“玄扈先生曰：山药出处，见《山海经》凡四；《本草》复云出嵩山、北京、四明、东山、南江、永康、滁州、眉州，大率处处有之，今齐、鲁之间尤多。有二种：其一，黄山药，形圆长，细而甘，过夏月不坏。一种，形如手指者大而淡，春月易烂。择种，宜取皮薄光润者，若根毛粗劲，种多不佳。又曰：山药各处所出不一。大都形类壮大者，不免虚疏，入药尤无力。闽中有一种，形细如指，新安一种，形扁而细。性坚实，味胜。《地利经》曰：‘大者，折二寸为根种，当年便得子，收子后，一冬埋之。二月初，取出便种。忌人粪。如旱，防水浇，又不一苦湿。须是牛粪和土种，则易成。’”

8.《纲目》：“薯蓣入药，野生者为胜；若供馔，则家种者为良。四月生苗延蔓，紫茎绿叶。叶有三尖，似白牵牛叶而更光润。五、六月开花成穗，淡红色。结荚成簇，荚凡三棱合成，坚而无仁。其子别结于一旁，状似雷丸，大小不一，皮色土黄而肉白，煮食甘滑，与其根同。王旻《山居录》云：曾得山芋子如荆棘子者，食之更愈于根。即此也。霜后收子留种，或春月采根截种，皆生。”

第四章　山药加工炮制及贮藏

第一节　炮　制

本书山药指薯蓣科植物薯蓣 *Dioscorea opposita* Thunb. 的干燥根茎。

一、山药加工炮制的历史沿革

1. 净制

"铜刀削去赤皮，洗去涎"（宋·《证类》）。"刮去皮"（唐·《心鉴》）。"取粗根，刮去黄皮，以水浸，末白矾少许添水中，经宿取，净洗去涎，焙干"（宋·《证类》）。"竹刀刮去皮，布巾揩净"（宋·《传信》）。"去黑皮"（元·《活幼》）。《本草衍义》中山药使用风干、焙干法入药，"冬月以布裹手，用竹刀子剐去皮，于檐下风迳处，盛竹筛中，不得见日色，一夕干五分，俟全干收之，唯风紧则干速。"

2. 切制

"拍令碎用"（唐·《心鉴》），"捣为末"（宋·《圣惠方》）。"捣细，筛为粉"（宋·《证类》）。"切作片子"（宋·《传信》）。"剉细"（宋·《背疽方》）。"放砂盆细研"（宋·《履巉岩》）。"半打糊"（元·《世医》）。"剉作小块"（元·《活幼》）。"水润，切片"（明·《保元》）[1]。

3. 炮炙

南北朝《雷公炮炙论》用蒸法，"雷公云：若采得，用铜刀削去上赤皮，洗去涎，蒸用"。

唐代《食疗本草》提出熟煮和蜜，"治头疼，利丈夫，助阴力。和面作，则微动气，为不能制面毒也。熟煮和蜜，或为汤煎，或为粉，并佳。干之入药更妙也。"

宋代增加了姜炙法(《普济本事方》)、炒黄(《校注妇人良方》)、酒浸、酒蒸(《类编朱氏集验医方》)等炮制方法。

金元时代沿用白矾水浸焙法，《儒门事亲》治小便多，"……白茯苓（去黑皮），干山药（去皮，白矾水内湛过，慢火焙干）上二味，各等份，为细末"。《图经本草》记载："采白根刮去黄皮，以水浸之，糁白矾末少许入水中，经宿净洗去涎，焙干用"。《瑞竹堂经验方》还载有酒浸、火炮法。四妙丸篇"……山药（一两酒浸，与五味子同炒干燥，不用五味子）"；通治还少丹篇"治心肾俱虚，漏精白浊。山药（炮），牛膝（去苗，焙），山茱萸（水洗，去核）……。"

明清时代又增加了姜汁浸炒(《普济方》)，土炒、盐水炒(《本草害利》)，乳汁拌微焙(《外科正宗》)，醋煮(《先醒斋广笔记》）等炮制方法。《滇南本草》提出乳汁浸，"……茯苓，山药（乳汁浸晒干为末四两）共和一处，炼蜜为丸"。《寿世保元》用葱盐炒黄姜汁拌蒸"……同葱、盐炒黄，去葱盐不用，姜汁拌蒸熟，去皮，水润，切片"。《景岳全书》补阴益气煎十六"……山药，酒炒，二、三钱"。同时对炮制目的有较多阐述，如《本草纲目》记载"入药贵生干之，故古方皆用干山药，盖生则性滑，不可入药，熟则滞气，则堪啖耳"；《仁术便览·炮炙要法》"焙，夏日晒不生虫；《炮炙大法》[2]"补益药及脾胃药中熟用，外科生用。切用铜刀，紫芝为之使，恶甘遂"《本草求真》"入滋阴药中宜生用，入补益药内宜炒黄用"；《得配本草》"入补脾药微炒，入补肺药乳拌蒸。治阴火生用"。《医学衷中参西录》"色白入肺，味甘归脾，液浓益肾。性平可以常服多服。宜用生者煮汁饮之，不可炒用，以其含蛋白质甚多，炒之则其蛋白质焦枯，服之无效。若作丸散，可轧细蒸熟用之"。

表4.1 山药炮制历史沿革简况[3]

朝代	沿用方法	创新法	文献出处
唐以前		用铜刀切去上赤皮	雷公炮炙论
唐代	刮去皮	拍令碎用	食医心鉴
		熟者和蜜	食疗本草
宋代	刮去皮	姜炙，捣为末，锉碎，焙干用	太平圣惠方
		日干捣细筛为粉，取粗根，刮去黄皮，以水浸末白矾少许添水中，经宿取，净洗去涎，焙干，蒸用	重修政和经史，政类备用本草
		炒切	三因极一病证方论
		竹刀刮去皮，切作片子	传信适用方
		半生半炒黄，姜汁炒	校注妇人良方
		酒蒸用，酒浸一宿	类编朱氏集验医方
		放砂盆中细研，然后下铫中入酥一大匙，熬，次入酒壹盏煎，搅令匀。	履巉岩
金元		炮，酒浸，北五味子同炒干燥，不用五味子	瑞竹堂经验方
明代	去皮，锉成小块，切，用铜刀切片，炒黄，焙，姜汁炙，白矾洗，酒蒸用，酒浸一宿，酒拌，蒸干	姜汁浸炒，炒黄	普济方
		乳汁浸	滇南本草
		用葱盐炒黄，去葱盐不用，姜汁拌蒸熟，去皮，切片	寿世保元
		酒炒	景岳全书
		乳汁拌湿，侯润透晒微焙	外科正宗
		醋煮	先醒斋广笔记
		烘干	审视瑶函
清代	去皮，铜刀刮去赤皮，炒，微火焙干，生捣，微焙，切片，炒黄，矾水煮过蒸用，酒蒸用，酒煮，姜汁炒	人乳拌蒸，蒸，人乳拌蒸尤妙	医宗说约
		用男乳拌湿，侯润透，晒微焙	外科大成
		乳浸晒干3次	本草述钩元
		酒蒸	医方集解
		乳汁蒸晒	幼幼集成
		入补肺药，乳拌蒸	得配本草
		炒焦	吴鞠通医案
		醋炒	傅青主女科
		入脾胃土炒，入肾盐水炒	本草害利

二、山药现代加工炮制方法

（一）山药的加工方法

1. 毛山药

秋季或冬季挖取，将鲜山药放置入水中浸泡3~4h，洗净泥土，取出，用竹刀（用小指粗的细竹竿削成半圆筒状的两刃刀）刮去外皮、须根，切去芦头。然后放篓内，并将篓支高，用罩密封（用高粱杆或竹杆作一个比篓大的骨架，外边用纸糊严）罩住，在篓底下点燃硫磺熏蒸[4]，每100kg山药用硫磺1kg，熏蒸期间，4～5h怀山药内的水分渗出体外呈露水珠状。并逐渐增多流出篓底，熏12h后，揭开封罩，将怀山药倒入另一篓内，让水分继续渗出。码放期间，每2天倒1次篓，闷至身软如棉，4～5天后摆在箔上晒2～3天，然后再将山药放入篓内进行拼堆发汗。放置时要使山药身条平直，若粗大的山药在阳光下一次曝晒干，容易空心，故要多闷少洒，使货身坚实，如遇阴雨天气，山药变色发黏，可用硫磺再熏，再晒。鲜山药经刮皮、熏、闷、晒干后即成毛山药[5]。

成品性状：呈圆柱形，弯曲而稍扁，长约15～30cm，直径1.5～6cm，表面黄白或棕黄色。有明显的纵皱纹及未除尽的栓皮，并具少数根痕，质较硬，断面白色，颗粒状，粉性，气微，味甘，微酸，嚼之发黏。

2. **光山药**

光山药是由毛山药通过挑选、浸泡、晒、熏、闷、搓、去皮打磨等工序而成的，此技术是1900年由温县郑门庄农民郑国通发明的。

加工前，对毛山药进行挑选分类，将损伤、受冻、霉变、牛筋、碎、短、空心等质次的挑出弃去。把选好的毛山药放入清水内浸泡，时间长短应根据气温高低等差异，浸透为止，一般约需24h。出水后洗净泥沙，使身体洁白。然后放在箔上晾晒，至身干稍硬出霜为度。经晒后的毛山药放入篓内用硫磺熏，每100kg约需硫磺0.5kg。经熏过的山药放入缸或池内进行闷制，约需24h。闷至身软如棉，表里一致时，即可搓第一遍。先把毛山药上的“猪鬃眼”（在刮山药时，未刮净而残留在茎根上的须根基部组织，呈黑色斑点）用针剔去，而后将山药用木板夹住，反复搓，搓至光滑圆润。将搓过头遍的毛山药晾晒约3h，收回放入篓、缸或池内，再闷至身体像硬面团，即可以搓第二遍。使其表面光滑，两头呈粗细相等的圆棍状，俗称为“黑轱辘”。将“黑轱辘”排放在箔上晒2～3天，干后重新放入清水中清洗，迅速捞出，用铁刀轻轻的刮去外皮，露出固有的白色，毛山药两头切齐，使其长短，粗细均匀，用木板捆扎进行搓、拥。要保持原毛山药的规格，不能越搓越细，要搓拥同时进行，一直到体表面光滑，身个粗细均匀为止。把搓过两遍的毛山药放通风处晾晒干燥，即成光山药。

去皮打磨：光山药经过多个工序加工，表皮色泽暗淡，因此，在装箱前要进行打磨，使颜色鲜白光亮。先把光山药往水里蘸一下，动作要快，然后将外皮轻轻地刮去一层，手放轻，刀放平，边刮边转。去皮后要及时晾晒至干，最后用2～3层铜锣底（细铜丝织成）打磨，打磨时要拿平转稳，磨匀，两头用铁锉打磨平整。放干燥通风处，防止霉变。也可将“光山药”搓挂上绿豆粉浆，而后再晒干，效果很好，商品价值较高。

成品性状：呈光滑的圆柱形，长短不一，表面淡黄白色，光滑，质坚硬，不易折断，断面白色。粉性，气微，味甘，微酸，嚼之黏牙。

3. **现代无硫山药加工工艺**

使用硫磺熏蒸是中药材的产地加工贮藏中，进行干燥、防霉、防腐、杀虫的简便、常用的方法。硫磺熏蒸方法在本草中没有收载，这种方法的最早应用在二十世纪初。其应用与当时西方医药知识和技术的传播有关。应该说在当时是中药材加工技术的一个进步，能够使中药材容易干燥，外观色泽光鲜，不易生虫霉变，提高了中药材的品质[6]。

中药采用硫熏后，SO_2超标，有效成分和药理作用改变。硫磺中所含的砷、硒、铅、铊等有害元素及其化合物附着在中药上，长期摄入对人体危害很大。熏蒸后硫以亚硫酸盐形式存在于中药中，长期摄入对人体有一定危害。有资料表明，用含0.01% Na_2SO_3的饲料喂大白鼠2年，出现多发性神经炎、骨髓萎缩；用含0.1% $NaHSO_3$的饲料喂大白鼠2年，出现了发育抑制；FAO/WHO联合专业委员会规定，1日允许摄入量以SO_2计为0~0.7mg/kg。若药剂中含过量的SO_2残余，会引致服用者有咽喉疼痛、胃部不适等不良反应。熏蒸过程中产生大量SO_2气体严重污染环境空气，流行病学调查发现，大气中SO_2含量高的地区慢性支气管炎、支气管哮喘的发生率较高，因而SO_2被认定为一种环境公害物质。熏蒸过程中产生的SO_2对操作人员也有损害，可刺激咽喉、眼睛，引起咳嗽、打喷嚏、流泪、胸痛等不适[7]。

中国食品管理法中，对硫磺作为某些食品熏蒸漂白剂的，应用范围作了明确规定，规定其最大残留量为0.1g/kg（以SO_2计）。而SO_2在西药中的使用范围为0.01%~1.0%。这一问题已引起国内外广泛关注，国外已对进口中药进行硫残留量监测，中国的山药出口产业因此受到较大影响。

2005年版《中国药典》也已取消了包括硫磺熏蒸山药加工方法在内的所有中药材硫磺熏蒸工艺。药典虽然不再收载，但硫磺熏蒸方法在中药材加工和贮藏的实际应用中还很常用。究其原因，一方面现行食品添加剂国家标准GB 3150－1999规定，硫磺可以作为漂白剂，可用于蜜饯类、干果、干菜、粉丝、食糖；另一方面，对于一些中药材还没有更好的产地加工方法，如山药一般霜降后采收，其含有大量的水分和黏液，易霉变，不易干燥；干燥过程中其含有的酚性成分以及多酚氧化酶类，容易使山药变为褐色。传统使用硫磺熏蒸干燥方法加工，山药颜色洁白。若取消硫磺熏蒸方法在中药材加工中的应用，首先要寻找其他安全、简便的加工方法。

现代无硫山药加工工艺主要包括冷冻干燥法和护色剂处理烘干法。

①冷冻干燥法

流程为：清洗去皮→护色→切片→摆盘→预冻→冻干→分拣包装。取怀山药去皮清洗，修去斑疤，用清水漂洗干净沥水，斜切成厚度为3mm的片，把怀山药片浸入含0.3%维生素C、0.5%柠檬酸、0.6%氯化钠的护色液中浸泡2~3h护色，将护色后的怀山药片放入沸水中漂烫3~5min进行灭酶。把漂烫好的怀山药放入格盘内沥水，均匀摊开，快速冷却，放入速冻库，在－30℃以下进行速冻2~3h，直至盘中心温度达－30℃，即得怀山药冻片。把速冻山药片均匀装入真空罐中，封闭罐口，进行冻干，开启微波电源4~5h，至物料内部水分降至5%以下，采用真空充氮包装成品。

②护色剂处理烘干法

韦本辉[8]等探讨的淮山药无硫加工技术工艺流程为：鲜怀山药→清洗去皮→切片→物理护色干燥→分拣包装。李军琪[9]探讨的淮山药无硫加工技术工艺流程为：鲜淮山药→清洗去皮→切片→护色剂护色→离心→烘干（5~6h，100℃~130℃）→分拣包装。顾振新[10]等研究的山药干制新工艺为：鲜淮山药→清洗去皮→切片→95℃热水烫漂5min→95℃0.2%柠檬酸水烫5min→0.75%氯化钙水溶液浸渍30s→60℃烘干。江明[11]等探讨的脱水山药片微波干燥工艺为：鲜山药→清洗去皮→切片、块→护色剂浸泡护色→去水→微波干燥。黄琪琳[12]等探讨了混合干燥方法的最佳工艺，干制山药片工艺为：新鲜山药→清理→去皮→切片→烫漂→冷却→沥干→干燥→冷却→包装→储藏。该研究以佛手山药为原料，进行微波干燥、热风干燥以及二者混合干燥，通过比较复水山药的感官评定、复水率以及营养成分的变化，确定出最佳的干燥工艺条件为：先微波干燥（1200w，8min），后进行热风干燥（60℃，50%，5min）的混合干燥方法较好。

山药块根中的多酚氧化酶系活性高，含量大，因此山药加工过程中的初始阶段就容易发生褐变，影响产品外观和风味，从而制约其深加工产品的发展，因此，在加工中，方便、高效的护色方法是山药深加工过程中的关键技术。选择合适的护色液可保持山药结构的完整性和稳定性，阻止底物与酶（PPO）的接触，延缓褐变的发生，并且钙盐与其他褐变抑制剂结合对褐变具有增效作用。常用的护色剂有柠檬酸、维生素 C，氯化钙、氯化钠等，通常几种配合使用。

山药加工干燥法中，冷冻干燥法所加工山药色白、孔隙率高、疏松，质量好，但产品易吸湿、变色，而且成本高，是硫磺熏蒸法的 8 倍。冷冻干燥的山药疏松易碎，不适合进一步炮制。微波干燥，其优点是干燥速度快，时间短，加热均匀，但是设备投资较大，成本较高。而采用护色剂干燥方法中，护色剂浸泡时山药中有效成分转入护色液中，大量流失；而且护色剂引入山药内，会使山药成分发生变化，其药理作用可能改变。因此，探索工艺简便、成本低、活性成分流失少、易推广的无硫山药饮片加工工艺，仍然是生产中急待解决的问题。

（二）山药的炮制方法

从古代文献资料可以看出，历代沿用过的山药炮制方法很多。目前，《中国药典》收载了生山药及麸炒山药 2 个品种，而全国各地的炮制规范除了个别地区保留了土炒山药、清炒山药外，基本上均采用麸炒山药。此外，个别地区还保留有采用酒、醋、米泔水、蜜汁、乳汁、食盐等作为辅料的山药加工炮制方法。本节将对目前仍在使用的炮制方法进行简单介绍。

1. 生山药

取原药材，除去杂质，分开大小个，泡润至透，切厚片，干燥[13]。

注意事项：山药切片以春秋季为宜，在切制水处理过程中，防止发黏变质，切片后亦及时干燥。

2. 麸炒山药

（1）将锅烧热，撒入麦麸，待其冒烟时，投入净山药片，用中火加热，不断翻动至黄色时，取出，筛去麦麸、晾凉。每 100kg 山药片用麦麸 10kg。（中华人民共和国药典一部，2010 年版）

（2）先将麦麸在热锅中炒至冒烟，在加入山药片，急炒至黄色，筛去麦麸即可（北京市中药炮制规范、江西省中药炮制规范、福州市中药炮制规范、云南省中药炮制规范）。

注意事项：在炒炙过程中要严格控制火候，倒入山药片后立刻改用中火，应迅速翻动，10min 后随时观察山药的表面颜色变化，因山药是粉性强的饮片，不容易上色，一旦上色须立刻出锅，否则就会出现焦斑。

3. 清炒山药

取净山药片置于锅内，文火炒至微黄色，透出固有气味为度，取出晾凉。（北京市中药炮制规范、黑龙江、山东、浙江）

4. 土炒山药

先将过筛的灶心土置于锅内，用中火加热至灵活状态，再投入净山药片拌炒，至表面均匀挂土色时，取出，筛去土粉，放凉。每 100kg 山药片用灶心土 30kg（全国中药炮制规范）。

注意事项：土经加热后逐渐变色，因此炒山药的土稍显黑色时及时换新土，以保持药色美观。土不宜过多，能拌匀药料即可，用微火缓炒，过热能将药料烫焦，失去土炒意义（天津）。灶心土或红砖粉炒至一动自流，每锅土只炒 2 ~ 3 锅，以免药物变黑（河南）。

5. 蜜麸制山药

由于蜂蜜能增加光泽度，能去麸熏之气味，故此法炮制的山药色泽鲜艳均匀，气味清香[17]。

（1）将锅烧热至约180℃，撒入蜜制麦麸，炒至冒烟，倒入山药片，再炒至微黄或全黄，取出，筛去麦麸；每100kg净药材，用蜜麸6kg（上海市中药炮制规范）

（2）蜜水拌炒麦麸，微火炒干，加入山药片，炒至微黄色，取出，筛去麸，放凉；每100kg净药材，用蜜麸12.5kg（贵州省中药炮制规范）。

6. 米制山药

在热锅中加入山药片及米，炒至米呈黄色，取出，筛去米，放凉（中药炮制经验集成）。每100kg净药材，用米30kg。

7. 米泔水浸

取原药材，削去残余粗皮，用热米汤浸泡2h，盖复润透，切2分厚片，晒干即可（成都）

8. 烘烤

一层表芯纸，一层麦麸，一层山药，置火内烘烤至表面呈黄色，抖去灰尘即可（江西九江）

9. 膨化法制山药

有报道[18]将膨化技术用于中药炮制，结果与药典炮制品相比，TLC图谱一致，膨化山药中薯蓣皂苷元含量增加，水溶性浸出物含量增加2～8倍，浸出速率加快，提取时间短，冷浸1h即可达到热浸效果。与麸炒法一致，可使药性转温且气香悦脾的目的。

10. 其他修治方法

①打碎

取原药材，打成4分粒即可（苏州、浙江）。

②浸泡

取原药材，加水浸泡，晾干或稍晒，及时切0.5～1分或1～2分厚片，晒干或烘干，即可。

注：对于本修治方法，浸润时间、干燥方法各地也有不同。如a. 浸泡——浸湿（厦门）；1～2天（浙江、南京、北京、黑龙江）；2～4天（长沙）。b. 干燥——火力不可太大，以免烤黄易碎（长沙）；晒干，须勤翻动，以免底层变红色（江西）；160～180℃烘至八成干，再放入60～80℃烘箱烘干，不可晒，晒则露筋，且易污染影响外观（浙江）；最好用文火烘干，色白起粉，片面光洁美观，晒干亦可（南京）。

③浸闷

取原药材，加水浸泡，闷透，切0.5～1.5分厚片，晒干或烘干即可。

注：对于本修治方法，浸泡、闷透、切片方法各地也有不同。如a. 浸泡——微泡（旅大）；热水洗5min（贵州）；浸泡1～4h（辽宁、苏州、上海、重庆、湖北）；本省产者泡6h，淮山药用热水泡8h（云南）；细者6～8h，粗者12h（山东）；0.5～1天（镇江、江西），5～7成透（西安、河南）。b. 闷透时间——5～6h（西安）；12h，每3h淋水一次（上海）；1～2天（贵州）；本省产者闷24h，淮山药闷48h（云南）；2～3天（苏州）。c. 切片——以春秋季为宜，泡后阴两天不可出水，出水后，如不能及时切片晒干，则易腐烂（北京）[16]。

表 4.2　山药的现代炮制方法

地区	方法	辅料	辅料用量（%）
《中华人民共和国药典》一部 1985、1990、1995、2000、2005	麸炒山药	麸皮	10
《中华人民共和国药典》一部 1963、1977 年版	麸炒山药	麸皮	10
宁夏、浙江、山东、吉林、安徽省，北京市、昆明市	麸炒山药	麸皮	10
湖南省	麸炒山药	炙麦麸	适量
福建省	麸炒、土炒山药	麸皮、灶心土	10～15
四川省	麸炒、土炒、米炒山药	糖麸、净黄土、米或粳米	适量
河南省	麸炒、土炒山药	麸皮、灶心土	12～16
江西省	麸炒山药	麸皮、谷糠	分别为 10，30
上海、云南	麸炒山药	麸皮	适量
成都	制	米泔水	适量
南京	麸熏山药	麸皮	适量
贵州	蜜麸制	蜜麸	12.5
江苏省	麸炒、土炒山药	麸皮、灶心土	分别为 10，20
山西省	麸炒、土炒山药	麸皮、伏龙肝	分别为 10，30
重庆	麸炒、土炒山药	麸皮、灶心土	适量
湖北省	麸炒、米炒、土炒山药	麸皮、米、黄土粉	分别为 12.5，12.5，25
天津市	土炒	伏龙肝	20
全国中药炮制规范	土炒山药	伏龙肝	适量
中药炮制经验集成	米制	米	30

（三）炮制作用

1. 酥熬酒煎，空心食前饮之，能补虚益颜色[17]。

2. 干，入药贵生干之，故古方皆用干山药，盖生则性滑，不可入药，熟则滞气，则堪啖耳。

3. 焙，夏日晒不生虫。

4. 生山药以补肾生精，益肺阴为主，补阴之力较强，现代临床应用多以生用为主，广泛用于脾胃虚弱、阴虚消渴、肺虚咳喘的方剂中，如治疗肺虚喘咳的薯蓣丸(《金匮要略》)；治疗阴虚消渴的玉液汤(《医学衷中参西录》) 及治疗肝肾阴虚的六味地黄丸(《小儿药证直诀》)。

5. 土炒山药可增强补脾止泻之功，用于脾虚久泻，或大便泄泻。如治疗脾虚久泻，身体羸瘦的扶中汤(《医学衷中参西录》)。

6. 麸炒山药[18]以补脾健胃益气为主，用于脾虚食少，泄泻便溏，白带过多。如治疗脾虚厌食或脾虚泄泻的参苓白术散(《太平惠民和剂局方》)及脾虚带下的完带汤(《傅青主女科》)。

7. 山药内含有大量淀粉及黏蛋白质，加水浸泡时，淀粉粒及黏蛋白质迅速膨胀，有效成分在水中溶解度增大。因此，山药在加工炮制时，尽量采用少泡多润的方法，其中所含黏蛋白质，在体内水解为有滋养作用的蛋白质和碳水化合物，而所含淀粉酶，有水解淀粉为葡萄糖的作用，对糖尿病有一定疗效[19]。

8. 生山药性滑，麸炒后可减少滑性，增强和中健脾的功能，因山药内含有一些挥发性物质，对胃有刺激作用，麸炒后部分被吸收掉。部分被破坏，药性变的缓和。

9. 生山药中含有大量淀粉，经麸炒等热处理后，再煎煮时，不至于过多地转化为糊精使药液过分黏稠，影响其他有效成分的浸出。

三、炮制研究

山药中主要含有薯蓣皂苷元、甘露聚糖（mannan)、尿囊素（allantoin)、多巴胺（dopamine)、山药碱（batatasine)，还含有皂苷、黏液质、淀粉、糖蛋白、多酚氧化酶、胆甾醇（cholesterol)、麦角甾醇（ergo sterol)、p－谷甾醇、油菜甾醇（campesterol）及氨基酸等。此外尚含有碘、磷、钙等多种无机元素。薯蓣皂苷元也是合成甾体激素药物的原料。

（一）硫磺熏蒸对山药化学成分及功用的影响

硫磺熏蒸是中药材的产地加工贮藏中常用的方法，其目的在于：有利于一些根茎类中药材的干燥、防腐，如山药、牛膝；用于中药材贮藏中防虫、防霉，如白芷等，且具有漂白增色的作用。近期药理实验显示，由于硫磺熏蒸导致的SO_2残留，对人体具有多种危害，因此，2005 版《中国药典》取消了所有中药材硫磺熏蒸工艺[20]。

崔援军[21]等研究发现，适量的硫磺熏蒸可使山药中的多糖含量升高，但过量使用硫磺，多糖含量反而下降。赵海霞[22]等通过正交设计实验，探讨硫磺熏蒸对山药中活性成分尿囊素的影响，比较了硫磺熏蒸与未熏蒸山药尿囊素的含量差异，结果显示，不同的熏蒸工艺对山药中尿囊素有一定影响，且有随硫磺用量增加，熏蒸时间延长，次数增加而减少的趋势。

现代研究表明，硫磺具有一定毒性，山药经熏蒸后不仅对其有效成分含量有所影响，药材表面还残存了对人体有害的二氧化硫和重金属[23]。研究表明[24] SO_2可引起实验动物多种器官和血液淋巴 DNA 损伤，且随SO_2浓度增加，DNA 损伤加剧，并呈明确的剂量－效应关系，SO_2是一种全身性 DNA 损伤因子。

（二）炮制对山药化学成分的影响

1. 炮制对山药主要活性成分的影响

杨连菊等[25]采用正交设计对麸炒山药炮制工艺进行研究，以 HPLC 法测定的麸炒山药中尿囊素的含量为指标，对炒制温度（60，80，100℃)，炒制时间（10，20，30min)，饮片与辅料比例（100：5，100：10，100：15）三因素三水平进行考察，结果发现辅料用量对尿囊素含量的影响具有显著性意义，炒制温度和时间的影响均无显著性意义。从麦麸作用和经济成本等方面综合考虑，认为药典规定的麦麸用量标准较为适宜，即每 100g 山药加 10g 麦麸。

邓旭坤[26]等借助不同细目的规格筛将不同粒径的麦麸分开，考察不同粒径的麦麸以及商品麦麸过筛与否对麸炒山药外观形状的影响。结果发现，麦麸粒径越小，其在铁锅中冒浓烟的时间越短，越容易出现糊化、粘片和焦化，造成麸炒山药炮制品出现颜色均匀度差，焦片糊片所占份量增加，影响了麸炒山药的外观形状。中药饮片在麸炒时，所用麦麸应过 50 目筛除去微屑以控制灰屑含量。

杨氏[27]通过对不同炮制品中主要活性成分薯蓣皂苷元的含量测定，证明土炒、清炒和麸炒，能促使山药中薯蓣皂苷元的溶出（为生品的 2～3 倍），从而有利于药效作用的发挥和临床疗效的提高。刘斌[28]等对山药不同炮制品水溶性和醇溶性浸出物和尿囊素含量进行了定量比较，结果表明各炮制品水溶性浸出物和醇溶性浸出物含量变化基本相似。尿囊素含量则是麸炒山药最高，炒山药最低。王海波等用反相高效液相色谱法考察麸炒对山药中尿囊素含量的影响，结果发现虽然尿囊素对热不稳定，但炮制品中尿囊素含量较生品均有提高，推出原因可能是由于受热时间较短，尿囊素破坏较少，且炮制增加了尿囊素的溶出所致[29]。

2. 炮制对山药多糖含量的影响

山药多糖具有调节免疫、抗衰老抗氧化等功效[30]。杨武德[31]等采用 DU－70 紫外分光光度计（美国贝克曼）以分析纯为试剂，以葡萄糖为对照品，对山药的不同炮制品进行溶液制备、线性关系考察及换算因素的测定，比较分析几种山药炮制品中多糖的含量。杜绍亮[32]等以苯酚－硫酸法测定了不同炮制方法中怀山药多糖的含量。结果表明，不同炮制方法对怀山药中多糖的含量有不同程度的影响，其中，多糖含量为麸炒 > 生品 > 土炒 > 清炒。麸炒提高了怀山药多糖的含量，清炒及土炒怀山药的多糖含量均比怀山药生品多糖含量低，原因可能是清炒使怀山药直接接触锅底，受热温度较高，使多糖发生降解，而土炒时土的传热温度也较高，使多糖发生降解。麸炒怀山药多糖含量最高，原因可能是麦麸的传热温度比灶心土炒和清炒低，多糖未发生降解，麸炒后煎煮时不至于使怀山药中的淀粉过多地转化为糊精，使药液过分黏稠，影响多糖的溶出。麦麸在作为炒制辅料时，应过筛处理，以除去麸屑。麸炒怀山药以补脾健胃为主，而怀山药生品以补肾涩精、益肺阴为主，可能是经过炒制后怀山药中磷脂成分被破坏一部分，当磷脂成分含量与多糖含量正好在某一比例时，显示出较强的补脾健胃功效。

蔡皓[33]等探讨了山药麸炒前后多糖成分含量及单糖组成的差异，结果：生山药总糖含量为 72.63%，得率为 4.91%；麸炒品总糖含量为 76.44%，得率为 5.73%；单糖组分分析显示，生山药单糖组成摩尔比为 Rha：Glu＝1：2.22，麸炒山药单糖组成摩尔比为 Rha：Glu＝1：3.27。结果表明，山药麸炒后总糖含量有所增加，且麸炒前后其单糖组成比存在一定得差异。

刘晓[34]等以腹腔注射环磷酰胺造免疫低下小鼠模型，MTT 法测定脾脏 T 淋巴细胞增殖，流式细胞技术检测外周血 T 细胞亚群水平。结果发现山药麸炒前后多糖成分对免疫低下小鼠的 T 淋巴免疫功能有明显促进作用，且麸炒后药效增强。

3. 炮制对山药中微量元素的影响

吕峰[35]等对生品及各类炮制品中微量元素进行了分析，结果在山药的各炮制品中，Zn 的成分煎出率最高，Fe、Mn、Mg、Co 4 种元素的煎出率相近，Cu、Cr 最低都在 20% 左右。土炒品除了 Co 元素以外，各种微量元素含量均大大升高，而麸炒品中某些微量元素含量却降低。其原因可能是辅料黄土、麸皮均有一定量的微量元素。土炒要求挂土色，从而不同程度地增加微量元素的含量。麸炒山药，由于麸皮具有吸附作用，可能导致炮制品中某些微量元素的含量降低。

4. 炮制对山药中游离氨基酸含量的影响

王曙东[36]等对山药炮制前后游离氨基酸的含量进行研究分析，测定结果显示炮制后必需氨基酸中的甲硫氨酸与色氨酸含量大为降低，而其他游离氨基酸总含量为土炒品、麸炒品最低。

5. 炮制对山药中总磷脂含量的影响

采用分光光度法测定山药及其炮制品中总磷脂的含量，结果是蜜麸炒 > 麸炒 > 生品 > 米炒 > 土炒 > 炒

焦 > 炒炭。说明山药经炒制后，造成了部分磷脂成分的破坏。

（三）炮制对山药药理作用的影响

山药能刺激小肠运动，促进肠道排空，具有助消化作用；可降低血糖，预防和治疗四氧嘧啶引起的小鼠糖尿病；能增强机体免疫力；有显著的常压耐缺氧作用；有滋补和延缓衰老的作用。

庞国兴[37]等报道，生山药、清炒、土炒、麸炒山药四种炮制品饮片煎剂，对家兔离体肠管节律性活动均有明显作用。在肾上腺素（Adr）产生紧张性降低时，经给予4种山药煎剂能使肠管恢复节律，拮抗作用明显。在乙酰胆碱引起肠管紧张性增高时，给予4种山药煎剂均未见肠管紧张性下降或明显恢复节律性活动。4种山药对肠作用差别并不很大，以清炒、生品、土炒略好。

程林等[38]将生山药及麸炒品的水煎液分为大分子部位、小分子不同极性部位，以及两者的水混悬液为供试品考察其对小鼠胃肠功能的影响作用。结果显示：以胃排空率和肠推进率为指标，生山药与麸炒山药混悬液组与模型组相比有显著差异，麸炒山药水提二氯甲烷部位与模型组相比有极显著差异，麸炒山药水提正丁醇部位与模型组相比有显著性差异。提示山药经麸炒后对脾虚小鼠胃排空率和肠推进率有影响的差异部位有可能存在于麸炒山药水煎液中低极性的二氯甲烷部位，此外，对脾虚小鼠肠推进率有影响的部位还可能存在于中等极性的正丁醇部位。由此推测山药经麸炒后偏于补脾和胃是由于山药经麸炒后增加了焦香气味，而与焦香气味相关的成分是低级性分子所致。

程林[39]等还对生山药及麸炒山药多糖部位对免疫低下小鼠免疫功能调节作用的差异进行了比较，结果显示：山药经麸炒后冷浸提取的多糖较生品具有更强的增强细胞免疫和体液免疫的作用，与麸炒山药临床用于补益方剂用法相符合。

第二节 贮藏

另外，山药块茎采收后以氯化钙溶液浸泡3min，可减轻山药块茎贮藏期间切口腐烂及失重情形的发生；而山药块茎削皮后最适当的处理为以0.05M柠檬酸浸泡1min，再以真空包装贮藏于5℃，可维持柜架寿命达30天以上。

研究表明，山药块茎采收后，其自然休眠时细胞呼吸作用下降，一般约可贮放3个月。冬前收获的块茎，可供应1年，接上翌年9月下旬上市的新山药。山药的块茎较好储存，2℃～5℃的低温时为最佳储藏温度。气温在0℃以下时块茎则受冻腐烂，在7℃以上时则会发芽。

必须选好储藏窖址，要求排水条件好，任何情况下都不能进水，窖内块茎堆积不能太高，一般保持在50cm，上面覆土10cm。要保持一定湿度，防止干燥。从12月份到翌年3月份严寒期间，要增加覆盖，保温防寒，以免受冻。

在入窖前，要认真清洗1次，供贮藏的块茎没有机械伤害，才能耐贮放。带伤带病的块茎严禁入窖，避免1个病薯染烂全窖。有条件的可以再入窖前对块茎进行消毒，在50℃（不可高于50℃）蒸汽或温汤进行消毒，时间控制在60min以内，可防止储藏中的腐烂现象。

山药叶可在储藏库中储存，但须严格控制相应的温度和湿度，需要时还要用塑料薄膜包盖，以保持适当的湿度。可在3月中旬到4月上旬，块茎尚未开始萌动时入库。4月份以前还是放在室外窖中储藏为好，4月份以后入库储存可安全过夏。贮藏时，降低温度，可延长块茎休眠及延后发芽时间，还可减小块茎内碳水化合物的损失。过低的温度如12℃～14℃或以下会产生寒害（chilling injury）现象，将使大部分山药块茎受到严重伤害；贮藏期间山药块茎的失重率及其萌芽状况亦与贮藏温度有关。一般而言，D. alata 块茎在 16℃下可休眠达 4 个月，台农 2 号在 17℃ ±1.5℃的凉温环境下，贮藏效果可达 26 周或更久。17℃ ±1.5℃加上网袋的贮藏方式，既可延长台农 2 号块茎的贮藏寿命，又可抑制萌芽数目及芽的继续伸长，是一种值得推荐的贮藏方式。由美国农业部山药贮藏的资料可知，山药适宜的贮藏温度为 16℃，相对湿度为 70% ~80%，约可贮存 6 个月 ~7 个月，即 26 ~30 周。而恒春山药（D. doryophora）或基隆山药（D. japonica var. pseudojaponica）的块茎贮藏温度则可低至 5℃[40]。

山药在储藏中常见的害虫主要有药材甲（也叫面包蠹）、家茸天牛、缩颈薪甲、阔角谷盗、黑粉虫、谷潜、米象、米黑虫等。

毛山药用麻袋或竹筐盛装；光山药用木箱盛装。贮于通风、干燥、避光处，适宜温度 30℃以下，相对湿度 70% ~75%。

贮藏期间应保持环境整洁、卫生、四壁嵌缝堵洞，减少鼠害。初霉品和轻度虫蛀，可及时晾晒；虫情严重时，可用磷化铝、溴甲烷熏燎；忌用硫磺。有条件的地方可进行密封抽氧充氮养护。现在中药材仓储防虫化学熏蒸剂，在粮食贮藏方面早已不用或禁用，如硫磺、溴甲烷等，或即将停用，如氯化苦。粮储领域目前在积极寻求无公害综合防虫防霉技术，相比之下，中药材仓储研究严重滞后。

参考文献

[1] 王孝涛．历代中药炮制法汇典［M］．江西科学技术出版社，1986.

[2] 明·缪希雍，撰．炮炙大法［M］．人民卫生出版社影印．

[3] 王海波，李忠保，李振国．山药炮制历史沿革的研究［J］．中医研究，2008，21（6）：22 –25.

[4] 李泰荣，廉淑英．怀山药的加工程序［J］．特种经济动植物，1999，2（4）：40.

[5] 董凯，武庆瑞．怀山药的加工炮制［J］．中医研究，1989，2（4）：49.

[6] 冯学锋，杨连菊，格小光．中药材使用硫磺熏蒸方法探源［J］．湖南中医药大学学报，2007，8（27）：374 –376.

[7] 马晓莉，李鹏，韩波，等，山药加工炮制工艺研究［J］．医学研究与教育，2010，27（6）：64 –68.

[8] 韦本辉，甘秀芹，韦威泰，等．怀山无硫加工技术研究初报［J］．广西农业科学，2004，35（6）：507 –508.

[9] 李军琪．不含 SO_2脱水淮山药的生产技术［J］．食品科技，1998，24（2）：30 –31.

[10] 顾振新，张建惠．山药干制新工艺研究［J］．食品工业科技，1994，16（3）：7 –11.

[11] 江明，饶茂阳．脱水山药片的加工工艺研究［J］．安徽农业科学，2006，34（16）：4095.

[12] 黄琪琳，张小波，赵思明．干燥方法对山药片的品质影响［J］．食品科技．2009，35（5）：81 –85.

[13] 国家药典委员会．中华人民共和国药典（一部）［M］．中国医药科技出版社，2010.

[14] 高学琴，李建勋，宋玉萍．山药加工炮制方法及炮制品质量评价［J］．时珍国医国药，2000，11（3）：207 –208.

[15] 吴建华，崔九成．山药炮制方法初探［J］．陕西中医学院学报，2000，23（4）：49 –50.

[16] 卫生部中医研究院中药研究所，卫生部药品生物制品检定所合编．中药炮制经验集成［M］．北京：人民卫生出版社，1963.

[17] 丁赢，赵云岚，刘铁城等，主编．药用动植物种养加工技术—山药、穿山龙［M］．中国中医药出版社．

[18] 龚千峰．中药炮制学［M］．中国中医药出版社，2006.

[19] 马兴民编著．新编中药炮制法［M］．陕西科学技术出版社．

[20] 国家药典委员会．中华人民共和国药典（一部）［M］．北京：化工出版社，2005.

[21] 崔援军，辛爱玲．硫磺熏制对山药多糖含量的影响［J］．安徽医药，2007，11（12）：1101 –1102.

[22] 赵海霞，刘伟．硫磺熏蒸对山药中尿囊素的影响［J］．中草药，2009，40（6）：903 –904.

[23] 赵海霞，刘伟，曹晖，等．硫磺熏蒸对山药中二氧化硫含量的影响［J］．齐鲁药事，2009，28（3）：176.

[24] 孟紫强，张波，秦国华．二氧化硫对小鼠不同脏器 DNA 的损伤作用［J］．中国环境科学，2005，25（4）：424.

[25] 杨连菊，冯学锋，张淑运，等．麸炒山药炮制工艺研究 [J]．中国中药杂志，2009，34（13）：1658－1660.

[26] 邓旭坤，吕晓宇，刘陶世，等．麦麸粒径对麸炒山药外观形状的影响 [J]．时珍国医国药，2006，17（5）：678－379.

[27] 杨梓懿．山药炮制方法研究 [J]．中成药．1987，11（2）：20.

[28] 刘斌，马学诗，李飞．山药不同炮制品成分比较 [J]．中药材．1997，20（4）：185－187.

[29] 王海波，蔡宝昌，李伟东．山药麸炒前后尿囊素含量的比较 [J]．南京中医药大学学报，2004，20（3）：165－166.

[30] 熊平，蒋灵芝，余俊龙．山药多糖研究述评 [J]．中医药学刊，2003，21（11）：1847－1848.

[31] 杨武德，李白玲，冯靖．山药及不同炮制品多糖含量分析 [J]．贵阳中医学院学报，2004，26（3）：61－62.

[32] 杜绍亮，李晓坤，张振凌，等．不同炮制方法对怀山药中多糖含量的影响 [J]．中药材，2010，33（12）：1858－1861.

[33] 蔡皓，傅紫琴，李俊松，等．山药麸炒前后多糖成分的含量及单糖组成研究 [J]．南京中医药大学学报，2008，24（2）：104－107.

[34] 刘晓，蔡皓，傅紫琴，等．山药麸炒前后多糖成分对 T 细胞免疫功能的影响 [J]．2010 中药炮制技术、学术交流暨产业发展高峰论坛论文集，2010：490－494.

[35] 吕峰，杨巨华．山药炮制与微量元素的关系探讨 [J]．中药材，1991，14（9）：31－32.

[36] 王曙东，方明．炮制对山药中游离氨基酸的影响 [J]．中国中药杂志，1990，15（11）：27－28.

[37] 庞国兴，周玉珍．山药对家兔离体肠管活动的影响 [J]．中成药，1989，5.

[38] 程林，陈斌，蔡宝昌．山药及其麸炒品水提液不同极性部位对脾虚小鼠胃肠功能的影响 [J]．南京中医药大学学报，2006，22（3）：168－170.

[39] 程林，陈斌，蔡宝昌．山药及其麸炒品的多糖部位对小鼠免疫功能的影响 [J]．中药新药与临床药理，2006，17（2）：86－89.

[40] 姜芳婷，李明静，史会齐，等．山药的研究 [J]．河南大学学报，2004，23（5）：4－6.

第五章　山药化学成分

一、总论

中国薯蓣属（Dioscorea L）植物含甾体皂苷元的种类约有 21 种，所含的主要皂苷元为薯蓣皂苷元（diosgenin），为合成激素类药物的重要原料。

薯蓣属植物普遍含有 3β－羟基皂苷元类成分，如薯蓣皂苷元及其 C_{25} 位差向异构体－约茂皂苷元，少数种类则含有 3α－羟基皂苷元，如山萆薢（D. *tokoro* Makino）中的约诺皂苷元（yonogenin）及山萆薢皂苷元（tokorogenin）等。

迄今为止，从薯蓣属植物中共分离出 59 个不同的甾体皂苷成分（表 5.1），根据化学结构可将这些甾体皂苷分为以下 4 个类型：3β－羟基－Δ^5（25R）－螺甾烷型；3β－羟基－Δ^5（25S）－螺甾烷型；3α－羟基螺甾烷型和 3β－羟基呋甾烷型（F 环开环）。

大多数皂苷成分是以皂苷元的 3β－羟基与不同种类和不同数量的糖相连而成，也有少数皂苷的糖基连在 1β 或 2β 位的羟基上，如约诺皂苷元及山萆薢皂苷元，另外少数皂苷与阿拉伯糖相连。按照糖与糖之间不同的连接位置又可分成不同的皂苷，如纤细皂苷（gracillin）和盾叶皂苷 A（zingibereninA）所连的糖基种类及数量完全一致，仅仅是内侧葡萄糖上所连的鼠李糖和葡萄糖的位置不同。此外，尚有报道从该属植物中提取出 5，20（22）－二烯呋甾皂苷类成分，如黄山药中的黄山药皂苷 C 及福州薯蓣中的黄山药皂苷 E（dioscoreside E）；从圆果三角叶薯蓣中分离出以麦角甾醇为苷元的圆果三角叶皂苷 A（orbiculatoside A）及从海南萆薢中分离到新的孕甾烷苷及胆固醇烷苷等。

表 5.1　中国薯蓣属植物所含的甾体皂苷简括[1]

英文名 English name	中文名 Chinese name	英文名 English name	中文名 Chinese name
Dioscin	薯蓣皂苷	Gracillin	纤细皂苷
Trillin	延龄草皂苷	Protodioscin	原薯蓣皂苷
Protogracillin	原纤细皂薯蓣皂苷元三葡萄糖苷	Deltonin	三角叶皂苷
22－methoxy－ protogracillin	22－甲氧基－原纤细皂苷	Diosgenin diglucoside	薯蓣皂苷元二葡萄糖苷
Deltoside（a＋b）	水溶性三角叶皂苷（a＋b）	22－methoxy－protodioscin	22－甲氧基－原薯蓣皂苷
Zingiberenin A	盾叶皂苷 A	Spongioside A	海南萆薢皂苷 A
Protozingiberenin A	原盾叶皂苷 A	Zingiberenin B	盾叶皂苷 B
Zingiberoside A1	盾叶皂苷 A1	Protozingiberenin B	原盾叶皂苷 B
Zingiberoside A3	盾叶皂苷 A3	Zingiberoside A2	盾叶皂苷 A2
Protozingiberensis saponin	原盾叶薯蓣皂苷	Zingiberoside A4	盾叶皂苷 A4

续表

英文名 English name	中文名 Chinese name	英文名 English name	中文名 Chinese name
Yononin	约诺皂苷	Zingiberosis new saponin	盾叶新苷
Hypoglaucine A	粉背皂苷 A	Tokoronin	山萆薢皂苷
Hypoglaucine F	粉背皂苷 F	Protohypoglaucine A	原粉背皂苷 A
Dioscoreside A	黄山药皂苷 A	hypoglaucine G	粉背皂苷 G
Dioscoreside C	黄山药皂苷 C	Dioscoreside B	黄山药皂苷 B
Pseudoprotogracillin	伪原纤细皂苷	Dioscoreside E	黄山药皂苷 E
Parvifloside	小花盾叶薯蓣皂苷	Pseudoprotodioscin	伪原薯蓣皂苷
Orbiculatoside A	园果三角叶皂苷 A	Deacylbrownioside	去酰百合皂苷
Zingiberenin E	盾叶皂苷 E	methylparyifloside	甲基小花盾叶薯蓣皂苷

山药为薯蓣科植物薯蓣 *Dioscorea opposita* Thunb. 的干燥根茎，是药用价值很高的“四大怀药”之一。山药含有多种化学成分，含量较大的有淀粉、蛋白质、多糖、黏液质、尿囊素（allantoin），目前从山药中分离得到的化学成分主要有苷类、甾醇类、糖类、氨基酸类、有机酸类以及多种无机元素和微量元素等多种类型的化合物。其他尚有报道提取盐酸多巴胺（dopamine hydrochoride）、四氢异喹啉（tetrahydroisoquino -line）、胆甾醇、麦角甾醇、菜油甾醇、β-谷甾醇、多酚氧化酶、3、4-二羟基苯乙胺、山药碱（batatasin）Ⅰ，Ⅱ，Ⅲ，Ⅳ、Ⅴ等。此外，日本学者 Masashi Tomoda 等从日本栽培的 Dioscorea batatas Decaisne 的根茎中分出了含磷植物黏液多糖蛋白。

现将各类化学成分简要概述如下。

二、山药化学成分定性分析

成分举例

（一）有机酸类

1. 棕榈酸 palmitic acid（又名十六烷酸、软脂酸）[2]

分子式：$C_{16}H_{32}O_2$

结构式：

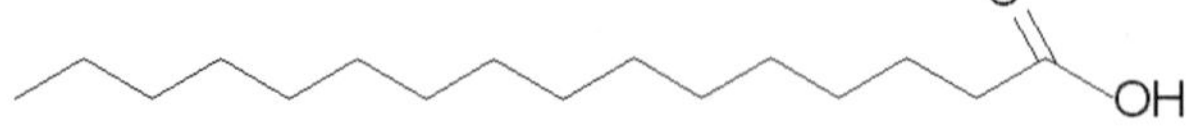

理化性质：白色晶体（石油醚），mp58～60℃。

显色反应：溴甲酚绿显黄色。

EI-MS：m/z 256 $[M]^+$。

2. 油酸 oletic acid[3]

分子式：$C_{18}H_{34}O_2$

结构式：

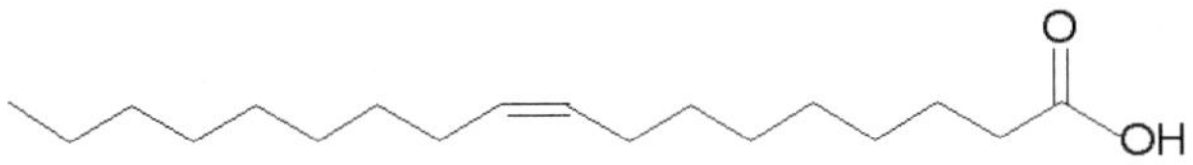

理化性质：白色脂（膏）状物。

显色反应：溴甲酚绿显黄色。

光谱数据：

EI－MS：m/z　282［M］$^+$；

负离子 FAB－MS：m/z　281［M－H］$^-$；

^{1}H－NMR（$CDCl_3$，400MHz）δ5.34（m），2.34（t，J=7.6Hz），2.01（m），1.61（m），0.87（t，J=6.8Hz）。

经 TLC 与油酸标准品对照，在各种溶剂系统下 Rf 值均为一致。

3. **壬二酸（azelaic acid）**[4~5]

分子式：$C_9H_{16}O_4$

结构式：

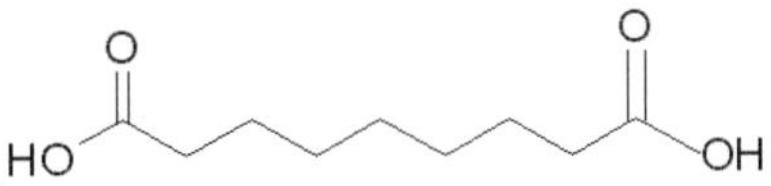

理化性质：白色晶体（氯仿），无色透明片状结晶（石油醚－乙醚－甲醇），mp103～105℃，水溶液呈酸性。

显色反应：溴甲酚绿显黄色。

光谱数据

ESI－MS：m/z 187［M－H］$^-$；

IR（KBr）cm^{-1}：3000～2500，1700（－COOH），1465（$-CH_2-$）；

^{1}H－NMR（CD_3CO CD_3，400MHz）　δ2.25（4H，t，J＝7.4Hz，H－2，8），1.57（4H，t，J＝5.5Hz，H－3，7），1.33（6H，m，H－4，5.6）；

^{13}C－NMR　（CO_3COCD_3，100MHz）δ174.3（1，C－9），33.5（C－2，8），28.3（C－4，5，6），24.3（C－3，7）。

（二）甾醇类

4. **β－谷甾醇（β－Sitosterol）**[6~7]

分子式：$C_{29}H_{50}O$

结构式：

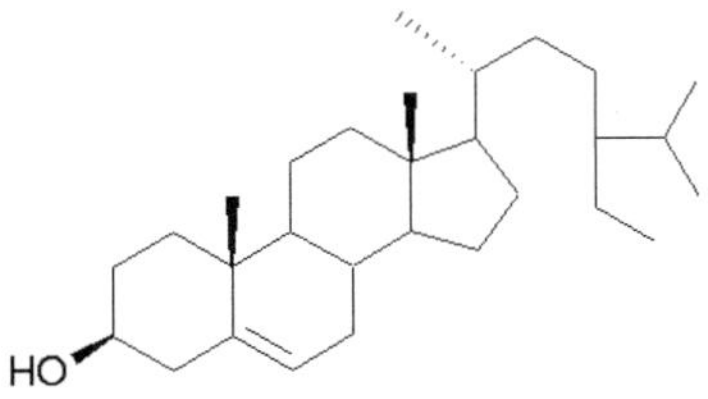

理化性质：白色针晶（石油醚），易溶于氯仿，mp136～137℃。

显色反应：硫酸－乙醇（10%）显紫红色。

光谱数据：

^{13}C－NMR（$CDCl_3$）δ36.6（C－1），29.7（C－2），71.8（C－3），46.0（C－4），140.8（C－5），121.7（C－6），31.7（C－7），32.0（C－8），50.3（C－9），36.2（C－10），28.3（C－11），39.9（C－12），42.4（C－13），56.9（C－14），26.3（C－15），29.3（C－16），56.2（C－17），11.9（C－18），19.8（C－19），32.0（C－20），19.4（C－21），34.1（C－22），24.3（C－23），37.3（C－24），19.1（C－25），12.0（C－26），23.2（C－27），21.1（C－28），18.8（C－29）。

5. β－谷甾醇醋酸酯 β－sitosterol acetate[7]

分子式：$C_{31}H_{52}O_2$

结构式：

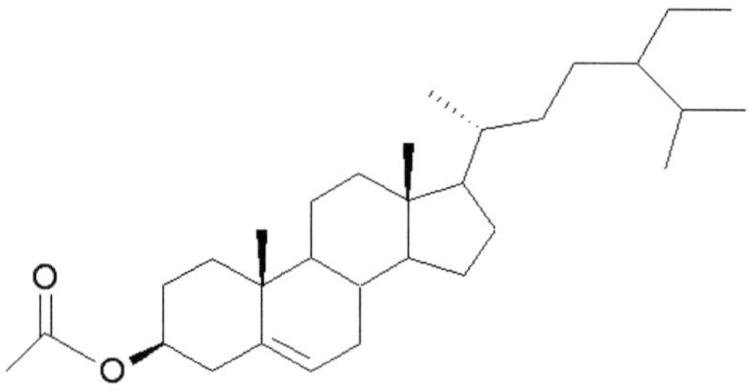

理化性质：白色粉末，易溶于二氯甲烷。

显色反应：硫酸－乙醇（10%）显紫红色。

光谱数据

EI－MS：m/z 396［M－HOAC］$^+$，m/z 456［M］$^+$；

IR（KBr）cm^{-1}：2958，2939，2868，1730，1466，1373，1261，1040，958；

^1H－NMR（$CDCl_3$，400MHz）δ5.37（1H，brd，J＝4.0Hz，H－6），4.60（1H，m，H－3），2.03（3H，s，$COOCH_3$），1.02，0.68（each，3H，d，2×CH_3），0.92，0.83，0.81（each，3H，d，3×CH_3），0.84（3H，t，28－H）。

6. 豆甾醇（stigmasterol）

分子式：$C_{29}H_{48}O$

结构式：

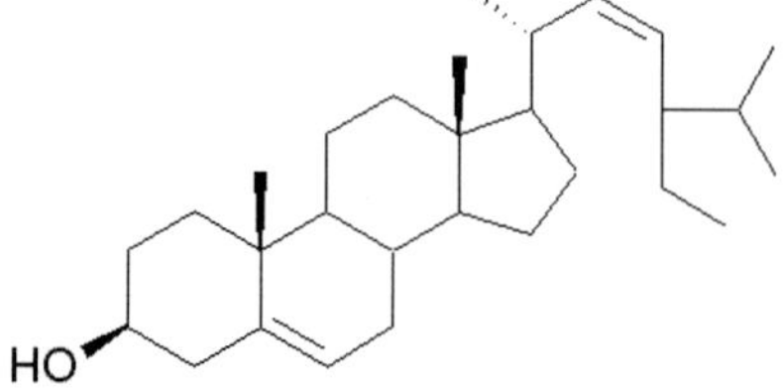

理化性质：白色针状结晶，mp168℃～169℃，与磷钼酸显色为蓝色，与硫酸乙醇显色为紫红色。

薄层：与豆甾醇对照品共薄层层析，Rf值相同。

7. 7－羰基－β－谷甾醇 7－carbonyl－sitosterol[8~9]

分子式：$C_{29}H_{48}O_2$

结构式：

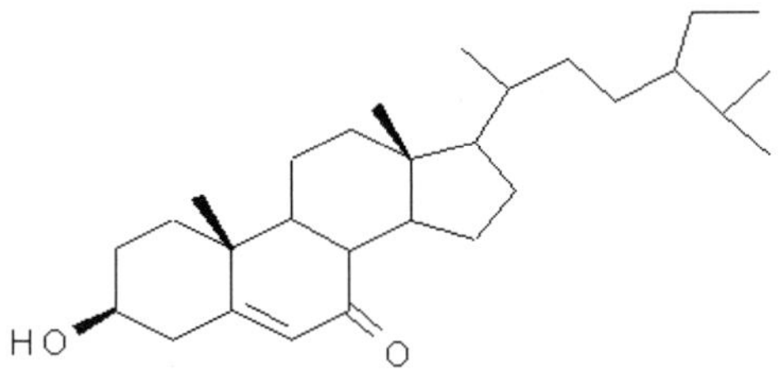

理化性质：无色柱状晶体（CH_3COCH_3），mp119℃～121℃。

光谱数据

EI－MS：m/z　428［M^+］，410［M^+-H_2O］，395［M^+-H_2O-Me］，287［$C_{19}H_{27}O_2$］，269［$C_{19}H_{25}O_5$］；

^{1}H－NMR（$CDCl_3$，400MHz）δ5.69（1H，s，H－6），3.69（1H，m，H－3），2.24（1H，t，J＝11.2Hz，H－8），1.20（3H，s，H－19），0.92（3H，d，J＝6.5Hz，H－21），0.84（3H，t，J＝6.5Hz，H－27），0.83（3H，d，J＝6.5Hz，H－29），0.80（3H，d，J＝6.5Hz，H－26），0.68（3H，s，H－18）；

^{13}C－NMR（$CDCl_3$，100MHz）δ202.3（C－7），165.1（C－5），126.2（C－6），70.5（C－3），54.7（C－17），49.9（C－9），45.8（C－8），45.4（C－24），43.1（C－13），41.8（C－4），38.7（C－12），38.3（C－10），36.3（C－1），36.1（C－20），33.9（C－22），31.2（C－2），29.1（C－25），28.6（C－16），26.3（C－15），26.1（C－3），23.1（C－28），21.2（C－11），19.8（C－26），19.0（C－27），18.9（C－21），17.3（C－18），11.9（C－19），11.9（C－29）。

（三）环肽，小分子多肽类

8. 环（苯丙氨酸－酪氨酸）cyclo－（Phe－Tyr）[10~11]

分子式：$C_{18}H_{18}O_3N_2$

结构式：

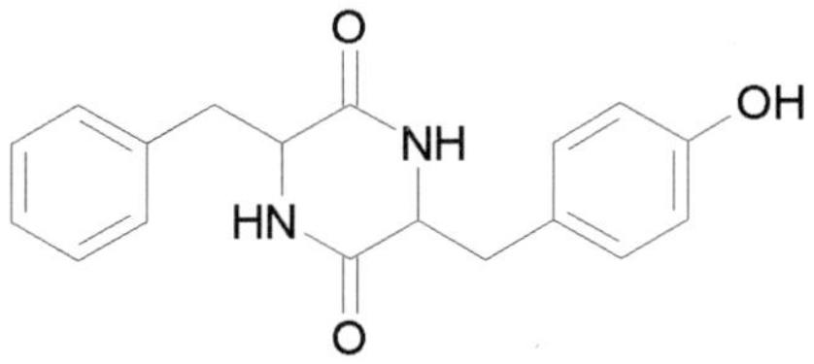

理化性质：白色粉末（甲醇），mp 295～297℃［α］$_D^{20}$－117.6°（DMSO，c 0.30）。

光谱数据

UV：λ_{max}（MeOH）：278nm；223nm；202.5；

IR（KBr）$\nu_{max}$$cm^{-1}$：3537（NH），3222（OH），3032，2924，2855，1677，1657（C＝O），1615，1516，1496，1465（phenylgroup）cm^{-1}；

ESI－MS：m/z 333 ［M＋Na］$^+$（$C_{18}H_{18}O_3NaN_2$）；

EI－MS（70ev）：m/z（rel. int）：310［M］$^+$（3），204（45），113（42），107（100），91（55），85（16），77（23），65（13），57（10）；

FAB$^+$－MS：m/z 310（M$^+$），282.85；

^{1}H－NMR（DMSO－d_6，400MHz）δ9.09（1H，s，OH），7.14（2H，t，H－6，8），7.06（1H，d，h－7），6.89（2H，d，J=7.2Hz，H－5，9），6.70（2H，d，J=8.4Hz，H－15，19）。6.50（2H，d，J=Hz，H－16，18），3.97（1H，t，J=5.2Hz，H－2，12），2.60（2H，m，H－3），2.19（2H，m，H－13）

^{13}C－NMR（DMSO－d_6，100MHz）δ166.2（C－10），166.1（C－20），156.0（C－17），136.6（C－4），130.7（C－15，19），129.7（C－5，9），128.1（C6，8），126.5（C－14），126.4（C－7），115.0（C－16，18），55.7（C－12），55.4（C－2），39.5（C－13），38.8（C－3）。

9. 环（酪氨酸－酪氨酸）cyclo－（Tyr －Tyr）[12]

分子式：$C_{18}H_{18}N_2O_4$

结构式：

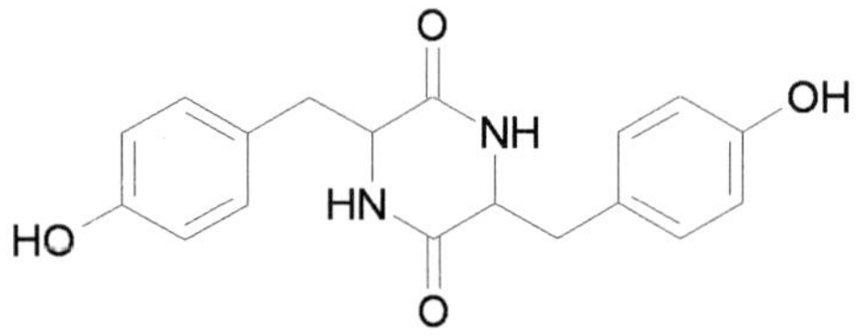

理化性质：白色粉末（甲醇），mp 245℃～247℃。

光谱数据

ESI－MS：m/z 349［M＋Na］$^+$；

^{1}H－NMR（Pyrd_6，400MHz）δ11.40（1H，brs，7－OH），9.16（1H，s，NH），7.35（2H，d，J=8.0Hz，H－6，8），7.11（2H，d，J=8.0Hz，H－5，9），3.30（1H，m，H－2），2.75（2H，m，H－3）；

^{13}C－NMR（Pyrd_6，100MHz）δ169.2（C－10），159.6（C－7），133.5（C－5，9），128.6（C－6，8），118.0（C－4），59.4（C－2），42.3（C－3）。

（四）酯类

10. 柠檬酸单甲酯（6－methyl citrate）[13]

分子式：$C_7H_{10}O_9$

结构式：

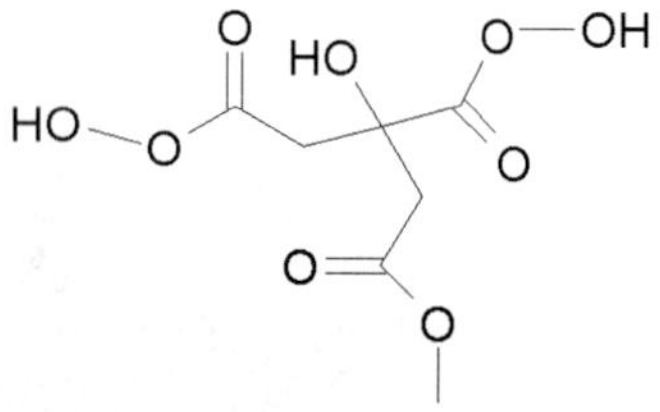

理化性质：无色方晶，mp 168℃～171℃。

光谱数据

IR（KBr）ν_{max} cm^{-1}：3394，3232，3020，2962，2606，1754，1712，1441，1421，1350，1240，1211，1187，1151，1081，961，776，603；

FAB－MS：m/z　207［M＋H］$^+$，189，161，143，129；

ESI－MS：m/z　229［M＋Na］$^+$；

^{1}H－NMR（CD_3OD，400MHz）δ3.69（3H，s，6－OCH_3），2.91（2H，d，J＝15.3，H－2a，4a），2.80（2H，d，J＝15.3Hz，H－2b，4b）；

^{1}H－NMR（C_5D_5N，400MHz）δ12.71（each 1H，br. s，1，5－COOH），3.88（3H，s，7－CH_3），3.54，3.44（each 2H，AB system，d，J＝15.2Hz，2，4－CH_2）；

^{13}C－NMR（C_5D_5N，100MHz）δ175.6（s，C－6），173.7（s，C－1，C－5），75.1（s，C－3），52.9（q，C－7），45.1（t，C－2，C－4）。

11. 柠檬酸双甲酯（1，5－dimethyl citrate）

分子式：$C_8H_{12}O_8$

结构式：

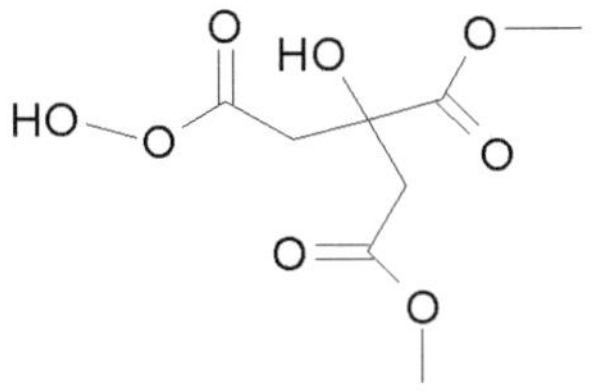

理化性质：无色片晶（甲醇），mp 90℃～92℃。

光谱数据

IR（KBr）ν_{max} cm^{-1}：3471，3429，2996，2965，2553，2477，1742，1717，1441，1321，1300，1262，1252，1214，1127，983；

ESI－MS：m/z 243［M＋Na］$^+$，EI－MS（70ev）221［M］$^+$，189，171，143，129，116，101，84，69，59；

^{1}H－NMR（CD_3OD，400MHz）δ3.68（each 3H，s，1－OCH_3，5－OCH_3），2.83（2H，d，J＝15.3，H－2a，4a），2.67（2H，d，J＝15.3Hz，H－2b，4b）；

^{13}C－NMR（CD_3OD，100MHz）δ176.3（s，C－6），171.8（s，C－1，C－5），74.2（s，C－3），52.2（q，C－7，C－8），44.0（t，C－2，C－4）。

12. 柠檬酸三甲酯（trimethyl citrate）[14]

分子式：$C_9H_{14}O_7$

结构式：

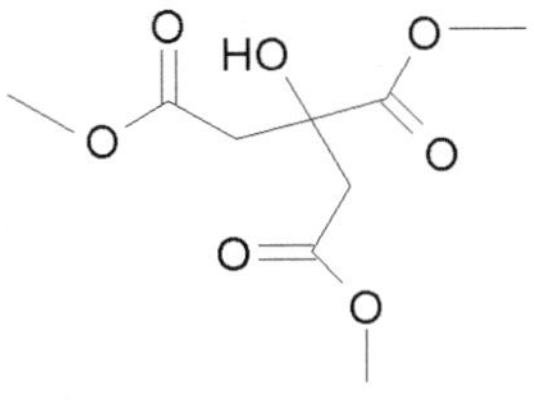

理化性质：无色片晶，mp 72℃~73℃。

光谱数据

IR（KBr）ν_{max} cm^{-1}：3460，2950，1750，1445，1405，1380，1340，1300，1220，1125，1080，1010，1050，990，960，900，850，810。

ESI－MS：m/z 257 $[M+Na]^+$；

^{1}H－NMR（CD_3OD，400MHz）δ3.82（each 3H，s，1－OCH_3，5－OCH_3），3.70（3H，s，6－OCH_3），2.89（2H，d，J=15.2，H－2a，4a），2.83（2H，d，J=15.2Hz，H－2b，4b）；

^{13}C－NMR（CD_3OD，100MHz）δ174.31（C－6），170.8（C－1，5），73.5（C－3），52.9（C－8），51.0（C－7，9），43.1（C－2，4）。

（五）皂苷及苷元

13. 薯蓣皂苷元（diosgenin）[15~16]

分子式：$C_{27}H_{42}O_3$

结构式：

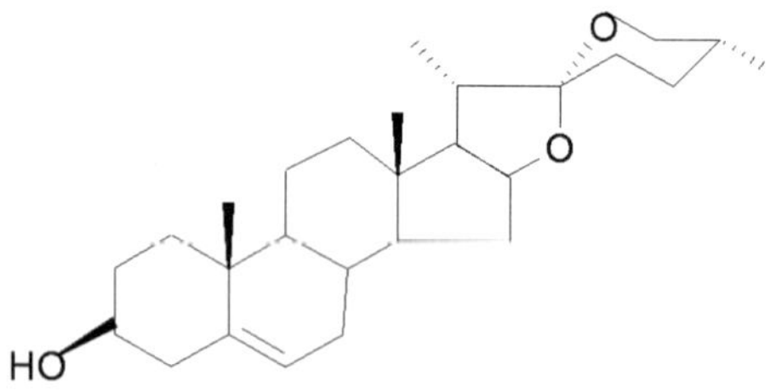

理化性质：白色簇状结晶（石油醚－丙酮），mp 205~207℃[17]。

显色反应：10%硫酸－乙醇显紫红色，Liebermann－Burchard反应阳性，Molish反应呈阴性，遇A试剂（Anisaldehyde）显黄色，遇E试剂不显色，提示该化合物为螺甾皂苷元类化合物。

光谱数据

IR（KBr）ν_{max} cm^{-1}：3421（OH），980，922，899，864（922<899，示为25R螺甾烷）；

正离子ESI－MS：*m/z* 415 $[M+H]^+$；负离子响应不明显，提示相对分子量为414；

^{1}H－NMR（$CDCl_3$，300MHz）δ0.75（3H，d，J=5.7Hz，27－CH_3），0.81（3H，s，18－CH_3），0.94（3H，d，J=6.6Hz，21－CH_3），1.02（3H，s，19－CH_3），3.37~3.40（1H，m，H－26α），3.57~3.60（1H，m，H－26β），4.40（1H，dd，J=7.2，7.5Hz，H－16），5.34（1H，t，J=2.1Hz，H－6）；

^{13}C－NMR（$CDCl_3$，75MHz）δ37.2（C－1），31.6（C－2），71.3（C－3），42.3（C－4），140.8（C－5），121.4（C－6），32.0（C－7），31.4（C－8），50.1（C－9），36.6（C－10），20.9（C－11），39.8（C－12），40.3（C－13），56.2（C－14），31.8（C－15），80.8（C－16），62.1（C－17），16.2（C－18），19.4（C－19），41.6（C－20），14.5（C－21），109.2（C－22），31.5（C－23），28.6（C－24），30.3（C－25），66.8（C－26），17.1（C－27）。

14. 薯蓣皂苷酮（diosgenone）[17]

理化性质：无色针状结晶（环己烷－乙酸乙酯），mp 174℃~176℃。

显色反应：Liebermann－Burchard反应呈阳性，Molish反应呈阴性。遇A试剂显黄色，遇E试剂不显色，提示该化合物为螺甾皂苷元类化合物。

光谱数据

IR（KBr）$\nu_{max}cm^{-1}$：2948，2873，1678（C＝O），1619，1462，1383，1342，1181，1099，1054，1009，980，922，899，964（922＜899，示为25R螺甾烷），860；

ESI－MS：*m/z*　413［M＋H］$^+$；负离子响应不明显，提示相对分子量为412；

^{1}H－NMR（$CDCl_3$，300MHz）δ5.73（1H，s，H－4），4.40（1H，m，H－16），3.46（1H，H－26），3.36（1H，H－26），1.20（3H，s，CH_3－19），0.97（3H，d，J＝6.90Hz，CH_3－21），0.82（3H，s，CH3－18），0.79（3H，d，J＝6.34Hz，CH_3－27）；

^{13}C－NMR（$CDCl_3$）δ199.49（C－3），171.16（C－5），123.94（C－4），109.25（C－22），80.61（C－16），66.86（C－26）。

与薯蓣皂苷元的^{13}C－NMR比较，多了1个δ199.49的季碳和δ121.45的叔碳分别向低场位移到δ171.16，123.94，推测有与双键共轭的酮羰基在3位，双键在4（5）位。与薯蓣皂苷元的^{1}H－NMR比少了δ3.40处的羰基碳上的氢。

15. 薯蓣皂苷元－3，6－二酮（diosgenin－3，6－dione）

分子式：$C_{27}H_{38}O_4$

结构式：

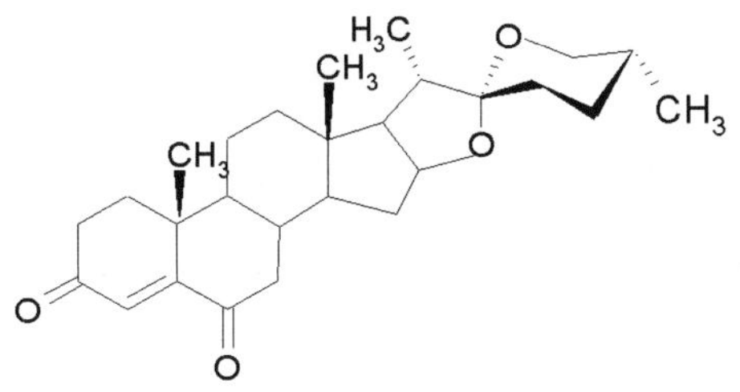

理化性质：白色无定性粉末。

显色反应：Liebermann－Burchard反应呈阳性，Molish反应呈阴性。遇A试剂显黄色，遇E试剂不显色，提示该化合物为螺甾皂苷元类化合物。

光谱数据

IR（KBr）$\nu_{max}cm^{-1}$：1693（C＝O），983，922，899，868（922＜899，示为25R螺甾烷）；

ESI－MS：*m/z*　427［M＋H］$^+$；负离子响应不明显，提示相对分子量为426；

^{1}H－NMR（$CDCl_3$，300MHz）δ1.19（3H，s，CH_3－19），δ0.84（3H，s，CH_3－18），δ0.80（3H，d，J＝6.34Hz，CH_3－27）和δ0.99（1H，d，J＝6.90Hz，CH_3－21）为甾体皂苷元上4个甲基氢信号。δ6.19（s）为1个sp^2杂化的氢信号。从^{13}C－NMR及DEPT135谱中可以看出甾体皂苷元27个碳信号，其中，δ14.5，16.3，17.1，17.6为4个甲基信号，结合HSQC谱可以将这些碳信号分别归属为C－21，C－18，C－27，C－19；9个亚甲基信号；8个次甲基信号；6个季碳信号，包括两个羰基信号δ201.8，199.3。

表 5.2 化合物 13，14，15 的[13]C－NMR 数据（$CDCl_3$，100MHz）

碳位	薯蓣皂苷元	薯蓣皂苷酮	薯蓣皂苷元－3，6－二酮
1	37.2	35.7	35.5
2	31.6	34.0	34.0
3	71.7	199.4	199.3
4	42.3	123.9	125.7
5	140.8	171.1	160.6
6	121.4	32.8	201.8
7	32.4	32.2	46.8
8	31.5	35.2	33.7
9	50.1	53.8	50.9
10	36.7	38.7	39.8
11	20.9	20.8	20.7
12	39.8	39.7	39.2
13	40.3	40.4	40.5
14	56.5	55.7	56.3
15	31.9	31.7	31.5
16	80.8	80.6	80.3
17	62.1	62.1	61.9
18	16.4	16.4	16.3
19	19.4	17.4	17.6
20	41.6	41.7	41.7
21	14.5	14.5	14.5
22	109.3	109.3	109.3
23	31.4	31.4	31.4
24	28.8	28.8	28.8
25	30.3	30.3	30.3
26	66.9	66.9	66.9
27	17.1	17.1	17.1

16. 薯蓣次苷 A prosapogenin A of dioscin[18～19]

薯蓣皂苷元－3－O－α－L－鼠李吡喃糖基（1→2）β－D－葡萄吡喃糖苷。

分子式：$C_{39}H_{62}O_{12}$

结构式：

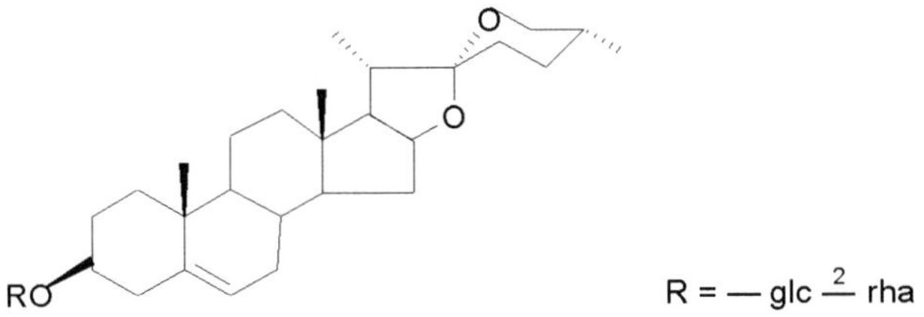

理化性质：无色针状结晶（甲醇），mp 266℃～267℃（分解）。

显色反应：Liebermann－Burchard 反应呈阳性。

光谱数据

IR（KBr）$\nu_{max}cm^{-1}$：3200～3600（OH），1630（C＝C），1000～1100，910，900（910＜900），875，830。IR 提示具有 25D－螺甾烷边链（900＞910）；

FAB－MS：m/z 723［M＋H］$^+$；

^{1}H－NMR：δ0.67（3H，d，J＝5.44Hz，$C_{27}-H_3$），0.81（3H，s，$C_{18}-H_3$），1.06（3H，s，$C_{19}-H_3$），1.14（3H，d，J＝6.8Hz，$C_{21}-H_3$），1.77（3H，d，J＝6.2Hz，rha，C_6-H_3），4.64（1H，d，J＝6.5Hz，glc，C_1－H），6.39（1H，s，rha，C_1－H）；

核磁数据：

^{13}C－NMR（C_5D_5N，100MHz）：δ 37.51（C－1）；30.20（C－2）；78.34（C－3）；38.99（C－4）；140.83（C－5）；121.77（C－6）；32.23（C－7）；31.82（C－8）；50.26（C－9）；37.16（C－10）；21.10（C－11）；39.85（C－12）；40.46（C－13）；56.63（C－14）；32.32（C－15）；81.12（C－16）；62.89（C－17）；16.35（C－18）；19.43（C－19）；41.97（C－20）；15.07（C－21）；109.26（C－22）；31.69（C－23）；29.27（C－24）；30.61（C－25）；66.86（C－26）；17.34（C－27）；100.33（C－1′）；79.77（C－2′）；77.82（C－3′）；71.79（C－4′）；77.89（C－5′）；62.64（C－6′）；102.12（C－1″）；72.62（C－2″）；72.88（C－3″）；74.18（C－4″）；69.54（C－5″）；18.72（C－6″）。

17. 薯蓣次苷 B prosapogenin B of dioscin

薯蓣皂苷元－3－O－α－L－鼠李吡喃糖基（1→4）β－D－葡萄吡喃糖苷。

理化性质：无色针状结晶（甲醇），mp 265℃～268℃（分解）。

该化合物经酸水解得薯蓣皂苷元、葡萄糖及鼠李糖（1∶1）。

18. 薯蓣皂苷（dioscin）[20～21]

薯蓣皂苷元－3－O－α－L－鼠李吡喃糖基（1→2）［α－L－鼠李吡喃糖基（1→4）］β－D－葡萄吡喃糖苷。

分子式：$C_{45}H_{72}O_{16}$

结构式：

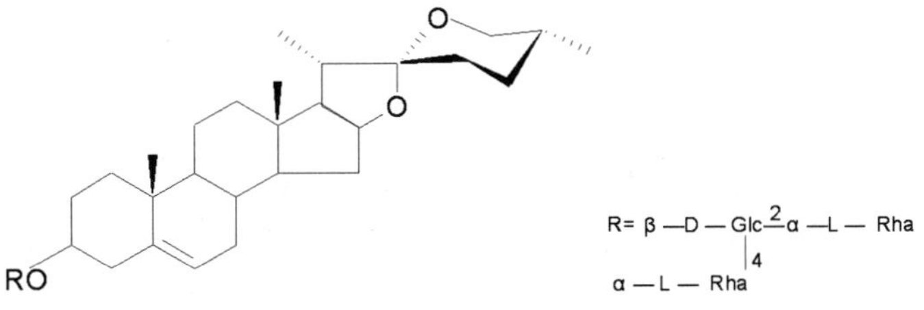

理化性质：无色针状结晶（甲醇），易溶于吡啶，可溶于甲醇、乙醇，难溶于水。mp 290℃～295℃（分解）。

显色反应：Liebermann－Burchard 反应呈阳性，Molish 反应呈阳性。

光谱数据

IR（KBr）$\nu_{max}cm^{-1}$：3150～3600（OH），1633（C＝C），1010～1090，980，915，900（900＞915），835，810；

正离子 FAB－MS：m/z 891.3［M＋Na］$^+$，869.5［M＋H］$^+$，723.5［M＋H－146］$^+$，577.4［M＋H－146－146］$^+$，415.4［M＋H－146－146－162］$^+$，提示化合物Ⅰ至少含有三个糖，其中一个为六碳糖，两个为甲基五碳糖；

^{1}H－NMR（C_5D_5N）：δ0.69（3H，d，J＝5.10Hz，$C_{27}-H_3$），0.82（3H，s，$C_{18}-H_3$），1.04（3H，s，$C_{19}-H_3$），1.13（3H，d，J＝6.9Hz，$C_{21}-H_3$），1.75（3H，d，J＝6.16Hz，rha，C_6-H_3），1.80（3H，d，J＝7.9Hz，rha，C_6-H_3），4.94（1H，d，J＝6.84Hz，glc. C_1－H），5.84（1H，s，rha. C_1－H），6.38（1H，s，rha，C_1－H）。

其中，δ0.69（3H，d，J＝5.7Hz，CH_3－27），0.82（3H，s，CH_3－18），1.04（3H，s，CH_3－19），1.13（3H，d，J＝6.9Hz，CH_3－21），分别为苷元上的四个甲基质子的特征化学位移；δ1.62（3H，d，J＝6.0Hz，CH3－rha），1.76（3H，d，J＝6.2Hz，CH3－rha）分别为两个甲基五碳糖的甲基质子的信号；δ4.94（1H，d，J＝7.5Hz），5.85（1H，s），6.39（1H，s）分别为三个糖的端基质子信号；δ5.30（1H，brs，H－6）为5、6为双键的特征信号；

^{13}C－NMR（C_5D_5N）δ100.3，102.0，102.9 为三个糖的端基碳；δ16.3，19.4，15.0，17.3 分别为苷元上四个甲基的信号，δ18.5 和 18.7 为甲基五碳糖的甲基信号；

对比薯蓣次苷 A 的^{13}C－NMR：苷元部分的化学位移值完全吻合，C 糖部分的化学位移值比苷 B 增加 δ102.98 和对应 δ18.67ppm 即增加一分子鼠李糖。而内侧葡萄糖 C_4低场位移 6.04ppm（71.95—77.99），C_3，C_5分别高场位移 5.38（77.93—72.55）1.33ppm（78.26—76.93）说明该鼠李糖 C_1连接在内测葡萄糖 C_4位上。该化合物经酸水解得薯蓣皂苷元、葡萄糖及鼠李糖（1∶2）。具体碳谱数据见表 5.3－5.4。

19. 原薯蓣皂苷（protodioscin）

26－O－β－D－吡喃葡萄糖基－25（R）－22－羟基－呋甾－$\Delta^{5(6)}$－烯－3β，26－二羟基－3－O－α－L－吡喃鼠李糖基－（1→2）－［α－L－吡喃鼠李糖基－（1→4）］－β－D－吡喃葡萄糖苷

分子式：$C_{45}H_{72}O_{16}$

结构式：

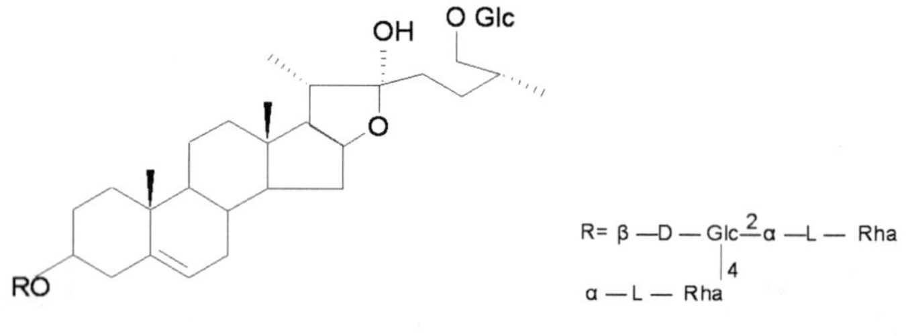

理化性质：白色粉末，易溶于水和吡啶，可溶于甲醇，乙醇。mp 295℃～297℃（分解）。

显色反应：Liebermann－Burchard 反应呈阳性，Molish 反应呈阳性。（说明此化合物为一呋喃型甾体皂苷）。

光谱数据

FAB－MS：m/z 1031.0 [M＋H－H_2O]$^+$，869.2 [M＋H－H_2O－162]$^+$，723.2 [M＋H－H_2O－162－146]$^+$，577.2 [M＋H－H_2O－162－146－146]$^+$，415.3 [M＋H－H_2O－162－146－146－162]$^+$，提示化合物Ⅱ含有两个六碳糖，两个甲基五碳糖；

^1H－NMR（C_5D_5N）δ0.88（3H，s，CH_3－18），0.97（3H，d，J＝6.6Hz，CH_3－27），1.04（3H，s，CH_3－19），1.31（3H，d，J＝6.6Hz，CH_3－21）分别为苷元上的四个甲基质子的信号，δ1.61（3H，d，J＝6.3Hz，CH3－rha），1.75（3H，d，J＝6.2Hz，CH3－rha）分别为两个甲基五碳糖的甲基质子的信号；δ4.80（1H，d，J＝7.7Hz），4.93（1H，d，J－7.2Hz），5.83（1H，s），6.39（1H，s）分别为四个糖的端基质子信号；δ5.28（1H，brs，H－6）为5、6为双键的特征信号；

^{13}C－NMR（C_5D_5N）δ 100.3，102.0，102.9，105.0 分别为四个糖的端基质子；δ16.5，19.4，16.5，17.5 分别为苷元上四个甲基的信号，δ18.5 和 18.7 为甲基五碳糖的甲基信号；具体^{13}C－NMR 数据见表5.4。

该化合物经酸水解得薯蓣皂苷元、葡萄糖及鼠李糖（1：2）。用β－D－葡萄糖苷酶酶解化合物Ⅱ，得到化合物18 薯蓣皂苷和葡萄糖。

20. 原纤细薯蓣皂苷（Protogracillin）

26－O－β－D－吡喃葡萄糖基－25（R）－22－羟基－呋甾－$\Delta^{5(6)}$－烯－3β，26－二羟基－3－O－α－L－吡喃鼠李糖基－（1→2）－［β－D－吡喃葡萄糖基－（1→3）］－β－D－吡喃葡萄糖苷。

结构式：

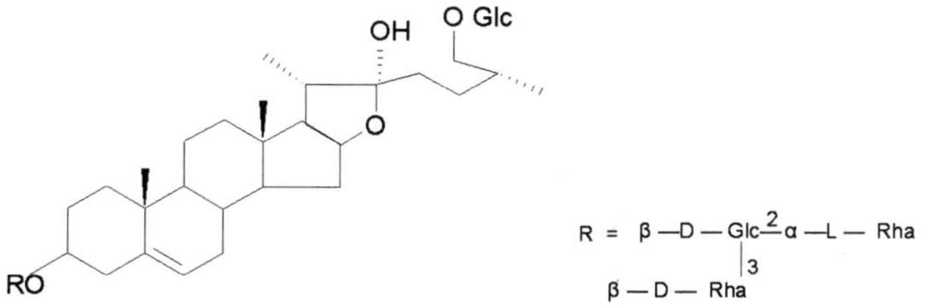

理化性质：白色粉末，易溶于吡啶和水，可溶于甲醇和乙醇。mp 244℃～248℃（分解）。

显色反应：Liebermann－Burchard 反应呈阳性，Molish 反应呈阳性，Ehrlich 反应呈阳性。（说明此化合物为一呋喃型甾体皂苷）。

光谱数据

IR（KBr）$\nu_{max}cm^{-1}$：3100～3600（OH），1630（C＝C）1000～1100；

FAB－MS：m/z1047.6 [M＋H－H_2O]$^+$，1076 [M＋H]$^+$，885.5 [M＋H－H_2O－162]$^+$，739.5 [M＋H－H_2O－162－146]$^+$，723.2 [M＋H－H_2O－162－162]$^+$，577.4 [M＋H－H_2O－162－146－162]$^+$，415.4 [M＋H－H_2O－162－146－162－162]$^+$，提示化合物Ⅲ含有三个六碳糖，一个甲基五碳糖；

^1H－NMR（C_5D_5N）δ0.79（3H，s，$C_{18}－H_3$），0.98（3H，d，J＝6.6Hz，$C_{21}－H_3$），1.04（3H，s，$C_{19}－H_3$），1.18（3H，d，J＝6.6Hz，$C_{27}－H_3$），δ1.74（3H，d，J＝6.16Hz，rha. $C_6－H_3$），3.25（3H，s，－OCH_3），δ4.81（1H，d，J＝7.76Hz，glc. C_1－H），4.94（1H，d，J＝7.04Hz，glc. C_1－H），5.08（1H，d，J＝7.68Hz，glc. C_1－H），6.36（1H，s，rha. C_1－H）。

其中，δ0.79（3H，s，CH_3－18），0.98（3H，d，J＝6.6Hz，CH_3－21），1.04（3H，s，CH_3－19），1.18（3H，d，J＝6.6Hz，CH_3－27）分别为苷元上的四个甲基质子的信号，δ1.74（3H，d，J＝6.16Hz，

CH_3 - rha）为甲基五碳糖上甲基质子的信号；δ4.81（1H，d，J=7.76Hz），4.94（1H，d，J=7.04Hz），5.08（1H，d，J=7.68Hz），6.36（1H，s）分别为四个糖的端基质子信号；δ5.29（1H，brs，H-6）为5、6为双键的特征信号；

^{13}C - NMR（C_5D_5N）δ 100.0，102.2，104.6，105.0分别为四个糖的端基质子；δ16.5，19.3，16.9，17.5分别为苷元上四个甲基的信号，δ18.7为甲基五碳糖的甲基信号；其苷元部分的化学位移值 C_{22} 由δ109.3ppm向低场位移到112.75ppm，C_{17}，C_{21}，C_{25} 分别低场位移，C_{20}，C_{23} 分别高场位移，进一步说明F环为呋甾醇外，C_{22} 还连有甲氧基δ47.36（^1H - NMRδ3.27ppm—OCH_3）。糖部分的化学位移值表明原纤细薯蓣皂苷的 C_3 位连有同原薯蓣皂苷相同的糖链外，还有一葡萄糖连于苷元 C_{26} 位上。用β-D-葡萄糖苷酶酶解化合物原纤细薯蓣皂苷，得到纤细薯蓣皂苷和葡萄糖。经酸水解的薯蓣皂苷元，水解液中含有葡萄糖和鼠李糖，比例为3：1。具体 ^{13}C - NMR数据见下表：

表5.3　化合物18~20 ^{13}C - NMR谱化学位移（δ in pyridine - *d5*）

苷元	薯蓣皂苷	原薯蓣皂苷	原纤细薯蓣皂苷	糖基	薯蓣皂苷	原薯蓣皂苷	原纤细薯蓣皂苷
1	37.5	37.5	37.5	1	100.3	100.0	
2	30.2	30.2	30.1	2	78.1	78.1	78.7
3	78.7	77.8	77.7	3	77.0	77.0	89.6
4	39.0	39.0	38.7	4	78.0	78.6	69.6
5	140.8	140.8	140.8	5	77.8	77.8	77.9
6	121.9	121.9	121.9	6	61.3	61.3	62.4
7	32.2	32.4	32.4	2Rha			
8	31.9	31.7	31.7	1	102.0	102.0	102.2
9	50.3	50.4	50.4	2	72.5	72.6	72.8
10	37.2	37.2	37.2	3	72.7	72.8	72.5
11	21.1	21.1	21.1	4	74.2	74.2	74.1
12	39.9	40.0	40.0	5	69.5	69.5	69.6
13	40.5	40.8	40.8	6	18.5	18.5	18.7
14	56.7	56.6	56.6		4Rha	4Rha	3Glc
15	32.5	32.3	32.3	1	102.9	102.9	104.6
16	81.1	81.1	81.1	2	72.6	72.6	75.0
17	62.9	63.9	63.9	3	72.8	72.9	78.5
18	16.3	16.5	16.5	4	73.9	74.0	71.5
19	19.4	19.4	19.3	5	70.4	70.4	77.0
20	42.0	40.7	40.7	6	18.7	18.7	62.9
21	15.0	16.5	16.9			26Glc	26Glc
22	109.3	110.7	110.7	1		105.0	105.0
23	31.7	37.2	37.2	2		75.3	75.2
24	29.3	28.4	28.4	3		78.5	78.6
25	30.6	34.3	34.3	4		71.7	71.7
26	66.9	65.2	65.3	5		78.0	77.9
27	17.3	17.5	17.5	6		62.9	62.9

21. 纤细薯蓣皂苷（gracillin）

薯蓣皂苷元－3－O－α－L－鼠李吡喃糖基（1→2）［β－D－葡萄吡喃糖基（1→3）］β－D－葡萄吡喃糖苷。

分子式：$C_{45}H_{72}O_{17}$

结构式：

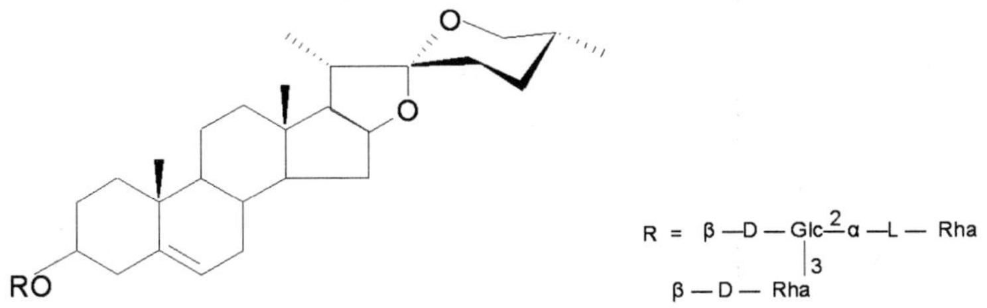

理化性质：无色针状结晶（甲醇），易溶于吡啶，可溶于甲醇、乙醇，难溶于水 mp 295℃～297℃（分解）。

显色反应：Liebermann－Burchard 反应呈阳性，Molish 反应呈阳性。

光谱数据

IR（KBr）ν_{max} cm^{-1}：3200～3600（OH），1630（C＝C），1000～1100，920，905，（920＜905），867，835，810；

FAB－MS　m/z：907.5［M＋Na］$^+$，885.6［M＋H］$^+$，739.5［M＋H－146］$^+$，723.5［M＋H－162］$^+$，577.5［M＋H－146－162］$^+$，415.3［M＋H－146－162－162］$^+$，提示化合物含有3个糖基，其中2个位六碳糖，一个为甲基五碳糖；

^{1}H－NMR（C_5D_5N MHZ）δ0.69（3H，d，J＝5.7Hz，$C_{27}-H_3$），0.82（3H，s，$C_{18}-H_3$），1.05（3H，s，$C_{19}-H_3$），1.13（3H，d，J＝6.9Hz，$C_{21}-H_3$），1.75（3H，d，J＝6.2Hz，rha. C_6-H_3），4.94（1H，d，J＝7.5Hz，glc. C_1-H），5.10（1H，d，J＝7.9Hz，glc. C_1-H），6.38（1H，s，rha. C_1-H），5.33（1H，brs，H－6）。

其中，δ0.69（3H，d，J＝5.7Hz，H_3－27），0.82（3H，s，CH_3－18），1.05（3H，s，CH_3－19），1.13（3H，d，J＝6.9Hz，CH_3－21）分别为苷元上的4个甲基质子的信号；1.75（3H，d，J＝6.2Hz，CH_3－rha）为甲基五碳糖的甲基质子的信号；δ4.94（1H，d，J＝7.5Hz），5.10（1H，d，J＝7.9Hz），6.38（1H，s）分别为3个糖的端基质子信号；5.33（1H，brs，H－6），为5，6位双键的特征信号；

^{13}C－NMR（C_5D_5N）δ100.0，102.2，104.6为3个糖的端基碳；δ16.3，19.4，15.0，17.3分别为苷元上的4个甲基的信号，δ18.7为甲基五碳糖的甲基信号；与薯蓣次苷A得^{13}C－NMR相比较，其苷元部分的化学位移值与薯蓣次苷A完全一致，糖部位的化学位移值比薯蓣次苷A增加了δ104.55对应的62.50ppm，表明增加一分子葡萄糖，而内侧葡萄糖C_3低场位移11.6ppm（77.93—89.53），C_2，C_4分别高场位移0.97ppm（79.67—78.70），2.33（71.95—69.62）ppm，说明该葡萄糖C_1连于内侧葡萄糖C_3上。该化合物经酸水解得薯蓣皂苷元，水解液检查出葡萄糖及鼠李糖，比例为2∶1。

表5.4 化合物16，17，18，21的^{13}C－NMR（C_5D_5N）数据

C位	胡萝卜苷		薯蓣次苷B		薯蓣次苷A		薯蓣皂苷		纤细薯蓣皂苷	
	苷元	糖3－O－G	苷元	糖3－O－G	苷元	糖3－O－G	苷元	糖3－O－G	苷元	糖3－O－G
1	37.50	102.6	37.43	102.71	37.51	100.33	37.50	102.92	37.53	102.6
2	28.26	75.4	30.20	75.56	30.20	79.77	30.17	78.04	30.13	75.4
3	78.63	78.6	78.18	76.71	78.34	77.82	78.50	76.98	78.54	78.6
4	39.36	71.7	39.29	78.18	38.99	71.79	38.97	77.99	38.80	71.7
5	140.92	78.1	140.84	77.18	140.83	77.89	140.77	77.78	140.87	78.1
6	121.96	62.8	121.77	61.49	121.77	62.64	121.82	61.25	121.84	62.8
7	32.20		32.19		32.23		32.23		32.26	
8	32.07		31.81		31.82	2rha	31.82	2rha	31.69	2rha
9	51.45		50.25		50.26	102.12	50.28	100.27	50.37	102.12
10	36.42		37.05		37.16	72.62	37.15	72.57	37.20	72.62
11	21.50		21.12		21.10	72.88	21.10	72.77	21.15	72.88
12	30.28		39.86		39.85	74.18	39.85	73.96	39.93	74.18
13	42.49		40.45		40.46	69.54	40.46	69.56	40.52	69.54
14	56.84		56.64		56.63	18.72	56.62	18.54	56.73	18.72
15	24.54		32.26		32.32		32.31		32.37	
16	40.84		81.09		81.12		81.11		81.14	3glc
17	56.26		62.86		62.89		62.89		62.98	104.53
18	12.19		16.38		16.35		16.36		16.34	74.17
19	19.45		19.40		19.43		19.42		19.42	77.84
20	39.96		41.97		41.97		41.97		42.03	71.58
21	19.22		15.06		15.07		15.07		15.00	77.10
22	36.95		109.26		109.26		109.27		109.27	62.50
23	25.74		31.62	4rha	31.69		31.68	4rha	31.77	
24	46.05		29.26	102.46	29.27		29.27	102.06	29.31	
25	29.46		30.60	72.84	30.61		30.61	74.15	30.63	
26	20.01		66.86	72.67	66.86		66.86	72.77	66.91	
27	21.30		17.34	74.04	17.34		17.34	73.96	17.31	
28	26.37			70.38				70.42		
29	23.40			18.59				18.66		

注：糖的数据按照C－1至C－6顺序排列。3－O－G示与苷元C－3上相连的葡萄糖，2rha示与葡萄糖C－2上相连的鼠李糖；4rha示与葡萄糖C－4上相连的鼠李糖；3glc示与葡萄糖C－3上相连的葡萄糖。

22. 薯蓣皂苷元－3－O－α－L－吡喃鼠李糖基－（1→2）－β－D－吡喃葡萄醛酸甲酯（diosgenin 3－O－α－L－rham－nopyranosyl－（1→2）－β－D－glucuroniduronic acid methylester）。

理化性质：白色粉末（三氯甲烷－甲醇）；ESI－MS：*m/z* 749［M－H］$^-$；

^{1}H – NMR（C_5D_5N，500MHz）δ 0.68（3H，d，J = 5.5Hz，27 – CH_3），0.81（3H，s，18 – CH_3），0.90（3H，d，J = 7.0Hz，21 – CH_3），1.03（3H，s，19 – CH_3），1.10（3H，d，J = 5.7Hz，6″ – CH_3），3.66（3H，s，OCH_3），3.72 ~ 3.76（1H，m，H – 26α），3.79 ~ 3.81（1H，m，H – 26β），4.30（1H，m，H – 16），4.55（1H，d，J = 7.1Hz，H – 1′），5.08（1H，s，H – 1″），5.29（1H，t，J = 2.7Hz，H – 6）；

^{13}C – NMR（C_5D_5N，125MHz）δ37.5（C – 1），30.1（C – 2），77.0（C – 3），38.9（C – 4），140.8（C – 5），121.8（C – 6），32.4（C – 7）.31.7（C – 8），50.3（C – 9）.37.1（C – 10），21.1（C – 11），39.8（C – 12），40.5（C – 13），56.6（C – 14），32.2（C – 15），81.1（C – 16），62.9（C – 17），16.3（C – 18），19.4（C – 19），42.0（C – 20），15.0（C – 21），109.2（C – 22），31.8（C – 23），29.3（C – 24），30.6（C – 25），66.9（C – 26），17.3（C – 27），100.9（C – 1′），78.7（C – 2′），77.3（C – 3′），73.2（C – 4′），78.5（C – 5′），170.4（C – 6′），51.9（CH_3），102.1（C – 1″），72.8（C – 2″），72.5（C – 3″），74.1（C – 4″），69.6（C – 5″），18.6（C – 6″）。

23. 3 – **O** – ［**α – L – rhamnopyranosyl** –（1→4）– **β – D – glucopyranosyl**］– 26 – **O – β – D – glucopyranosyl** – 25（**R**）– **furosta** – 5，22（23）– **dien** – 3**β**，20**α**，26 – **triol**[22]

分子式：$C_{45}H_{72}O_{18}$

结构式：

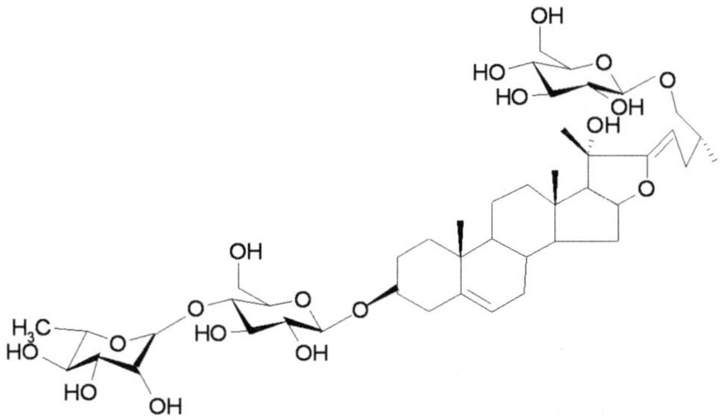

理化性质：白色无定性粉末，$[\alpha]_D^{20}$ – 16.0°（c0.075，MeOH）。

显色反应：Liebermann – Burchard 反应为阳性，Molisch，Ehrlich 试剂反应为阳性。

光谱数据

IR（KBr）$\nu_{max}cm^{-1}$：3420，2927，1041cm^{-1}；

ESI – MS：*m/z*　899.41［M – H］$^-$；

FAB – MS：*m/z*　923.4［M + Na］$^+$，901.4［M + H］$^+$。

其中，*m/z*755.2［M + H – 146］$^+$，607.5［M + H – 146 – 162］$^+$，445.2［M + H – 146 – 162 – 162］$^+$等显著碎片归属于脱去一个已糖和两个甲基戊糖的碎片离子峰；

^{1}H – NMR 光谱中显示出三个第三甲基质子组 δ0.94（3H，s，CH_3 – 18），0.92（3H，s，CH_3 – 19），和 1.75（3H，s，CH_3 – 21），和一个第二甲基质子 δ1.10（3H，d，J = 7.2Hz，CH_3 – 27），这是甾体皂苷的典型信号。而且，两个三取代烯质子 δ5.33（1H，brs，H – 6），4.54（1H，m，H – 23）也归属于一个甲醛 H – 26δ3.97（1H，dd，J = 9.5，6.0Hz）3.70（1H，dd，J = 9.5，7.5Hz），这些数据，结合^{13}C – NMR 数据 δ14.0，19.9 和 22.3，一个次甲基 δ18.1，两个三取代双键 δ141.4，122.1，164.1，92.2 和一个连着氧的亚甲基 δ75.7，提示苷元具有呋甾 – $\Delta^{5,22}$骨架。

表5.5 ^{1}H（600MHz）和^{13}C－NMR（150MHz）化合物23，24的苷元部分数据（pyridine－d5）（δ：ppm，*J*：Hz）

No.	化合物23		化合物24	
	δH	δC	δH	δC
1	0.95，1.67o	37.9	0.94，1.68o	37.9
2	1.70，2.08m	30.3	1.83，2.09m	30.5
3	3.84m	78.8	3.83m	78.9
4	2.71，2.64m	39.8	2.73，2.79m	39.6
5		141.4		141.2
6	5.33brs	122.1	5.33brs	122.2
7	1.86o	32.5	1.87o	32.5
8	1.49o	31.5	1.48o	31.5
9	0.85o	50.5	0.84o	50.5
10		37.4		37.5
11	1.41，1.43o	21.0	1.42，1.44o	21.0
12	1.85，2.45o	39.8	1.84，2.73o	39.1
13		40.8		40.7
14	0.93m	57.4	0.92m	57.2
15	1.30，2.40m	34.0	1.30，2.46m	33.9
16	5.22m	84.7	5.05m	84.4
17	2.25d（6.0）	68.3	2.09d	67.1
18	0.94s	14.0	0.86s	14.1
19	0.92s	19.9	1.06s	20.0
20		78.7		82.8
21	1.75s	22.3	1.41s	15.7
22		164.1		157.7
23	4.54m	92.2	4.39m	96.6
24	2.30，2.37m	30.7	2.26，2.50o	30.4
25	1.80m	34.0	1.82m	33.4
26	3.70，3.97m	75.7	3.70，4.01m	75.6
27	1.10d（6.0）	18.1	1.10d（6.6）	18.0

注：表示“o”而为overlapped表示重叠峰；“br”即为broad表示宽峰；“s”即为singlet表示单重峰；“d”即为doublet表示双重峰；“m”即为multiplet表示多重峰。

表 5.6 ¹H（600MHz）和¹³C－NMR（150MHz）化合物 23，24 的糖部分数据（pyridine－*d*5）（δ ppm，*J*hz）

No.	1		2	
	δH	δC	δH	δC
3－O－Glc				
1	4.94d（7.2）	103.2	4.94d（7.2）	100.4
2	4.24	75.8	4.24	77.5
3	4.25	77.2	4.33	90.0
4	4.26	79.0	4.12	70.0
5	3.89	77.6	3.83	78.3
6	4.14，4.26	62.1	4.20，4.26	62.9
Rha（1→2）				
1	5.87brs		6.38brs	102.6
2	4.6		4.86	72.9
3	4.52		4.58	73.2
4	4.35		4.35	74.6
5	5.02		4.92	70.0
6	1.73d（6.0）		1.75d（6.0）	19.1
Glc（1→3）				
1		102.9	5.11d（7.8）	105.0
2		73.1	4.03	75.7
3		73.3	4.26	79.0
4		74.5	4.25	72.2
5		70.8	4.06	78.1
6		19.0	4.45，4.56	62.2
26－O－Glc				
1	4.80d（7.8）	105.3	4.87d（66）	105.4
2	3.99	76.0	4.01	75.4
3	4.27	79.0	4.25	79.1
4	4.28	72.2	4.32	72.1
5	4.00	78.9	3.96	79.1
6	4.36，4.41	63.3	4.55，4.43	63.3

24. 3 - **O** - [**β - D - glucopyranosyl** - (1→3) - **O - α - L - rhamnopyranosyl** - (1→2) - **β - D - glucopyranosyl**] - 26 - **O** - **β** - **D** - **glucopyranosyl** - 20 (**R**) - **methoxyl** - 25 (**R**) - **furosta** - 5, 22 (23) - **dien** - 3**β**, 26 - **diol**

分子式：$C_{52}H_{84}O_{23}$

结构式：

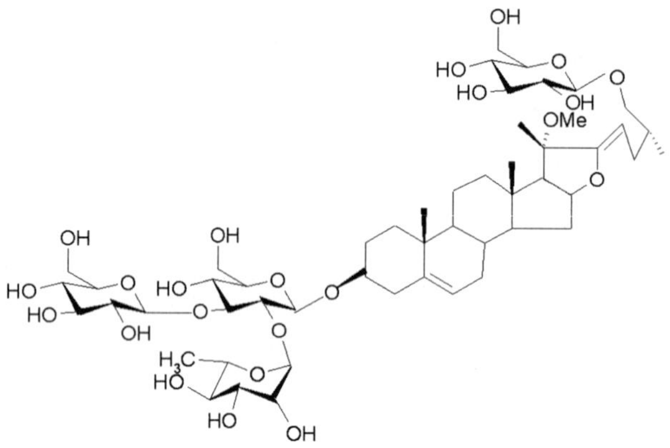

理化性质：白色无定性粉末，$[\alpha]_D^{20}$ -17.5° (c0.040, MeOH)。

显色反应：Liebermann - Burchard 反应为阳性，Molisch，Ehrlich 试剂反应为阳性。

光谱数据

IR (KBr) $\nu_{max}cm^{-1}$：3377, 2937, 1043cm^{-1}；

ESI - MS 负离子谱：*m/z* 899.41 $[M-H]^-$；

FAB - MS 正离子谱：*m/z*：1077.5 $[M+H]^+$，931.2 $[M+H-146-162-162]^+$，445.5 $[M+H-146-162-162-162]^+$。

25. **Hypoglaucin F**[23]

(25S) -26 - O - β - D - glucopyranosyl 22 - hydroxy - 5 - 3n - furostane - 3β, 26, 27 - triol 3 - O - α - L - rhamnopyranosyl - (1→2) - [α - L - rhamnopyranosyl - (1→4)] - β - D - glucopyranoside。

分子式：$C_{51}H_{84}O_{23}$

结构式：

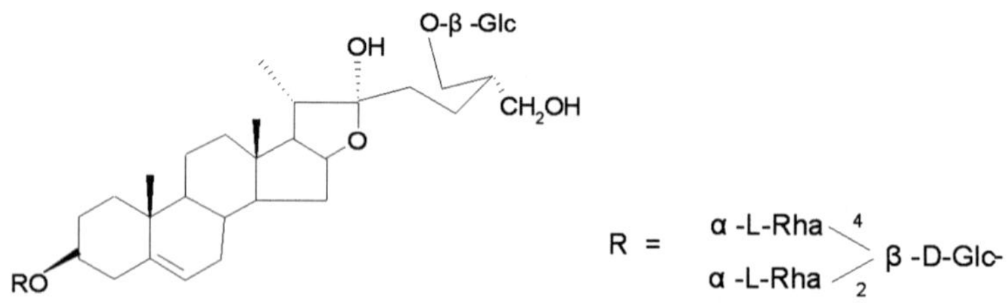

理化性质：白色无定形粉末，mp > 300° (dec)；$[\alpha]_D$ -94.3° (pyridine; c0.01)。

显色反应：Ehrlich 反应显紫红色。

光谱数据

IR (KBr) $\nu_{max}cm^{-1}$：3400 (OH), 1000~1100 (glycosyl - C - O)；

FAB - MS (positive) m/z：1047 $[M+H-H_2O]^+$，885 $[M+H-H_2O-Glc]^+$，739 $[M+H-H_2O-Glc-Rha]^+$，721 $[M+H-2H_2O-Glc-Rha]^+$，575 $[M+H-2H_2O-Glc-2Rha]^+$，413 [M + H -

$2H_2O-2Glc-2Rha]^+$；

^1H-NMR（500MHz，C_5D_5N）：δ0.81（3H，s，18－H_3），1.04（3H，s，19－H_3），1.09（3H，J＝6.5Hz，21－H_3），1.60（3H，d，J＝6.5Hz，Rha6'"－H_3），1.74（3H，d，J＝6.5Hz，Rha6″－H_3），4.74（1H，d，J＝7.8Hz，Glc－1""），4.92（1H，d，J＝7.2Hz，Glc－1′），5.32（1H，brd，6－H），5.80（1H，d，J＝0.9Hz，Rha－1'"），6.34（1H，d，J＝0.9Hz，Rha－1″）。

酸水解：该物质糖水解产物的GC分析显示鼠李糖和葡萄糖的比率呈现1：1。经鉴定该物质的苷元与异纳尔索皂苷元样品一致。化合物经B－葡萄糖苷酶酶解得到葡萄糖和相应的螺旋甾烷醇皂苷（12a），被认定为异纳尔索皂苷元，3－O－α－L－吡喃鼠李糖基－（1→2）－［α－L－吡喃鼠李糖基－（1→4）］－β－D－吡喃葡糖糖苷。糖苷键的链接是经由二维NMR光谱分析尤其是HMBC光谱定位分析确定的。

在表5.7中，将化合物25的^1H NMR和^{13}C NMR列出与化合物19进行比较。

表5.7　比较化合物 Hypoglaucin F **和** Protodioscin ^1H（500MHz）**和** $^{13}C-NMR$（125MHz）**的数据**（pyridine－d5）（δ ppm，*J*hz）

Position	Hypoglaucin F		Protodioscin	
	δH	δC	δH	δC
1	0.98，1.74（o）	37.5	0.96，1.74（o）	37.5
2	1.86，2.07（o）	30.2	1.82，2.07（o）	30.2
3	3.86（m）	78.2	3.86（m）	78.2
4	2.70，2.79（m）	39.0	2.71，2.78（m）	39.0
5		140.9		140.9
6	5.32（br d）	121.8	5.31（br d）	121.8
7	1.50，1.87（o）	32，3	1.48，1.87（o）	32，4
8	1.55（o）	31.7	1.56（o）	31.7
9	0.89（o）	50.4	0.88（o）	50.4
10		37.2		37.2
11	1.41（o）	21.1	1.45（o）	21.1
12	1.06，1.66（o）	39.9	1.10，1.74（o）	40.0
13		40.5		40.8
14	1.07（o）	56.7	1.07（o）	56.6
15	1.43，2.02（o）	32.2	1.44，2.02（o）	32.5
16	4.49（o）	81.5	4.92（o）	81.1
17	1.76（o）	62.9	1.92（o）	63.9
18	0.81（s）	16.3	0.89（s）	16.5
19	1.04（s）	19.4	1.04（s）	19.4
20	1.92（o）	42.0	2.23（o）	40.7
21	1.09（*d*，6.9）	14.9	1.32（*d*，6.5）	16.5

续表

Position	Hypoglaucin F		Protodioscin	
	δH	δC	δH	δC
22		109.5		110.7
23	1.65 (o)	31.3	2.01, 2.03 (o)	37.2
24	1.65 (o)	24.0	1.66, 2.03 (o)	28.3
25	2.04 (o)	36.7	1.91 (o)	34.3
26	3.45, 3.92 (o)	72.0	3.62, 3.92 (o)	75.2
27	3.71, 4.01 (o)	63.7	0.98 (d, 6.8)	17.5
C-3 sugar part				
Glc 1′	4.92 (d, 7.2)	100.3	4.92 (d, 7.2)	100.3
(inner) 2′	4.19 (o)	78.0	4.19 (o)	77.9
3′	4.19 (0)	77.9	4.19 (o)	78.0
4′	4.34 (o)	78.9	4.34 (o)	78.8
5′	3.63 (m)	76.9	3.62 (m)	76.9
6′	4.07, 4.19 (o)	61.4	4.07, 4.19 (o)	61.4
Rha1″	6.34 (d, 0.9)	102.0	6.34 (d, 0.9)	102.0
(1→2) 2″	4.79 (dd, 3.5, 9.0)	72.5	4.80 (dd, 0.9, 3.5)	72.5
3″	4.59 (dd, 3.5, 9.0)	72.8	4.59 (dd, 3.5, 9.0)	72.8
4″	4.31 (o)	74.2	4.32 (o)	74.2
5″	4.92 (o)	69.5	4.92 (o)	69.5
6″	1.74 (d, 6.5)	18.6	1.74 (d, 6.5)	18.5
Rha1'"	5.80 (d, 0.9)	103.0	5.80 (d, 0.9)	102.9
(1→2) 2'"	4.64 (dd, 0.9, 3.5)	72.5	4.64 (dd, 0.9, 3.5)	72.5
3'"	4.50 (o)	72.7	4.50 (o)	72.7
4'"	4.29 (o)	73.9	4.29 (o)	73.9
5'"	4.85 (o)	70.5	4.86 (o)	70.4
6'"	1.60 (d, 6.5)	18.5	1.60 (d, 6.5)	18.6
C-26 sugar part				
Glc1""	4.74 (d, 7.8)	105.0	4.75 (d, 7.8)	104.9
2""	4.00 (o)	75.2	3.99 (o)	75.2
3""	4.19 (o)	78.6	4.19 (o)	78.6
4""	4.20 (o)	71.8	4.20 (o)	71.8
5""	3.92 (o)	78.6	3.91 (o)	78.6
6""	4.37, 4.54 (o)	62.9	4.34, 4.50 (o)	62.9

注："O"表示交叠信号

26. **黄山药皂苷 C　Dioscoreside C**[24]

(26 - O - β - D - 吡喃葡萄糖基 - 3β，26 - 二醇 - 23（S） - 甲氧基 - 25（R） - $\Delta^{5,20(22)}$ - 二烯 - 呋甾 - 3 - O - ［α - L - 吡喃鼠李糖基 - （1→2） - O - α - L - 吡喃鼠李糖基 - （1→4）］ - β - D - 吡喃葡萄糖苷)

分子式：$C_{52}H_{84}O_{22}$

结构式：

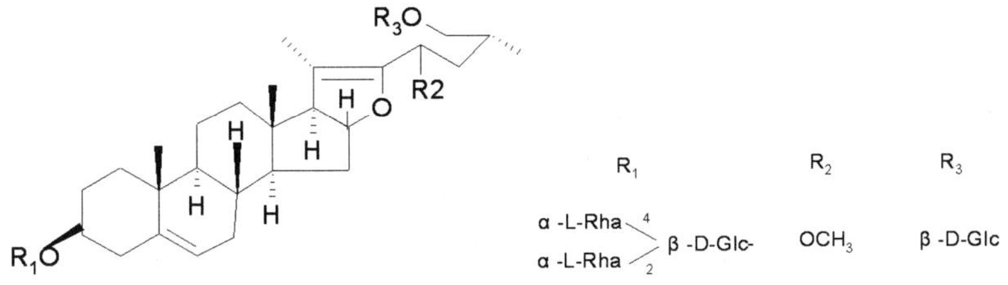

理化性质：白色粉末，mp180～182℃（dec）。$[\alpha]_D^{25}$ -54.2°（c 0.005，pyridine）。

显色反应：Liebermann - Burchard 反应为阳性，Molisch 为阳性，香草醛反应显黄色。

光谱数据

IR（KBr）ν_{max} cm^{-1}：3420（OH），2930（CH），1642，1450，1375，1340，1225，1110，1070，1045，915，890；

ESI - MS 正离子谱：*m/z*　1083 $[M+Na]^+$；

ESI - MS 负离子谱：*m/z*　1059 $[M-H]^-$，示分子量为 1060；913 $[M-H-146]^-$ 为脱掉 1 个脱氧六碳糖（146）的碎片负离子；767 ［M - H - 146 ×］）$^-$ 为脱掉 2 个脱氧六碳糖［146 ×2］的碎片负离子，推测分子含有两个脱氧六碳糖；

^{1}H - NMR（C_5D_5N）δ0.69（3H，s，CH_3 - 18），1.05（3H，s，CH_3 - 19），1.09（3H，d，J = 6.3Hz，CH_3 -27），1.76（3H，s，CH_3 -21），1.62（3H，d，J = 6.0Hz），1.76（3H，d，J = 5.7Hz），3.33（3H，s），4.84（1H，d，J = 7.8Hz），4.94（1H，d，J = 7.2Hz），5.18（1H，brs，6 - H），5.86（1H，s），6.40（1H，s）。

其中，δ0.69（3H，s，CH_3 -18），1.05（3H，s，CH_3 -19），1.09（3H，d，J = 6.3Hz，CH_3 -27），1.76（3H，s，CH_3 -21）分别为甾体皂苷元的 4 个甲基的质子信号；δ1.62（3H，d，J = 6.0Hz），1.76（3H，d，J = 5.7Hz）分别为两个鼠李糖的甲基质子信号；低场区 δ3.33（3H，s）推测为一甲氧基质子信号；δ4.84（1H，d，J = 7.8Hz），4.94（1H，d，J = 7.2Hz），5.86（1H，s），6.40（1H，s）分别为 4 个糖的端基质子信号；

^{13}C - NMR 谱显示共有 52 个碳信号，其中 24 个是糖部分的碳信号，27 个是甾体皂苷元的碳信号，1 个是甲氧基的碳信号。经^{1}H - ^{1}H COSY，HMQC 和 HMBC 的解析，低场区^{13}C - NMR 和 DEPT 谱中的 δ140.9 和叔碳信号 δ121.9 及不饱和质子信号 δ5.18（1H，brd）表明 C_5 - C_6位有双键。同样，两个季碳信号 δ151.8，108.7 表明 C_{20} - C_{22}位也有双键。与伪原薯蓣皂苷的^{13}C - NMR 数据比较，结果提示，除黄山药皂苷 C 有一甲氧基外，二者糖部分及苷元部分 1 - 20 位基本一致。C - 23，C - 24 的信号分别向低场位移 39.8，13.9，分别为 α - ，β - 取代效应，而 C - 25 为 γ - 取代效应向高场位移 0.9，由此可推定甲氧基连在 C - 23 位。糖连接方式是根据对 DEPT，COSY，HMQC，HMBC 以及 NOESY 的综合分析而确定的：鼠李糖的端基质子为宽单峰，表明 rha 为 α 构型，Glc 的端基质子$^3J_{1,2}$值分别为 7.2，7.8Hz，表明 Glc 为 β 构型。在 HMBC 谱上，rhaH$_1$′δ6.40，rhaH$_1$″δ5.86，GlcH$_1$ δ4.94，GlcH$_1$"' δ4.84 分别于 GlcC$_2$ δ78.7，GlcC$_4$δ78.6，苷元上 C_3δ78.1，以及苷元上 C_{26}δ75.2 相关进一步确认糖部分的连接位置。^{13}C -

NMR 谱数据见表 5.8。

该化合物在 TLC 酸水解后，可检出 L－鼠李糖和 D－葡萄糖。

27. 伪原薯蓣皂苷（pseudoprotodioscin）

分子式：$C_{51}H_{82}O_{21}$

结构式：

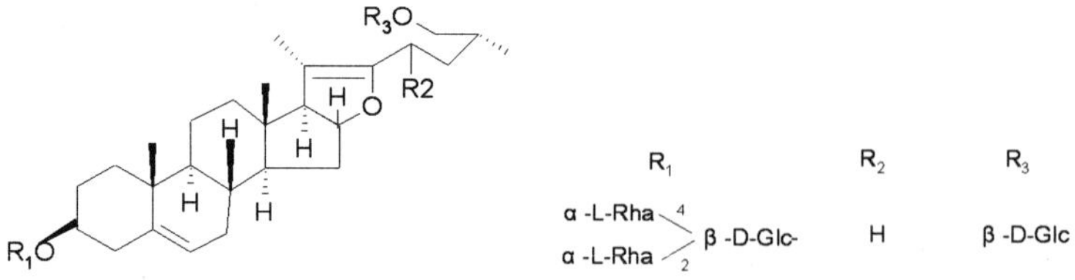

理化性质：白色粉末，mp174～176℃（dec），$[\alpha]_D^{25}$ －64.1°（c 0.003，pyridine）。

显色反应：Liebermann－Burchard 及 Molisch 反应均呈阳性，香草醛反应显黄色。

光谱数据

IR（KBr）ν_{max} cm^{-1}：3420（OH），2940（CH），1645，1450，1375，1335，1225，1115，1070，1045，920，890；

ESI－MS：*m/z*1053［M＋Na］$^+$，1029［M－H］$^-$，883［M－H－146］$^-$，737［M－H－146×2］$^-$；

^{1}H－NMR（C_5D_5N）δ0.72（3H，s，CH_3－18），1.01（3H，d，J＝6.6Hz，CH_3－27），1.05（3H，s，CH_3－19），1.63（3H，s，CH_3－21），1.62（3H，d，J＝6.0Hz），1.76（3H，d，J＝6.3Hz），4.84（1H，d，J＝7.5Hz），4.94（1H，d，J＝6.6Hz），5.32（1H，brs，h－6），5.86（1H，s），6.39（1H，s）。

酸水解检出葡萄糖和鼠李糖。

28. 26－O－β－D－吡喃葡萄糖基－25（R）－呋甾－$\Delta^{5,20(22)}$－二烯－3β，26－二羟基－3－O－［α－L－吡喃鼠李糖基－（1→2）－O－β－D－吡喃葡萄糖苷

26－O－β－D－glucopyranosyl－3β，26－diol－25（R）－$\Delta^{5,20(22)}$－diene－furosta－3－O－α－L－rhamnopyanosyl－（1→2）－O－β－D－glucopyranoside。

结构式：

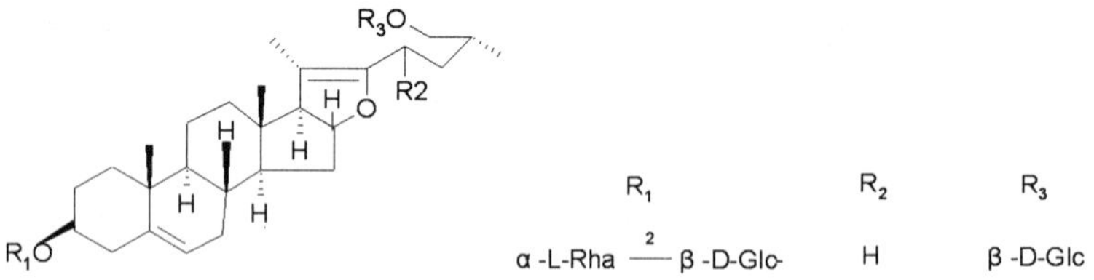

理化性质：白色粉末，mp170～172℃（dec），$[\alpha]_D^{25}$ －69.7°（c 0.003，pyridine）。

显色反应：Liebermann－Burchard 及 Molisch 反应均呈阳性，香草醛反应显黄色。

光谱数据

IR（KBr）ν_{max} cm^{-1}：3420（OH），2940（CH），1640，1455，1375，1350，1230，1115，1070，1045，915，890；

ESI（＋）－MS：*m/z* 907［M＋Na］$^+$，ESI（－）883［M－H］$^-$，737［M－H－146］$^-$；

^{1}H－NMR（C_5D_5N）δ0.70（3H，s，CH_3－18），1.01（3H，d，J＝5.7Hz，CH_3－27），1.05（3H，s，CH_3－19），1.62（3H，s，CH_3－21），1.76（3H，d，J＝5.1Hz），4.82（1H，d，J＝7.5Hz），5.06

(1H, d, J=6.9Hz), 5.28 (1H, brs, H-6), 6.41 (1H, s)。

酸水解检出葡萄糖和鼠李糖。

表 5.8　^{13}CNMR chemical shifts of compound (C_5D_5N, δ)

苷元	黄山药皂苷 C	伪原薯蓣皂苷	28	糖基	黄山药皂苷 C	伪原薯蓣皂苷	28
1	37.6 (t)	37.6 (t)	37.6 (t)	Glc1	100.3 (d)	100.4 (d)	100.3 (d)
2	30.2 (t)	30.3 (t)	30.2 (t)	2	78.7 (d)	78.6 (d)	79.7 (d)
3	78.1 (d)	78.1 (d)	78.3 (d)	3	77.0 (d)	76.9 (d)	77.9 (d)
4	39.0 (t)	39.1 (t)	39.0 (t)	4	78.6 (d)	78.7 (d)	71.8 (d)
5	140.9 (s)	140.9 (s)	140.9 (s)	5	77.9 (d)	77.8 (d)	77.8 (d)
6	121.9 (d)	121.9 (d)	121.8 (d)	6	61.3 (t)	61.4 (t)	62.6 (t)
7	32.4 (t)	32.5 (t)	32.5 (t)	Rha			
8	31.4 (d)	31.6 (d)	31.5 (d)	1′	102.1 (d)	102.0 (d)	102.1 (d)
9	50.3 (d)	50.4 (d)	50.3 (d)	2′	72.6 (d)	72.6 (d)	72.6 (d)
10	37.2 (s)	37.2 (s)	37.1 (s)	3′	72.8 (d)	72.9 (d)	72.9 (d)
11	21.3 (t)	21.4 (t)	21.3 (t)	4′	74.2 (d)	74.2 (d)	74.2 (d)
12	39.6 (t)	39.8 (t)	39.8 (t)	5′	69.6 (d)	69.6 (d)	69.5 (d)
13	43.5 (s)	43.5 (s)	43.5 (s)	6′	18.7 (q)	18.7 (q)	18.7 (q)
14	54.9 (d)	55.2 (d)	55.0 (d)	Rha			
15	34.5 (t)	34.6 (t)	34.5 (t)	1″	102.9 (d)	102.9 (d)	
16	84.7 (d)	84.6 (d)	84.5 (d)	2″	72.6 (d)	72.6 (d)	
17	64.9 (d)	64.6 (d)	64.5 (d)	3″	72.9 (d)	72.8 (d)	
18	14.4 (q)	14.2 (q)	14.2 (q)	4″	73.9 (d)	73.9 (d)	
19	19.5 (q)	19.5 (q)	19.5 (q)	5″	70.5 (d)	70.5 (d)	
20	108.7 (s)	103.7 (s)	103.6 (s)	6″	18.5 (q)	18.5 (q)	
21	11.5 (q)	11.9 (q)	11.9 (q)	Glc			
22	151.8 (s)	152.5 (q)	152.4 (q)	1’”	105.0 (d)	104.9 (d)	104.9 (d)
23	73.4 (d)	33.6 (t)	33.5 (t)	2’”	75.2 (d)	75.2 (d)	75.2 (d)
24	37.7 (t)	23.8 (t)	23.7 (t)	3’”	78.6 (d)	78.6 (d)	78.6 (d)
25	30.7 (d)	31.6 (d)	31.6 (d)	4’”	71.8 (d)	71.8 (d)	71.7 (d)
26	75.2 (t)	75.0 (t)	75.0 (t)	5’”	78.0 (d)	78.0 (d)	78.5 (d)
27	17.6 (q)	17.4 (q)	17.4 (q)	6’”	62.7 (t)	62.9 (t)	62.9 (t)

29. 3，4，6 - **trihydroxyphenanthrene** - 3 - *O* - β - D - glucopyranoside 3，4，6 - **三羟基菲** - 3 - *O* - β - D - **吡喃葡萄糖苷**[25]

结构式：

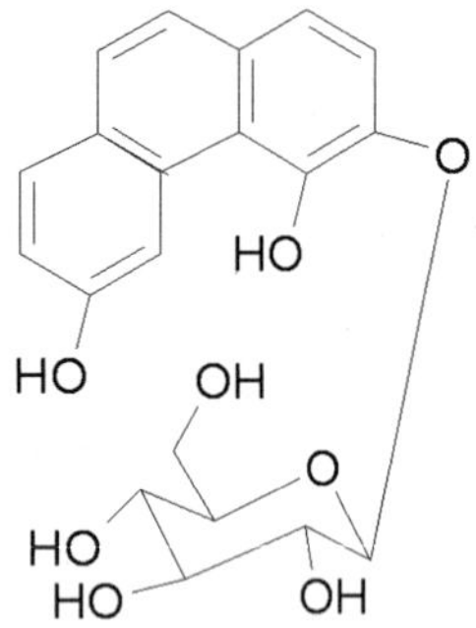

理化性质：无定型固体，$[\alpha]_D^{20}$ - 16°（c = 0.25，MeOH）。

光谱数据

UV（MeOH）：λ_{max} 222nm，239nm，341nm；

IR（$CHCl_3$）ν_{max} cm^{-1}：3330（OH），2850（OMe），1737 和 1435cm^{-1}（芳环）；

HR - ESI - MS 正离子：m/z 411.1075 $[M + Na]^+$ $C_{20}H_{20}O_8Na$；

^{1}H - NMR 提示存在 7 个芳香环质子信号 δ7.04，7.05，7.06，7.25（d，*J* = 8.6hz），7.42（d，*J* = 7.6hz），7.59（s）an 和 7.94（d，*J* = 7.4hz），一个端基质子信号 δ5.29（d，*J* = 7.9hz），和 δ3.93 ~ δ4.37ppm，一系列 6 个糖基质子信号；

^{13}C - NMR 谱结合 DEPT，显示共存在 20 个碳信号，包括糖部分的信号：一个亚甲基碳信号 δ61.7；四个次甲基碳信号 δ70.7，74.3，77.5，和 77.8；一个端基碳 δ102.3；七个芳环次甲基碳信号 δ111.8 ~ 124.8ppm，七个芳环季碳信号 δ109.5，118.8，127.8，137.0，144.0，151.1 和 153.3，后三个碳信号为连氧的碳信号。与^{13}C - NMR 化学位移值的文献比较，确认糖部分为 β - 吡喃葡萄糖基，GC 分析阐明其绝对构型。用 COSY，TOCSY，NOESY，HMQC 和 HMBC 光谱分析阐明结构并得出 1H，13C - NMR 信号归属见下表 5.9。

表 5.9 化合物 29 的^{1}H - 和^{13}C - NMR 数据（Pyridine - d_5），（δ：ppm，J：Hz）

序号	δC	δH	HMBC 关联
1	116.2	7.05	
2	118.5	7.25，d，（J = 8.6）	
3	151.1		H - 1，H - 2，H - 1′
4	153.3		H - 2
4a	109.5		H - 5
4b	137		H - 5，H - 8，H - 9
5	124.8	7.59，s	
6	144.0		H - 7
7	119.0	7.04	

续表

序号	δC	δH	HMBC 关联
8	118.7	7.94，d，（J=7.4）	
8a	127.8		H-5，H-7，H-10
9	121.5	7.06	H-8
10	111.8	7.42，d，（J=7.6）	H-1
10a	118.8		H-9，H-10
1′	102.3	5.29，d，（J=7.9）	
2′	74.3	4.14	
3′	77，5	4.26	
4′	70.7	4.14	
5′	77.8	3.93	
6′	61.7	4.20，4.37	

注：以上数据基于 DEPT，HMQC，和 HMBC 实验结果（^{13}C-NMR，150MHz;^{1}HNMR，600MHz）

30. 26-**O**-**β**-**D**-**glucopyranosyl**-3**β，**26-**dihydroxy**-20，22-**seco**-25（**R**）-**furost**-5-**en**-20，22-**dione**-3-**O**-**α**-**L**-**rhamnopyanosyl**-（1→4）-**α**-**L**-**rhamnopyanosyl**-（1→4）-［**α**-**L**-**rhamnopya**-**nosyl**-（1→2）］-**β**-**D**-**glucopyranoside**[26]

分子式：$C_{57}H_{92}O_{27}$

结构式：

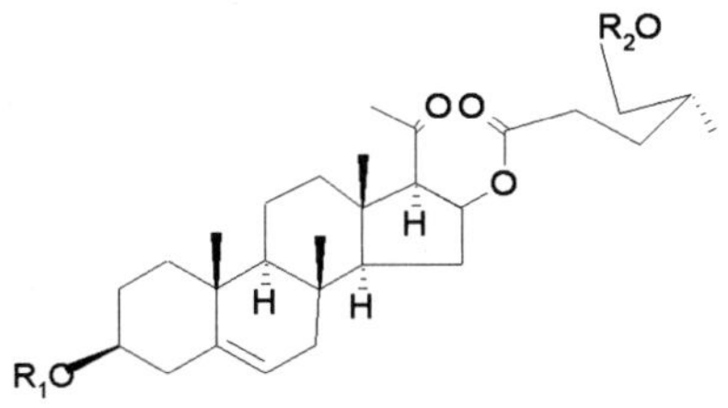

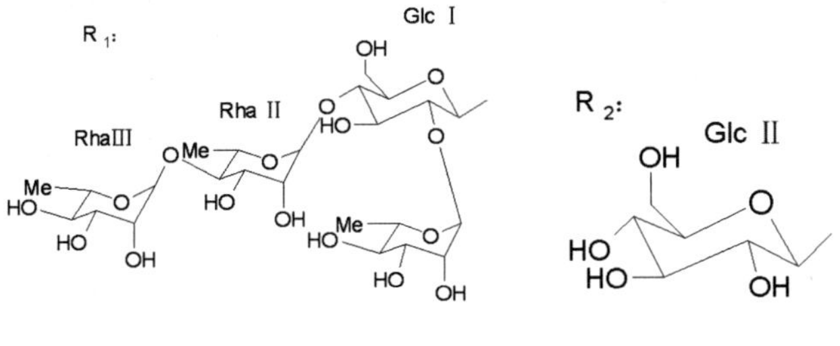

理化性质：白色无定形粉末，$[\alpha]_D^{20}$ +80°（c=0.025，MeOH）。

光谱数据

IR（$CHCl_3$）ν_{max} cm^{-1}：3371（OH），2929（CH），1736（CO），1680 和 1035cm^{-1}；

HR-ESI-MS（正离子谱）：m/z 1231.6［M+Na］$^+$；

FAB-MS（负离子谱）：m/z 1207［M-H］$^-$，提示其分子量为 1208；

酸水解该化合物可检出葡萄糖和鼠李糖（TLC）及呋喃甾醇类皂苷元，其^{1}H-NMR 和^{13}CNMR 数据见

表5.10－5.11。

表5.10 化合物30苷元部分^{1}H－NMR和^{13}C－NMR数据（δ：ppm，*J*：Hz）

	δ_C	DEPT	δ_H
1	37.0	CH_2	0.90，1.66
2	31.2	CH_2	nd
3	77.9	CH	3.84
4	38.3	CH_2	2.60，2.70
5	140.0	C	
6	121.5	CH	5.30brs
7	31.6	CH_2	1.80
8	31.2	CH	1.94
9	49.8	CH	0.80
10	36.4	C	
11	20.6	CH_2	1.30，1.34
12	39.2	CH_2	1.02，1.64
13	40.4	C	
14	56.2	CH	0.95
15	31.9	CH_2	1.40
16	72.3	CH	5.04
17	66.7	CH	nd
18	15.9	CH_3	0.74s
19	19.0	CH_3	0.95s
20	196.3	C	
21	31.2	CH_3	1.98s
22	170.0	C	
23	33.9	CH_2	2.25，nd
24	24.7	CH_2	1.48，nd
25	31.6	CH	1.80m
26	75.6	CH_2	3.96，4.08m
27	16.7	CH_3	0.94d（6.43）

注：^{1}H－NMR（pyridine－d_5，600MHz）和^{13}C－NMR（pyridine－d_5，150MHz）；nd即not determined未检出

表5.11　化合物30糖部分$^{1}H-NMR$和$^{13}C-NMR$数据（δ：ppm，*J*：Hz）

	δ_C	δ_H
Sugars atC－3		
GlcⅠ　1	99.7	4.84d（7.4）
2	78.0	4.16
3	77.1	4.04
4	77.9	4.06
5	77.8	3.86
6	60.8	3.98，4.12
T－RhaⅠ　1	101.6	6.10brs
2	71.6	4.68
3	71.6	4.56
4	73.5	4.20
5	69.2	4.78
6	18.3	1.65d（6.2）
RhaⅡ　1	101.7	5.58s
2	72.0	4.35
3	71.0	4.02
4	79.8	4.26
5	68.1	4.64
6	18.0	1.46d（6.4）
T－RhaⅢ　1	102.6	6.03S
2	72.0	4.38
3	71.9	4.44
4	73.5	4.26
5	69.9	4.19
6	18.3	1.70d（6.0）
Sugar at C－26		
GlcⅡ　1	104.1	4.75d（7.8）
2	74.4	3.90
3	77.6	4.18
4	71.0	4.00
5	77.9	3.90
6	62.1	4.18，4.40

注：以上信号归属基于DEPT，HSQC和HMBC实验（$^{1}H-NMR$，600MHz和$^{13}C-NMR$，150MHz）

31. **Antadiosbulbin A**[27]

分子式：$C_{21}H_{25}O_8$

结构式：

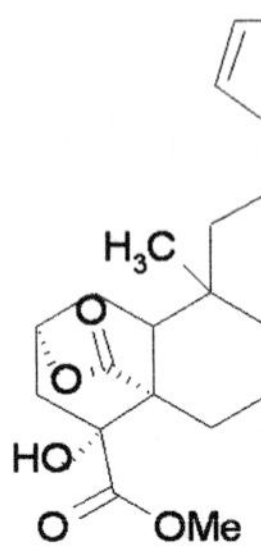

8α-H

理化性质：无色无定形固体，有光学活性，$[\alpha]_D^{20}$ −45°（c 0.7，$CHCl_3$）。

光谱数据

IR（$CHCl_3$）ν_{max} cm^{-1}：3447，3150，2953，2928，1740，1506，1448，1368，1265，1157，1115，1082；其中，1740（−COO−），3447（OH），3150 和 1506cm^{-1}提示存在呋喃环；

HR−ESI−MS（正离子谱）：m/z 405.1519 $[M+H]^+$；

^1H−NMR 和^{13}C−NMR 数据见表 5.12。

32. **Antadiosbulbin B**[27]

分子式：$C_{21}H_{25}O_8$

结构式：

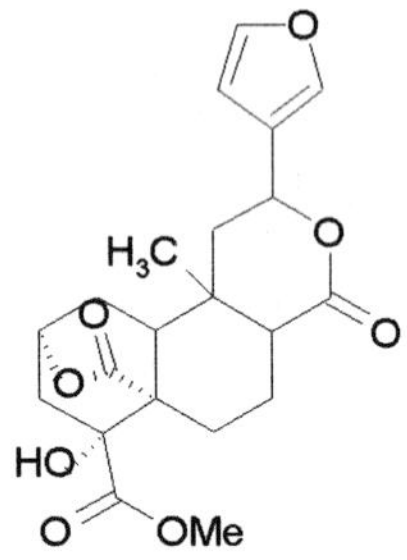

8β-H

理化性质：无色无定形固体，有光学活性，$[\alpha]_D^{20}$ −28°（c0.4，$CHCl_3$）。

光谱数据

IR（$CHCl_3$）$\nu_{max}$$cm^{-1}$：3447，3150，2953，1750，1734，1505，1464，1437，1204，1113cm^{-1}；

HR−ESI−MS（正离子谱）：m/z405.1527 $[M+H]^+$

^1H−NMR 和^{13}C−NMR 数据见表 5.12

33. 8−**Epidiosbulbin E**[27]

分子式：$C_{19}H_{23}O_6$

表 5.12 NMR data for antadiosbulbins A and B (400MHz for ^1H)

	Antadiosbulbin A in CD_3OD				Antadiosbulbin A in $CDCl_3$				Antadiosbulbin B in CD_3OD				Antadiosbulbin B in $CDCl_3$			
	δ_C	δ_H	Mult.	J(Hz)	δ_C	δ_H	Mult.	J(Hz)	δ_C	δ_H	Mult.	J(Hz)	δ_C	δ_H	Mult.	J(Hz)
1a	28.1	2.32	dddd	13.4;11.2;5.2;2.1	27.1	2.31	m		28.0	2.34	dddd	13.5;11.2;5.2;2.2	27.1	2.27	m	
b		1.63	dd	13.4;8.2		1.57	dd	13.3;8.8		1.62	dd	13.5;8.3		1.57	m	
2	74.3	4.88	dd	5.2;5.2	72.1	4.90	dd	5.2;5.2	74.1	4.92	dd	5.2;5.2	71.8	4.90	dd	5.2;5.2
3a	40.2	2.77	d	14.8	38.6	2.70	ddd	14.9;1.1;1.1	39.8	2.76	d	15.0	38.2	2.50	dd	15.0;0.7
b		2.13	ddd	14.8;5.2;2.1		2.26	m			2.16	ddd	15.0;5.2;2.2		2.31	m	
4	76.5	–			75.9	–			77.0	–						
5	53.4	–			52.2	–			53.3	–						
6eq	24.1	2.62	ddd	15.1;3.9;3.0	23.1	2.34	m		21.6	2.40	dddd	14.8;3.5;3.5;0.8	20.5	2.10	m	
ax		2.06	ddd	15.1;14.5;5.0		2.14	m			1.90	ddd	14.8;14.2;4.0		2.10	m	
7eq	19.7	1.91	dddd	14.8;5.0;3.0;3.0	18.3	2.04	dddd	14.2;4.8;3.2;3.2	19.9	2.30	dddd	14.3;4.0;3.5;3.3	19.0	2.39	dddd	14.0;3.8;3.8;3.8
ax		1.56	dddd	14.8;14.5;12.4;3.9		1.44	dddd	14.2;14.2;12.0;3.2		1.75	dddd	14.3;14.2;4.5;3.5		1.55	m	
8	48.0	2.78	dd	12.4;3.0	46.7	2.48	Dd	12.0;3.2	48.1	2.53	dd	3.5;3.3	47.3	2.36	m	
9	37.2	–			36.0	–			36.3	–			35.0	–		
10	47.8	2.20	dd	11.2;8.2	46.2	2.09	m		38.8	2.08	dd	11.2;8.3	37.1	2.11	m	
11eq	44.0	2.07	dd	14.5;6.3	43.6	1.94	dd	14.1;6.4	42.2	2.09	dd	14.8;3.8	41.7	2.03	dd	14.8;3.5
ax		1.86	dd	14.5;12.0		1.83	dd	14.1;11.0		1.86	dd	14.8;12.5		1.75	dd	14.8;12.3
12	71.6	5.50	dd	12.0;6.3	69.9	5.33	dd	11.0;6.4	72.3	5.48	dd	12.5;3.8	70.2	5.27	dd	12.3;3.5
13	125.9	–			124.0	–			126.5	–			124.6	–		
14	109.7	6.48	dd	1.8;0.8	108.4	6.37	dd	1.9;0.9	109.6	6.53	dd	1.9;0.9	108.3	6.38	dd	1.9;0.9
15	145.1	7.48	dd	1.8;1.6	143.8	7.40	dd	1.9;1.7	144.9	7.48	dd	1.9;1.7	143.7	7.39	dd	1.9;1.7
16	141.6	7.56	ddd	1.6;0.9;0.8	139.6	7.42	ddd	1.7;0.9;0.9	141.5	7.59	ddd	1.7;0.9;0.8	139.8	7.43	ddd	1.7;0.9
17	176.7	–			172.9	–			174.5	–			171.0	–		
18	174.0	–			173.9	–			174.0	–			173.6	–		
19	177.2	–			172.1	–			177.0	–			172.3			
20	20.6	0.90	s		20.2	0.83	s		24.0	0.98	s		24.1	0.98	s	
OMe	53.3	3.80	s		53.5	3.83	s		53.4	3.82	s		53.4	3.85	s	
4-OH	–	–			–	3.45	s		–	–			–	3.44	s	

表 5.13 化合物 33、34 $^{1}H-NMR$ 和 $^{13}CNMR$ 数据表

	8 – Epidiosbulbin E in $CDCl_3$				8 – Epidiosbulbin E in C_5D_5N				diosbulbin E in $CDCl_3$			
	δ_C	δ_H	Mult.	J(Hz)	δ_C	δ_H	Mult.	J(Hz)	δ_C	δ_H	Mult.	J(Hz)
1eq	28.2	2.10	dddd	13.3;6.0;4.9;1.7	28.4	1.97	dddd	12.3;6.0;5.0;1.5	28.5	2.12	brd	13.2
ax		1.45	ddd	13.3;12.2;0.9		1.31	ddd	12.3;12.1;1.2		1.42	ddd	13.2;12.5;0.7
2	78.0	4.85	dd	5.5;4.9	77.6	4.73	dd	5.5;5.0	78.4	4.92	brdd	5.3;5.0
3eq	38.3	2.52	dddd	11.6;5.5;5.1;1.7	38.6	2.32	dddd	11.5;5.5;5.5;1.5	38.6	2.53	dddd	11.7;5.5;5.3;1.9
ax		1.77	d	11.6		1.62	d	11.5		1.78	brd	11.7
4	43.3	2.65	brdd	5.1;1.1	43.6	2.63	dd	5.5;1.8	43.6	2.68	brdd	5.4;1.5
5	42.7	1.80	ddd	12.5;2.0;1.1	43.4	1.75	ddd	12.1;1.8;1.5	42.9	1.72	ddd	12.4;2.0;1.5
6	69.4	4.14	ddd	2.5;2.2;2.0	68.8	4.19	brdddd	3.4;2.2;1.5;1.5	69.4	4.23	ddd	2.6;2.6;2.0
7eq	29.7	2.75	ddd	14.7;3.2;2.2	31.2	2.99	ddd	14.2;3.4;2.0	28.9	2.14	brdd	14.6;2.6
ax		1.88	ddd	14.7;6.3;2.5		1.91	ddd	14.2;6.5;2.2		1.75	ddd	14.6;12.2;2.6
8	45.5	2.55	dd	6.3;2.1	45.9	2.41	dd	6.5;2.0	41.0	3.20	dd	12.2;3.6
9	34.6	–			34.8	–			35.9	–		
10	29.7	2.71	ddd	12.5;12.2;6.0	30.1	3.09	ddd	12.1;12.1;6.0	39.0	2.39	ddd	12.5;12.4;5.5
11eq	39.6	2.08	dd	15.4;3.1	39.5	2.04	dd	14.6;3.1	42.3	2.13	dd	15.0;6.1
ax		1.74	dd	15.4;12.3		1.80	dd	14.6;12.6		1.77	dd	15.0;11.2
12	69.4	5.49	dd	12.3;3.1	69.5	5.56	dd	12.6;3.1	70.0	5.36	dd	11.2;6.1
13	125.0	–			126.4	–			124.2	–		
14	108.5	6.40	dd	1.8;0.9	109.4	6.53	dd	1.9;0.8	108.5	6.39	dd	1.7;1.0
15	143.5	7.37	dd	1.8;1.7	143.9	7.56	brs		143.7	7.40	dd	1.7;1.7
16	139.7	7.45	ddd	1.7;0.9;0.5	140.4	7.59	brs		139.6	7.44	dd	1.7;1.0
17	171.8	–			171.8	–			174.2	–		
18	179.2	–			178.3	–			180.0	–		
20	22.0	1.10	s		21.9	0.98	s		18.3	0.98	s	
OH	–	2.30	brs		–	5.69	s		–	2.35	brs	

结构式：

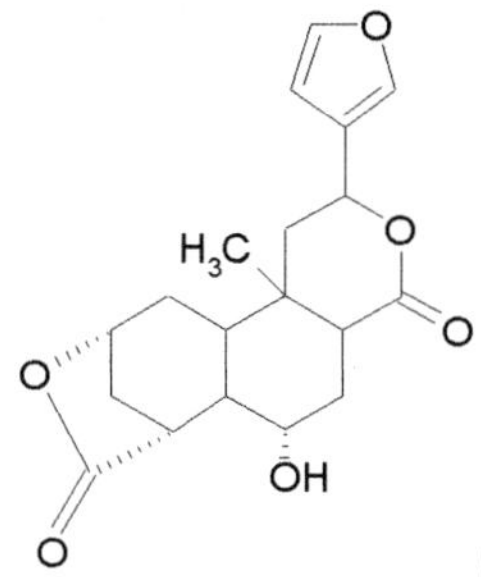

8β-H

理化性质：无色无定形固体，$[\alpha]_D^{20}$ −16°（c 0.3，$CHCl_3$）。

光谱数据

IR（$CHCl_3$）ν_{max} cm^{-1}：3636，3150，2926，1744，1725，1505，1204，1109cm^{-1}；

HR－ESI－MS（正离子谱）：m/z 347.1485 $[M+H]^+$；

^1H－NMR 和 ^{13}C－NMR 数据见表 5.13

34. **Diosbulbin E**

分子式：$C_{19}H_{23}O_6$

结构式：

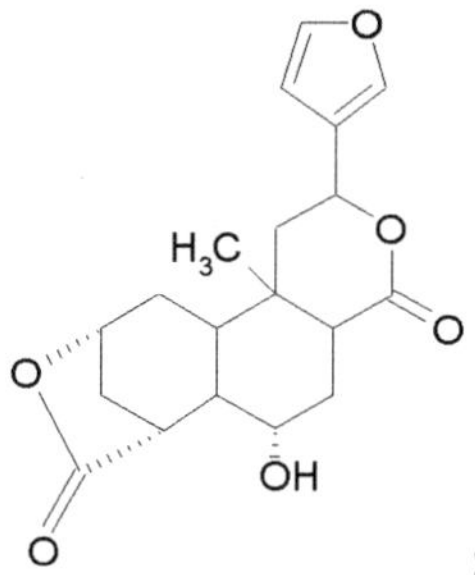

8α-H

理化性质：无色无定形固体，有光学活性，$[\alpha]_D^{20}$ −20°（c 0.3，$CHCl_3$）。

光谱数据

IR（$CHCl_3$）ν_{max} cm^{-1}：3484，3150，2930，1769，1718，1503，1298，1209，1147，1076，1024cm^{-1}；

HR－ESI－MS（正离子谱）：m/z 347.1493 $[M+H]^+$。

35. 8－**Epidiosbulbin G**

分子式：$C_{19}H_{23}O_6$

结构式：

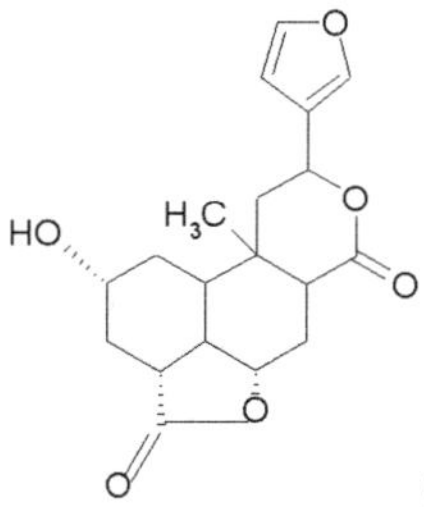

8β-H

理化性质：无色无定形固体，［α］$_D^{20}$ -20°（c 0.3，$CHCl_3$）。

光谱数据

HR - ESI - MS（正离子谱）：m/z 347.1497 ［M + H］$^+$；

^{1}H - NMR 和^{13}C - NMR 数据见表 5.14。

表 5.14 化合物 35 ^{1}H - NMR **和**^{13}C - NMR data for 8 - Epidiosbulbin G in Pyr - d_5（400.13MHz for ^{1}H）

	8 - Epidiosbulbin G in $CDCl_3$			
	δ_C	δ_H	Mult.	J（Hz）
1eq	30.6	1.88	dm	12.7；
ax		1.16	ddd	12.7；12.2；2.2
2	64.5	4.35	m	
3eq	30.3	2.54	dm	14.8
ax		1.79	ddd	14.8；7.8；3.7
4	40.5	2.85	ddd	7.8；6.2；1.5
5	38.5	2.22	ddd	12.2；6.2；4.9
6	76.2	4.48	ddd	5.9；4.9；4.0
7eq	25.8	3.00	ddd	15.3；5.9；4.0
ax		2.18	ddd	15.3；5.9；5.9
8	46.3	2.51	dd	5.9；5.9
9	33.5	-		
10	28.7	2.65	ddd	12.2；12.2；2.2
11eq	40.4	2.23	dd	14.6；2.8
ax		1.83	dd	14.6；12.5
12	70.2	5.82	dd	12.5；2.8
13	126.1	-		
14	109.3	6.51	dd	2.0；1.0
15	144.0	7.54	dd	2.0；1.8
16	140.4	7.59	brs	
17	172.1	-		
18	178.1	-		
20	21.6	0.97	s	
2 - OH	-	5.10	s	

36~43. **Dioseptemloside A~H**[28]

结构式：

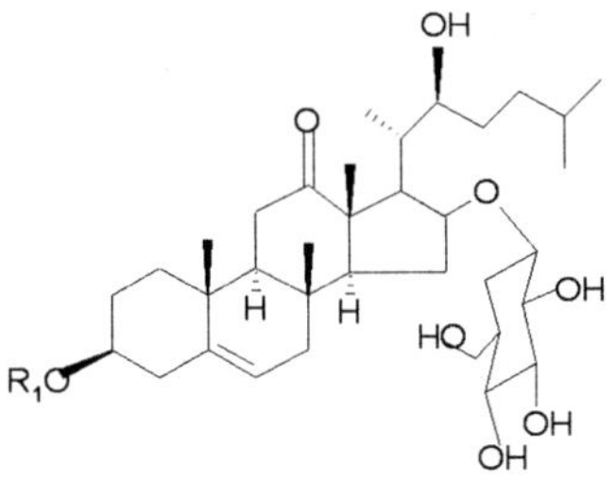

A) R_1=Rha-Glc; B) R_1=H

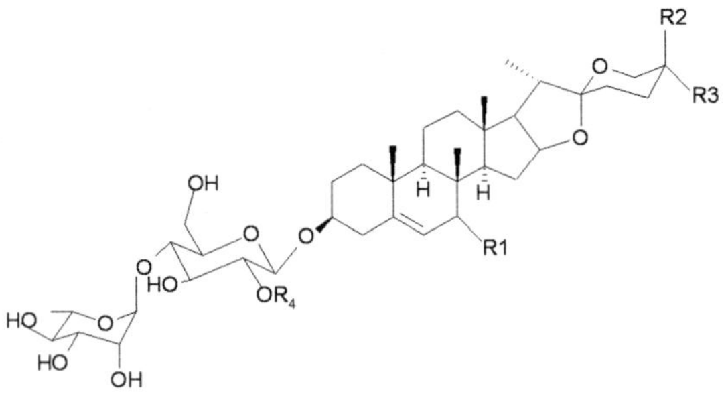

C) $R_1=2H$; $R_2=H$; $R_3=CH_2OH$; $R_4=H$

D) $R_1=\alpha-OH$, $\beta-H$; $R_2=H$; $R_3=CH_3$; $R_4=H$

E) $R_1=\alpha-OH$, $\beta-H$; $R_2=H$; $R_3=CH_3$; R_4 = Rha

F) $R_1=\alpha-H$, $\beta-OH$; $R_2=H$; $R_3=CH_3$; $R_4=H$

G) $R_1=\alpha-H$, $\beta-OH$; $R_2=H$; $R_3=CH_3$; R_4 = Rha

H) $R_1=2H$; $R_2=OH$; $R_3=CH_3$; $R_4=H$

36. **Dioseptemloside A** （22S）-16β-［（β-D-glucopyranosyl）oxy］-22-hydroxy-3β-［（O-α-L-rhanmopyranosyl-（1→4）-β-D-glucopyranosyl）oxy］-cholest-5-en-12-one。

分子式：$C_{45}H_{74}O_{18}$

理化性质：白色无定形固体，$[\alpha]_D^{25}$ -60.5°（c 0.56，MeOH）。

光谱数据

HR-ESI-MS*m/z*：903.4841［M+H］$^+$；

^{1}H-NMR 和^{13}C-NMR 数据见表 5.15 和表 5.16。

37. **Dioseptemloside B**

（22S）-16β-［（β-D-glucopyranosyl）oxy］-3β，22-dihydroxy-cholest-5-en-12-one。

分子式：$C_{33}H_{54}O_9$

理化性质：白色无定形固体［α］$_D^{25}$ -49.2°（c 0.25，MeOH）。

光谱数据

HR-ESI-MS*m/z*：595.3745［M+H］$^+$；

^{1}H-NMR 和^{13}C-NMR 数据见表 5.15 和表 5.16。

表 5.15 化合物 Dioseptemloside A ~ H ^1H-NMR(400MHz)数据[δ(*J*Hz)]

	1[a]	2[b]	3[a]	4[a]	5[a]	6[a]	7[a]	8[a]
1a	1.77(m)	1.76(m)	1.79(m)	1.78(m)	1.82(m)	1.79(m)	1.81(m)	1.79(m)
1b	1.04(m)	1.08(m)	1.05(m)	1.03(m)	1.03(m)	1.01(m)	1.06(d,3.1)	1.10(m)
2a	2.08(m)	2.10(m)	2.16(m)	2.08(m)	2.06(d,7.7)	2.19(m)	2.18(m)	2.15(m)
2b	1.70(m)	1.53(m)	1.79(m)	1.78(m)	1.90(m)	1.79(m)	1.90(m)	1.78(m)
3	3.91(m)	3.40(m)	3.96(m)	3.86(m)	3.83(m)	3.99(m)	3.98(m)	3.97(m)
4a	2.78(m)	2.30(m)	2.78(dd,2.8,13.3)	2.82(dd,2.1,13.1)	2.88(m)	2.83(dd,2.4,13.6)	2.93(dd,5.6,12.8)	2.79(dd,2.4,13.0)
4b	2.48(m)	2.20(m)	2.52(t,11.6)	2.58(m)	2.56(m)	2.54(m)	2.81(t,12.2)	2.52(m)
5								
6	5.29(brs)	5.38(brs)	5.40(brs)	5.89(brs)	5.86(brs)	5.12(brs)	5.76(brs)	5.39(brs)
7a	1.78(m)	1.78(m)	1.94(m)	4.09(m)	4.09(m)	4.11(m)	4.09(m)	1.93(m)
7b	1.40(m)	1.47(m)	1.60(m)					1.57(m)
8	1.70(m)	1.95(m)	1.84(m)	1.77(m)	1.75(m)	1.90(m)	1.87(m)	1.68(m)
9	1.40(m)	1.42(m)	0.99(m)	1.68(m)	1.70(m)	1.28(m)	1.18	0.97(m)
10								
11a	2.77(m)	2.82(t,12.5)	1.50(2H,m)	1.59(m)	1.58(2H,m)	1.55(2H,m)	1.54(2H,m)	1.51(2H,m)
11b	2.29(m)	2.07(m)		1.58(m)				
12a			1.78(m)	1.81(m)	1.82(m)	1.81(m)	1.80(m)	1.76(m)
12b			1.18(m)	1.30(m)	1.30(m)	1.23(t,7.1)	1.25(m)	1.18(m)
13								
14	1.24(m)	1.19(m)	1.15(m)	2.14(m)	2.15(m)	1.45(m)	1.43(m)	1.16(m)

15a	2.48(m)	2.40(dd,6.2,13.3)	2.09(m)	2.61(m)	2.64(m)	2.93(m)	2.90(m)	2.14(m)
15b	1.60(m)	1.82(dd,4.1,10.1)	1.55(m)	1.65(m)	1.66(m)	2.10(m)	2.09(m)	1.57(m)
16	4.60(m)	4.18(m)	4.65(m)	4.72(t,7.1)	4.72(m)	4.73(m)	4.72(d,7.5)	4.66(m)
17	3.09(dd,7.7,10.8)	2.44(dd,7.8,11.1)	1.09(m)	1.96(t,8.0)	1.98(dd,6.6,8.3)	1.91(dd,6.4,8.0)	1.94(d,7.9)	1.91(m)
18	1.39(s)	1.31(s)	0.92(s)	1.00(s)	0.99(s)	0.98(s)	0.96(s)	0.93(s)
19	1.03(s)	1.15(s)	1.00(s)	1.00(s)	1.13(s)	0.97(s)	1.09(s)	0.98(s)
20	2.62(m)	2.06(m)	2.08(m)	2.07(m)	2.09(d,6.7)	2.07(dd,6.7,13.6)	2.07(dd,7.1,13.5)	2.10(m)
21	1.33(d,7.1)	0.80(d,7.2)	1.24(d,6.9)	1.23(d,6.6)	1.22(d,6.9)	1.24(d,7.1)	1.24(d,6.9)	1.26(d,7.0)
22	4.39(m)	3.71(m)						
23a	1.95(2H,m)	1.43(2H,m)	1.84(2H,m)	1.77(2H,m)	1.75(2H,m)	1.76(m,m)	1.75(2H,m)	1.70(m)
23b								2.52(m)
24a	2.03(m)	1.44(m)	1.88(2H,m)	1.65(m)	1.75(m)	1.65(2H,m)	1.64(2H,m)	2.16(m)
24b	1.73(m)	1.24(dd,6.0,11.2)		1.64(m)	1.66(d,5.7)			1.92(m)
25	1.72(m)	0.89(m)	2.14(m)	1.66(m)	1.67(m)	1.68(m)	1.65(m)	
26a	1.01(d,6.2)	0.90(d,6.4)	4.20(m)	3.63(dd,2.5,9.9)	3.63(d,9.4)	3.64(m)	3.65(d,11.8)	4.01(d,11.4)
26b			3.97(m)	3.55(t,10.0)	3.55(t,10.4)	3.60(m)	3.58(t,10.5)	3.78(d,13.5)
27a	1.01(d,6.2)	0.90(d,6.4)	3.80(m)	0.76(d,4.9)	0.76(d,5.3)	0.76(d,5.3)	0.77(d,4.9)	1.30(s)
27b			3.73(m)					
3 – Glc								
1′	5.01(d,7.8)		5.33(d,6.8)	5.05(d,6.4)	4.94(d,8.0)	5.04(d,7.7)	4.99(d,7.2)	5.05(d,7.6)
2′	4.05(m)		4.06(t,8.4)	4.05(t,8.4)	4.26(m)	4.08(m)	4.25(m)	4.09(t,8.4)
3′	4.33(m)		4.30(d,9.0)	4.30(t,9.2)	4.25(d,2.4)	4.30(m)	4.25(m)	4.33(m)
4′	4.51(d,9.2)		4.54(t,9.3)	4.52(t,9.2)	4.42(m)	4.43(t,9.4)	4.41(d,6.9)	4.58(t,9.3)
5′	3.80(d,8.4)		3.80(m)	3.80(m)	3.70(d,9.0)	3.81(d,9.2)	3.69(d,11.2)	3.81(d,9.4)
6′a	4.33(m)		4.33(m)	4.32(d,12.1)	4.29(m)	4.35(d,12.1)	4.26(m)	4.36(m)
6′b	4.24(m)		4.23(m)	4.22(dd,3.6,12.1)	4.16(dd,3.3,11.9)	4.23(dd,3.6,12.1)	4.14(dd,3.1,12.4)	4.23(dd,3.0,12.1)
2′ – Rha								
1‴					6.46(brs)		6.43(brs)	

2‴					4.95(m)		4.94(m)	
3‴					4.69(dd,3.0,5.9)		4.68(dd,3.3,9.2)	
4‴					4.49(t,9.3)		4.49(t,9.4)	
5‴					5.00(dd,3.3,9.5)		5.02(m)	
6‴					1.82(d,6.1)		1.81(d,6.4)	
4′-Rha								
1″	5.96(brs)		5.98(brs)	5.97(brs)	5.91(brs)	5.97(brs)	5.90(brs)	5.96(brs)
2″	4.77(brs)		4.79(brs)	4.79(brs)	4.79(brs)	4.79(brs)	4.77(brs)	4.81(brs)
3″	4.65(dd,2.8,9.2)		4.67(m)	4.66(dd,3.4,9.2)	4.62(dd,3.3,10.2)	4.65(dd,3.5,9.3)	4.61(dd,3.5,9.2)	4.69(dd,3.1,9.2)
4″	4.41(m)		4.43(t,9.3)	4.43(t,9.4)	4.44(t,9.4)	4.43(t,9.4)	4.43(t,7.1)	4.45(t,9.5)
5″	5.07(dd,2.2,9.4)		5.09(dd,6.3,9.5)	5.08(dd,6.4,9.5)	4.96(m)	5.08(dd,6.1,9.5)	4.96(dd,6.1,9.5)	5.15(dd,6.2,9.2)
6″	1.80(d,6.1)		1.80(d,6.0)	1.80(d,6.2)	1.82(d,6.1)	1.80(d,6.1)	1.81(d,6.2)	1.82(d,6.1)
16-Glc								
1⁗	4.84(d,7.7)	4.20(d,7.7)						
2⁗	4.10(dd,7.7,8.9)	3.16(dd,8.0,16.5)						
3⁗	4.24(m)	3.30(m)						
4⁗	4.36(dd,8.9,9.0)	3.32(m)						
5⁗	3.92(m)	3.24(m)						
6⁗a	4.57(dd,2.5,11.2)	3.84(dd,2.1,11.7)						
6⁗b	4.05(dd,4.5,11.2)	3.67(dd,5.0,11.7)						

[a]Measured in pyridine - *d5*. [b]Measured in MeOH - *d4*.

38. **Dioseptemloside C**

(25R) –27 – hydroxy – spirost –5 – en –3β – yl – *O* – α – L – rhanmopyranosyl – (1→4) – β – D – glucopyranoside

分子式：$C_{39}H_{62}O_{13}$

理化性质：白色无定形固体，$[\alpha]_D^{25}$ –98.0°（c 0.51，MeOH）。

光谱数据

HR – ESI – MS*m/z*：739.4165 $[M+H]^+$；

^1H – NMR 和 ^{13}C – NMR 数据见表 5.15 和表 5.16。

39. **Dioseptemloside D**

(25R) –7α – hydroxy – spirost –5 – en –3β – yl – *O* – α – L – rhanmopyranosyl – (1→4) – β – D – glucopyranoside

分子式：$C_{39}H_{62}O_{13}$

理化性质：白色无定形固体，$[\alpha]_D^{25}$ –103.6°（c 0.62，MeOH）。

光谱数据

HR – ESI – MS*m/z*：739.4155 $[M+H]^+$；

^1H – NMR 和 ^{13}C – NMR 数据见表 5.15 和表 5.16。

40. **Dioseptemloside E**

(25R) –7α – hydroxy – spirost –5 – en –3β – yl – *O* – α – L – rhanmopyranosyl – (1→2) – *O* – [α – L – rhanmopyranosyl – (1→4)] – β – D – glucopyranoside

分子式：$C_{45}H_{72}O_{17}$

理化性质：白色无定形固体，$[\alpha]_D^{25}$ –101.5°（c 0.45，MeOH）。

光谱数据

HR – ESI – MS*m/z*：907.4785 $[M+Na]^+$；

^1H – NMR 和 ^{13}C – NMR 数据见表 5.15 和表 5.16。

41. **Dioseptemloside F**

(25R) – 7β – hydroxy – spirost –5 – en –3β – yl – *O* – α – L – rhanmopyranosyl – (1→4) – β – D – glucopyranoside

分子式：$C_{39}H_{62}O_{13}$

理化性质：白色无定形固体，$[\alpha]_D^{25}$ –92.7°（c 0.52，MeOH）。

光谱数据

HR – ESI – MS*m/z*：761.4169 $[M+Na]^+$；

^1H – NMR 和 ^{13}C – NMR 数据见表 5.15 和表 5.16。

42. **Dioseptemloside G**

(25R) –7β – hydroxy – spirost –5 – en –3β – yl – *O* – α – L – rhanmopyranosyl – (1→2) – *O* – [α – L – rhanmopyranosyl – (1→4)] – β – D – glucopyranoside

分子式：$C_{45}H_{72}O_{17}$

理化性质：白色无定形固体，$[\alpha]_D^{25}$ –90.9°（c0.72，MeOH）。

光谱数据

HR－ESI－MS$m/z$：885.4738［M＋H］$^+$；

^{1}H－NMR 和^{13}C－NMR 数据见表 5.15 和表 5.16。

43. Dioseptemlosideh

（25S）－25－hydroxy－spirost－5－en－3β－yl－*O*－α－L－rhamnopyranosyl－（1→4）－β－D－glucopyranoside

分子式：$C_{39}H_{62}O_{13}$

理化性质：白色无定形固体，$[\alpha]_D^{25}$ －92.5°（c0.68，MeOH）。

光谱数据

HR－ESI－MS$m/z$：739.4161［M＋H］$^+$；

^{1}H－NMR 和^{13}C－NMR 数据见表 5.15 和表 5.16。

表 5.16 化合物 Dioseptemloside A～H ^{13}C－NMR（100MHz）数据［δ］

	1[a]	2[b]	3[a]	4[a]	5[a]	6[a]	7[a]	8[a]
1	37.2	38.5	37.5	37.2	37.2	37.3	37.4	37.5
2	30.1	32.7	30.3	30.1	30.1	30.3	30.3	30.3
3	78.0	72.4	78.3	78.0	78.0	78.2	78.0	78.3
4	39.1	43.0	39.4	39.3	39.0	39.0	38.6	39.4
5	140.7	142.4	141.0	144.0	143.9	141.5	141.6	140.9
6	121.9	122.6	121.8	126.0	126.0	128.7	128.7	121.8
7	31.7	32.3	32.4	64.6	64.6	72.6	72.7	32.3
8	32.0	33.5	31.7	38.0	38.0	40.8	40.9	31.7
9	54.6	56.7	50.4	42.7	42.6	48.7	48.7	50.3
10	38.0	39.0	37.1	37.9	38.0	37.1	37.2	37.1
11	38.2	39.2	21.2	21.0	21.0	21.3	21.3	21.2
12	214.0	218.0	40.0	39.8	39.8	40.0	40.0	39.9
13	57.4	58.6	40.5	40.3	40.4	41.1	41.1	40.5
14	57.3	59.1	56.7	49.9	49.9	56.5	56.5	56.7
15	37.2	38.0	32.3	32.4	32.4	35.3	35.3	32.3
16	81.9	82.3	81.2	81.4	81.5	81.7	81.7	81.4
17	49.4	50.2	63.0	63.1	63.2	62.6	62.9	63.0
18	13.5	13.7	16.4	16.4	16.4	16.5	16.5	16.4
19	19.0	19.7	19.5	18.3	18.3	19.0	19.0	19.5
20	35.5	35.9	42.9	42.1	42.2	42.2	42.2	42.1
21	13.3	12.8	15.1	15.1	15.1	15.2	15.2	15.2
22	73.4	74.5	109.8	109.3	109.3	109.3	109.3	109.7

续表

	1[a]	2[b]	3[a]	4[a]	5[a]	6[a]	7[a]	8[a]
23	33.8	34.4	31.6	31.9	32.0	31.9	32.0	27.9
24	36.9	37.4	24.1	29.4	29.4	29.3	29.4	33.9
25	29.0	29.9	39.3	30.7	30.7	30.7	30.7	66.0
26	23.1	23.4	64.2	66.9	66.9	66.9	66.9	69.9
27	23.1	23.4	64.5	17.4	17.4	17.4	17.4	27.0
3 - Glc								
1′	102.5		102.5	102.6	100.4	102.6	100.4	102.5
2′	75.6		75.6	75.6	77.6	75.6	77.9	75.6
3′	76.8		76.8	76.8	77.9	76.8	77.9	76.8
4′	78.5		78.4	78.5	78.8	78.4	78.7	78.3
5′	77.2		77.2	77.2	77.0	77.2	77.0	77.2
6′	61.6		61.6	61.7	61.4	61.6	61.4	61.6
2′ - Rha								
1″					101.8		101.9	
2″					72.6		72.6	
3″					72.9		73.0	
4″					74.1		74.1	
5″					69.5		69.5	
6″					18.5		18.5	
4′ - Rha								
1‴	102.9		102.7	102.8	102.93	102.8	102.8	102.8
2‴	72.7		72.7	72.7	72.65	72.7	72.6	72.7
3‴	72.9		72.9	72.9	72.87	72.9	72.8	72.9
4‴	74.1		74.1	74.1	73.96	74.1	73.9	74.1
5‴	70.5		70.4	70.4	70.52	70.4	70.4	70.4
6‴	18.6		18.6	18.6	18.69	18.6	18.7	18.6
16 - Glc								
1″″	107.1	106.9						
2″″	75.7	75.7						
3″″	78.9	78.7						
4″″	71.7	71.9						
5″″	78.3	78.0						
6″″	62.9	63.1						

[a]Measured in pyridine - *d*5.　[b]Measured in MeOH - *d*4.

44. 16**α－methoxyl－3β－［（*O*－α－L－rhanmopyranosyl－（1→2）－*O*－［α－L－rhanmopyranosyl－（1→4）］－β－D－glucopyranosyl）oxy］pren－5－en－20－one**[29]（**Pregnane glycoside 孕烷苷类**）

分子式：$C_{40}H_{64}O_{16}$

结构式：

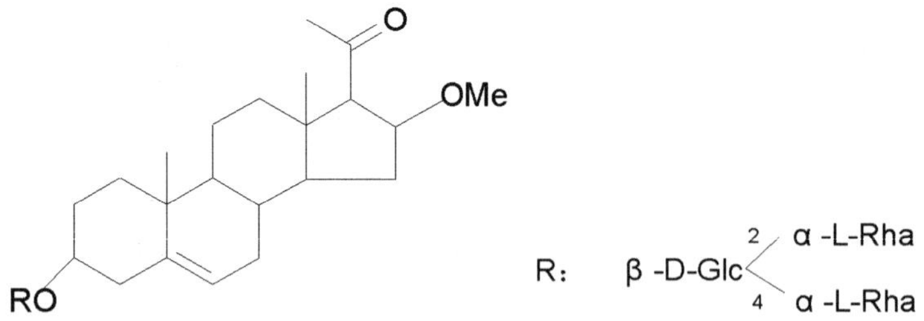

理化性质：白色无定形粉末，$[\alpha]_D^{24}$ －47.8°（c 0.2，pyridine）。

显色反应：Liebermann－Burchard 及 Molisch 试剂反应均呈阳性。

光谱数据

IR（KBr）ν_{max} cm^{-1}：3400（OH），2950（CH），1710（C＝O），1380，1040（glycosyl C－O）cm^{-1}；

HR－FAB－MS：*m/z*823.5184［M＋Na］$^+$；

^{1}H－NMR（pyridine－*d5* 300MHz）δ 3.86（1H，m，H－3），2.75（2H，m，H－4），5.30（1H，brs，H－6），4.51（1H，m，H－16），2.65（1H，d，J＝6.6Hz，H－17），0.60（3H，s，Me－18），1.01（3H，s，H－19），2.15（3H，s，H－21），3.21（3H，s，MeO－16），4.95（1H，d，J＝7.5Hz，Glc－1），6.40（1H，brs，Rha（1→2）－1′），1.75（3H，d，J＝6.0Hz，Rha－6′），5.85（1H，brs，Rha（（1→4）－1″），1.62（d，J＝6.0Hz，Rha－6″）；

^{13}C－NMR（pyridine－*d5* 75MHz）：37.4（C－1），30.2（C－2），78.0（C－3），38.7（C－4），140.8（C－5），121.7（C－6），32.2（C－7），31.6（C－8），50.1（C－9），37.1（C－10），20.9（C－11），38.9（C－12），44.4（C－13），54.6（C－14），38.9（C－15），81.8（C－16），71.6（C－17），14.5（C－18），19.4（C－19），207.5（C－20），31.5（C－21），56.9（21－OMe），100.3（Glc－1），77.8（Glc－2），78.0（Glc－3），78.6（Glc－4），77.0（Glc－5），61.3（Glc－6），102.0（Rha－1′），72.6（Rha－2′），72.9（Rha－3′），74.1（Rha－4′），69.5（Rha－5′），18.7（Rha－6′），102.9（Rha－1″），72.6（Rha－2″），72.8（Rha－3″），73.9（Rha－4″），70.4（Rha－5″），18.5（Rha－6″）。

45. 21**－methoxyl－3β－［（*O*－α－L－rhanmopyranosyl－（1→2）－*O*－［α－L－rhanmopyranosyl－（1→4）］－β－D－glucopyranosyl）oxy］pren－5，**16**－en－**20**－one**

分子式：$C_{40}H_{62}O_{16}$

结构式：

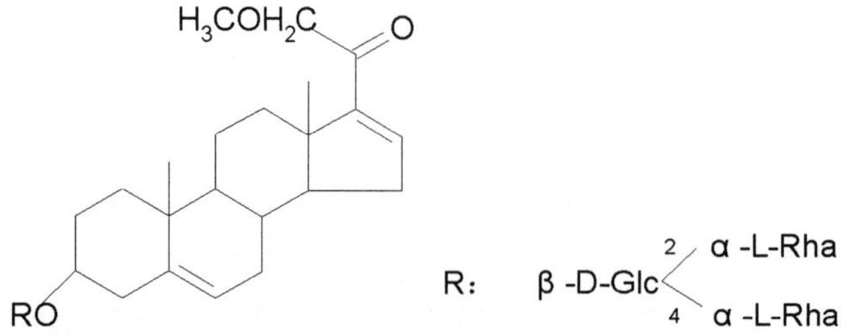

理化性质：白色无定形固体，$[\alpha]_D^{24}$ -40.5°（c0.2，pyridine）。

光谱数据

HR-FAB-MS$m/z$：821.4568 [M+Na]$^+$；

IR（KBr）ν_{max}cm^{-1}：3385（OH），2930（CH），1700（C=O），1040（C-O）cm^{-1}；

^{1}H-NMR（pyridine-$d5$ 300MHz）δ3.85（1H，m，H-3），5.32（1H，d，J=5.0Hz，H-6），2.56（2H，m，H-12），6.74（1H，m，h-16），095（3H，s，Me-18），1.04（3H，s，Me-19），4.37（1H，d，J=18.0Hz，H-21），4.45（1H，d，J=18.0Hz，H-21），（3H，s，Me-21），3.41（3H，s，MeO-21），4.92（1H，d，J=7.2Hz，Glc-1），6.39（1H，brs，Rha（1→4）-1″），1.62（d，J=6.0Hz，Rha-6″）；

^{13}C-NMR（pyridine-$d5$ 75MHz）：37.4（C-1），30.2（C-2），78.1（C-3），39.0（C-4），141.3（C-5），121.5（C-6），31.8（C-7），30.8（C-8），50.8（C-9），37.2（C-10），20.9（C-11），35.0（C-12），46.8（C-13），56.1（C-14），32.6（C-15），144.1（C-16），152.5（C-17），15.9（C-18），19.3（C-19），195.4（C-20），75.4（C-21），59.0（21-OMe），100.3（Glc-1），77.8（Glc-2），78.0（Glc-3），78.6（Glc-4），77.0（Glc-5），61.3（Glc-6），101.9（Rha-1′），72.6（Rha-2′），72.9（Rha-3′），74.1（Rha-4′），69.5（Rha-5′），18.6（Rha-6′），102.9（Rha-1″），72.6（Rha-2″），72.7（Rha-3″），73.9（Rha-4″），70.4（Rha-5″），18.5（Rha-6″）。

46. 3-***O***-[**α-L-rhanmopyranosyl-（1→2）-β-D-glucopyranosyl**]-26-***O***-**β-D-glucopyranosyl-20，22-seco-25（R）-furosta-5-ene-20，22-dione-3β，26-diol**[30]

分子式：$C_{45}H_{72}O_{19}$

结构式：

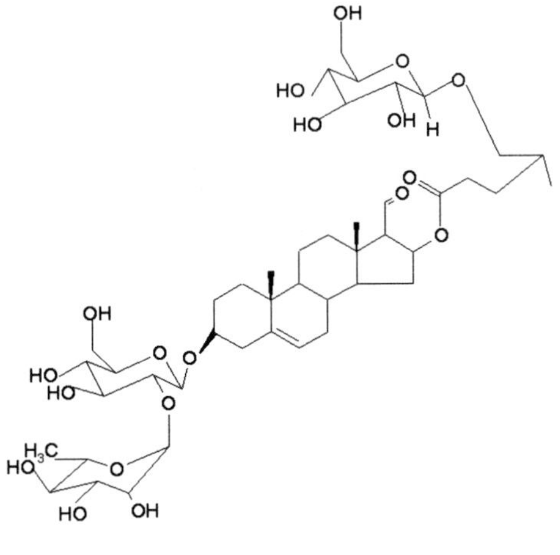

理化性质：白色无定形粉末，mp 178～180℃，$[\alpha]_D^{20}$ -47.0°（c 0.095，MeOH）。

显色反应：Liebermann-Burchard 及 Molisch 试剂反应均呈阳性。提示该化合物为甾体皂苷。

光谱数据

IR（KBr）ν_{max}cm^{-1}：3413，2926，1736，1710，1042cm^{-1}；

HR-ESI-MS：m/z934.5046（M+NH_4）$^+$；

^{1}H-NMR 谱显示：δ1.23（3H，s，CH_3-18），2.14（3H，s，CH_3-21）和1.07（3H，s，CH_3-

19）为三组叔甲基质子，δ0.93（3H，d，J=6.6Hz，CH_3－27）为一次甲基质子信号，这些被认为是典型的甾体皂苷的信号；

^{13}C－NMR谱提示：δ14.5，30.5，19.9为三个叔碳信号，一个次甲基碳信号位于δ17.2，δ141.3和121.8为三取代C=C双键的信号，一个连氧的亚甲基信号在δ75.5，提示苷元具有一个呋甾烷－5－烯骨架，具体数据见表5.17。

酸水解

取该化合物1.5mg，加入2M CF_3COOH（三氟乙酸）5mL，于100℃密闭水解9h，水解液冷却后，以氯仿3.5mL进行萃取。其水层用N_2蒸干。残渣加1mLH_2O复溶，样品液用HPLC色谱法进行分析，采用Agilent 1200系统进行分析。

色谱条件如下：色谱柱：Agilent ZORBAX NH_2（5μm，250mm×4.6mm）；流动相：MeCN－H_2O（17∶3）；流速：0.9mL/min；检测器：Alltech ELSD 2000ES。

以HPLC法进行糖组分分析，采用了相同的色谱条件，结果显示，样品中存在D－葡萄糖和L－鼠李糖。

表5.17 化合物46 ^1H－NMR（600 MHz）**和** ^{13}C－NMR（150MHz）**光谱数据**（pyridine－d5，δin ppm，J inhz）

Position	δC	δH	Position	δC	δH
1	37.8	0.92，1.69（each 1H，overlapped）	Glc（inner）		
2	30.8	1.84，2.06（each 1H，m）	1	100.7	5.05（1H，d，7.2Hz）
3	78.1	3.90（1H，m）	2	80.0	4.31（1H，m）
4	39.3	2.82，2.75（each 1H，m）	3	78.3	4.23（1H，m）
5	141.3		4	72.0	4.18（1H，m）
6	121.8	5.32（1H，Brs）	5	78.6	4.02（1H，m）
7	32.2	1.83（2H，overlapped）	6	63.0	4.17m，4.25overlapped（each 1H）
8	31.3	1.53（1H，overlapped）	Rha（1→2）		
9	50.7	0.89（1H，overlapped）	1	102.4	6.39（1H，brs）
10	37.4		2	72.9	4.80（1H，m）
11	20.9	1.48（2H，overlapped）	3	73.2	4.63（1H，m）
12	38.6	1.08，2.12（each 1H，overlapped）	4	74.5	4.39（1H，m）
13	42.6		5	69.8	5.01（1H，m）
14	54.4	0.83（1H，m）	6	19.0	1.78（1H，d，6.6Hz）
15	32.6	1.53，2.42（each 1H，overlapped）	26－O－Glc		
16	74.5	5.69（1H，m）	1	105.2	4.81（1H，d，7.2Hz）
17	67.0	2.50（1H，d，7.8Hz）	2	75.0	4.03（1H，m）
18	14.5	1.23（3H，s）	3	78.9	4.23（1H，m）

续表

Position	δC	δH	Position	δC	δH
19	19.9	1.07 (3H, s)	4	72.0	4.31 (1H, m)
20	205.8		5	78.8	4.02 (1H, m)
21	30.5	2.14 (3H, s)	6	63.2	4.5, 4.38 (each 1H, overlapped)
22	173.6				
23	35.8	1.33, 2.43 (each 1H, overlapped)			
24	30.3	1.56, 1.97 (each 1H, overlapped)			
25	33.7	1.84 (1H, m)			
26	75.5	3.52, 3.90 (each 1H, m)			
27	17.2	0.93 (3H, d, 6.6Hz)			

（六）其他

47. 5－羟甲基－糠醛 5－**Hydroxymethyl－furfural**[31]

分子式：$C_6H_6O_3$
结构式：

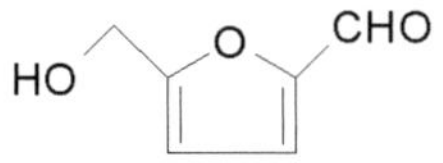

理化性质：浅黄色油状物。

显色反应：硫酸－乙醇（10%）显墨绿色，香草醛－硫酸显色为黑色。

光谱数据

EI－MS：m/z　126 [M]$^+$；

^{1}H－NMR（$CDCl_3$，400MHz）δ9.52（1H，s，H－1，CHO），7.20（1H，d，J=3.5，H－3），6.49（1H，d，J=3.5，H－4），4.67（2H，S，H－6），3.67（1H，S，OH）；

^{13}C－NMR（$CDCl_3$，100MHz）δ177.8（C－1，CHO），160.9（C－5），152.2（C－2），123.1（C－3），110.0（C－4），57.43（C－6）。

48. **β－胡萝卜苷（β－Daucosterol）**

分子式：$C_{35}H_{60}O_6$
结构式：

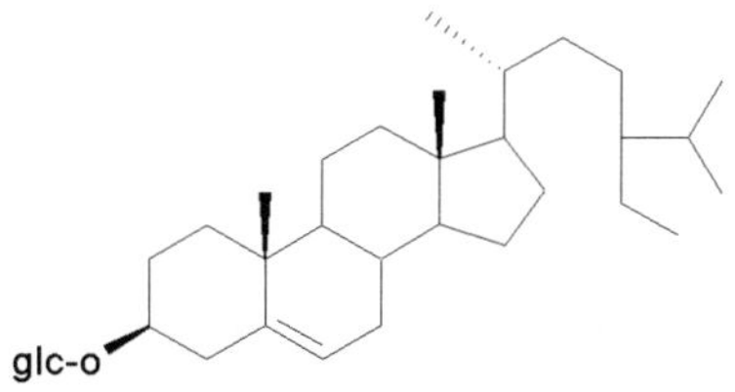

理化性质：白色无定性粉末（甲醇），mp 300～302℃。

显色反应：硫酸－乙醇（10%）显紫红色。

光谱数据

IR（KBr）$\nu_{max}cm^{-1}$：3400（－OH），1640（C＝C），1461，1380，1367，1165，1105，1078，1025，972，961，925，891，840，800；

ESI－MS：m/z 599［M＋Na］$^+$，577［M＋H］$^+$，413（M^+－glc）；

^{13}C－NMR：37.50（C－1），28.26（C－2），78.63（C－3），39.36（C－4），140.92（C－5），121.96（C－6），32.20（C－7），32.07（C－8），51.45（C－9），36.42（C－10），21.50（C－11），30.28（C－12），42.49（C－13），56.84（C－14），24.54（C－15），40.84（C－16），56.25（C－17），12.19（C－18），19.45（C－19），39.96（C－20），19.22（C－21），36.95（C－22），25.74（C－23），46.05（C－24），29.46（C－25）20.01（C－26），21.30（C－27），26.37（C－28），23.40（C－29），糖 3－O－G 102.6（C－1′），75.4（C－2′），78.6（C－3′），71.7（C－4′），78.1（C－5′），62.8（C－6′）。

TLC 与胡萝卜苷标准品 Rf 值一致，化合物经酸水解得到 β－谷甾醇和葡萄糖。

49. 尿嘧啶 uracil[32]

分子式：$C_4H_4N_2O_2$

结构式：

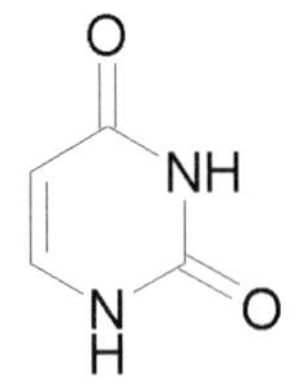

理化性质：白色粉末，mp＞300℃。

光谱数据

^{1}H－NMR（DMSO－d_6，400MHz）δ11.02（1H，br，s，NH），10.82（1H，br，s，NH），7.38（1H，d，J＝7.6Hz，H－6），5.44（1H，d，J＝7.6Hz，H－5）；

^{13}C－NMR（DMSO－d_6，100MHz）δ164.7（C－4），151.9（C－2），142.6（C－6），100.6（C－5）。

50. 腺苷 adenosine[32]

分子式：$C_{10}H_{13}N_5O_4$

结构式：

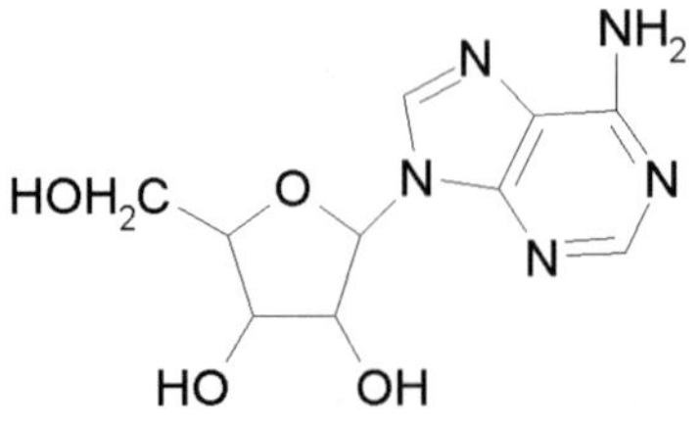

理化性质：白色针状结晶（甲醇），mp 234℃～236℃。

光谱数据

ESI－MS：m/z 268.1［M＋H］$^+$，290.1［M＋Na］$^+$；

^{1}H－NMR（DMSO－d_6，400MHz）δ8.34（1H，s，H－2），8.13（1H，s，H－8），7.32（2H，d，NH_2），5，87（1H，d，J＝6.0Hz，H－1′），5.42（1H，d，J＝6.0Hz，OH－2′），5.15（1H，d，J＝4.0Hz，OH－3′），4.60（1H，dd，J＝10.8、5.6Hz，H－2′），4.13（1H，m，H－3′），3.95（1H，m，H－4′），3.66（1H，m，H_a－5′），3.55（1H，m，H_b－5′）；

^{1}H－NMR　（CD_3OD，500MHz）δ8.29（1H，s，H－2），8.16（1H，s，H－8），5.95（1H，d，J＝6.5Hz，H－1′），4.72（1H，dd，J＝5.0，6.5Hz，H－2′），4.31（1H，dd，J＝2.5，5.0Hz，H－3′），4.15（1H，m，H－4′），3.87（1H，dd，J＝2.5，12.5hz，H－5′），3.73（1h，dd，J＝3.0，12.5hz，H－5′）。

^{13}C－NMR　（CD_3OD，125MHz）δ157.6（C－6），153.5（C－2），150.0（C－4），142.0（C－8），120.0（C－5），91.2（C－1′），88.2（C－4′），75.5（C－2′）72.7（C－3′），63.5（C－5′）。

^{13}C－NMR　（DMSO－d_6，100MHz）δ156.7（C－6），152.8（C－2），149，5（C－4），140.4（C－8），119.8（C－5），88.4（C－1′），86.4（C－4′），73.9（C－2′），71.2（C－3′），62.2（C－5′）。

参考文献

[1] 唐世蓉，杨如同，潘福生．中国薯蓣属植物中的甾体皂苷及甾体皂苷元［J］．植物资源与环境学报，2007，16（2）：64－72.

[2] 白冰，李明静，王勇，等．怀山药化学成分研究［J］．中国中药杂志，2008，32（11）：1272－1274.

[3] 梅文莉，戴好富，吴大刚．肥牛木根化学成分研究［J］．天然产物研究与开发，2006，18：243－245.

[4] 张建烽，李友宾，钱士辉，等．白首乌化学成分研究［J］．中国中药杂志，2006，31（10）：814－816.

[5] 彭军鹏，李铣．华北白前化学成分研究（Ⅱ）［J］．沈阳药学院学报，1990，7（4）：284－285.

[6] 王钢力，侯钦云，张继，等．春根藤化学成分的研究（Ⅰ）［J］．中国中药杂志，2002，27（2）：125－127.

[7] 田军，吴凤锷，丘明华，等．匙叶翼首花的化学成分［J］．天然产物研究与开发，1999，12（1）：35－38.

[8] 白冰，刘绣华，王勇，等．怀山药化学成分研究（Ⅱ）［J］．化学研究，2008，19（3）：67－69；

[9] 晏仁义，陈若芸．白树的化学成分研究Ⅱ［J］．中国中药杂志，2007，32（16）：1653－1655.

[10] 程志红，吴弢，余伯阳．麦冬块根化学成分的研究［J］．天然产物研究与开发，2005，17（1）：1－3.

[11] Wang Shuang－ming，Tan Ning－hua，Yang Ya－bin，et al. Cyclodipeptides from the roots of Panax Notoginseng［J］. Natural product research and development，2004，16（5）：383－386.

[12] 汪有初，周俊，谭宁华，等．五味子的环二肽及其合成［J］．药学学报，1999，34（1）：19－22

[13] 郝小燕，谭宁华，周俊．黔产天麻的化学成分［J］．云南植物研究，2000，22（1）：81－84.

[14] 谢玉如，戴伦凯，郭梦如，等．山里红的成分分析及国产山楂属植物果实的比较［J］．植物学报，1981，23（5）：383－388.

[15] 杨丽，冯锋，高源．白英的化学成分研究［J］．中国中药杂志，2007，34（14）：1805－1808.

[16] 舒艳，陈海峰，王光辉，等．穿龙薯蓣化学成分的研究［J］．中草药，2006，37 增刊：190－193.

[17] 朱宇红，赵敏，任璐，等．麦冬花化学成分研究［J］．中药材，2011，34（5）：720－723.

[18] 李忠琼，林瑞超，傅文，等．莴笋花化学成分的研究［J］．中草药，2001，32（2）：101－104.

[19] Chen Changxiang，Yinhuixin. Steroidal saponins from costus speciosus［J］. Tianran Chanwu Yanjiu Yu Kaifa，1995，7（4），18－23（ch.）.

[20] 谭大维，康利平，吕宁，等．绵萆薢中甾体皂苷的分离鉴定［J］．中药材，2006，29（11）：1176－1179.

[21] 康利平，马百平，王煜，等．穿山龙中甾体皂苷的分离鉴定［J］．中国药学杂志，2005，40（20）：1539－1541.

[22] Xiao Liang Zhao，Wen Guang jing，Shu Yinghan，et al. Two new steroidal saponins from Dioscorea panthaica［J］. Phy-

tochem. Lett, 2011, doi: 10. 1016/j. phytol. 2010. 4. 011.

[23] Kehu, Ai - Jun Dong, Xin - Sheng Yao, et al. A Furostanol glycoside from rhizomes of dioscorea collettii var. hypoglauca [J]. Phytochemistry, vol, 44, No, 7, pp. 1339 - 1342, 1997.

[24] 董梅，吴立军，陈泉，等．黄山药中甾体皂苷的分离与鉴定 [J]．药学学报，2001，36 (1)：42 - 45.

[25] Marc Sautour, Anne - Claire, Mitaine - Offer, et al. A new phenanthrene glycoside and other constituents from Dioscorea opposita [J]. Chem. Pharm, Bull, 52 (10) 1235 - 1237 (2004).

[26] MarcSautour, Anne - Claire, Mitaine - Offer, et al. A New Steroidal Saponin from Dioscorea cayenensis [J]. Chem. Pharm. Bull, 52 (11) 1353 - 1355 (2004).

[27] Lolona Rakotobe, Lengo Mambu, Alexandre Deville, et al. Clerodane and 19 - norclerodane diterpenoids from the tubers of Dioscorea antaly [J]. Phytochemistry, 71 (2010) 1007 ~ 1013.

[28] Xue - Ting Liu, Zhen - Zhong Wang, Wei Xiao, et al. Cholestane and spirostane glycosides from the rhizomes of Dioscorea septemloba [J]. Phytochemistry, 2008, 69: 1411 - 1418.

[29] hongwei Liu, Zhili Xiong, Famei Li, et al. Two new pregnane glycosides from Dioscorea futschauensis R [J]. Kunth. Chem. Pharm. Bull. 51 (9) 1089 ~ 1091 (2003).

[30] Xiao - Liang Zhao, Xiao - Jun Ma, Wen - Guang Jing, et al. A new steroidal saponin from Dioscorea panthaica [J]. Journal of Asian Natural Products Research. 2011, 13 (7): 659 ~ 664.

[31] 杨虹，俞桂新，王峥涛，等．半夏的化学成分研究 [J]．中国药学杂志，2007，42 (2)：99 - 101.

[32] 刘蕾，陈玉萍，万喆，等．鹿蹄草化学成分研究 [J]．中国中药杂志，2007，32 (17)：1762 - 1765.

第六章　山药成分分析

一、山药成分定量分析

（一）山药多糖的含量测定

山药多糖是目前公认的山药重要活性成分之一，也是山药化学和药理研究的重点和热点。山药多糖的相对分子质量跨越范围很广，小的有 7×10^3Da，大的可达到 2×10^6Da。从组成和结构上的差异来说，有均多糖、杂多糖、蛋白复合多糖等[1]。具有调节免疫、抗肿瘤、调节血糖等作用，因此，对山药多糖进行研究有广阔的应用前景。

1. 样品及其制备

山药多糖提取方法很多，这里仅简单介绍水提醇沉法和醇提醇沉法。

方法一：水提醇沉法

山药→粉碎过 40 目筛→水恒温浸提→离心→①上清液浓缩至原体积的 1/5，②沉淀纯水溶解、煮沸、过滤→乙醇 5℃沉淀、离心→得沉淀，丙酮乙醚洗涤→Sevage 法除蛋白质→双氧水脱色→乙醇沉淀、离心→沉淀以乙醇洗涤→初步纯化多糖→溶解定容备用。

方法二：醇提醇沉法

山药切成厚片，加入 95% 乙醇 100℃回流提取 2 次，每次 1h，提取液过滤，滤渣分别以 1∶20 的料液质量体积比（g/mL），100℃提取 3 次，每次 4h，过滤，合并滤液，置室温下冷却，离心，上清液浓缩至原体积的 1/3，加无水乙醇至醇浓度为 80%，静置过夜，离心过滤即可。

2. 仪器与测定方法

山药多糖的含量测定[2]国内一般采用分光光度法，显色法多为苯酚－硫酸法或蒽酮－硫酸法。文献报道和一些其他资料中的数据显示，测定结果差别很大。低者不足 0.5%，高者可达 16%。造成这一状况的根本原因在于没有一个统一的提取方法：有人温浸，有人煎煮。对正品山药而言，低温浸提时得到的多糖主要由甘露糖组成，高温煎煮时得到的多糖主要由葡萄糖组成。

张卫明等[3]分别以河南铁棍山药、昆明栽培山药、浙江文成参薯、以及福建三明褐苞薯蓣、南京移栽的海南吊罗山甘薯为试样，考察了水提温度、原料干燥温度等因素对山药类多糖含量测定的影响。结果表明：在温浸条件下，45℃和 55℃提取的多糖测定结果接近，后者略高于前者；而当温度提高到 80℃时，河南铁棍山药和昆明栽培山药多糖的含量测定结果分别提高 8～11 倍，而另外两种样品多糖含量更是大幅提高约 20～22 倍；当水浴温度上升至 100℃时，测定结果仍会升高。碘显色反应表明，高温提取的多糖已明显混有淀粉。因此，张氏等人建议，在测定山药多糖时，提取温度不宜超过一般淀粉的最低糊化温度，不宜超出 65℃，以免淀粉溶出，导致结果大幅度虚高。乔善义等[4]以煎煮提取法从商品山药中分离到分子量分别为 7400 和 63000Da1 的两个葡聚糖。通过 IR 和 ^{13}C－NMR 确定山药多糖酸水解产物组成，得到 2 个均一多糖，相对分子质量分别为 63000 和 7400Dal 且均为结构通式为［α－D－Glc（1→4）－］n

型的葡聚糖。这个结构通式与淀粉一致。具有这类结构通式的多糖一般易受α-淀粉酶的作用而在消化道内被水解成葡萄糖，因而不宜视为山药的活性成分。

另外，尚有报道采用HPLC法及近红外光谱结合化学计量等方法测定山药多糖含量。

方法一：苯酚-硫酸法

苯酚-硫酸法是利用多糖在浓硫酸水合产生高温的作用下，迅速发生水解反应释放出单糖，并迅速脱水生成糠醛衍生物，然后与苯酚缩合生成在485~490nm处有最大吸收峰的有色化合物来进行测定的。

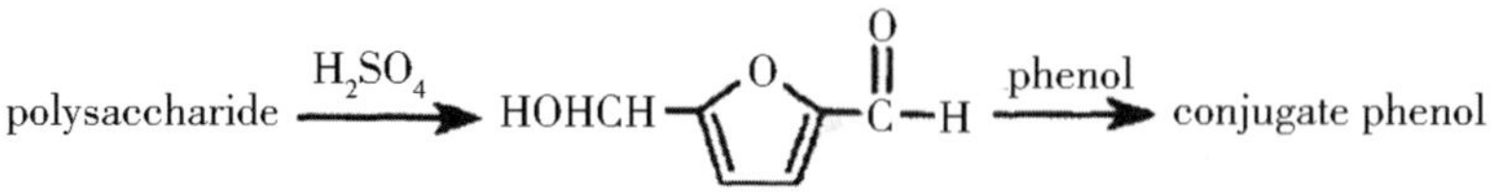

这种方法简单、快捷、灵敏、精确，应用广泛。但是，不同的单糖利用苯酚-硫酸法时显色后吸光度强度不同，因此，必须使用标准曲线。最理想的标准曲线是利用单糖混和物制作，并且各种糖的比例要与待测多糖的单糖组成相同。由于多糖是大分子混合物，很难得到其纯品，只能以D-葡萄糖来制作标准曲线，按照葡萄糖标准曲线计算山药多糖相当于葡萄糖的量。

（1）仪器与材料[5]

仪器：AG285电子天平（瑞典Mettler公司）；V800旋转蒸发仪（瑞士Buchi公司）；TU-1800S紫外可见分光光度计（北京普析通用仪器有限公司）。

材料：葡萄糖（上海化学试剂公司）；苯酚（重蒸）；其余试剂均为国产分析纯。山药药材于2004年12月购于河南省焦作市温县外贸怀药有限公司，经南京中医药大学陈建伟教授鉴定为山药的干燥根茎。取光山药，除去杂质，分开大小个，加水浸泡8h，取出，闷润12h，稍晾，切2~3mm的片，50℃热风干燥，密封于塑料袋中置于阴凉干燥处。

（2）标准曲线的制备

称取105℃干燥至恒重的葡萄糖标准品约50mg，精密称定，置于100mL容量瓶中，用蒸馏水溶解，并稀释至刻度，即得。

精密量取葡萄糖对照品溶液0.1，0.2，0.3，0.4，0.5，0.6，0.7mL分别置于25mL容量瓶中，加蒸馏水定容至刻度。精密移取上述溶液各20mL，分别加入5%苯酚试液1.0mL，摇匀后迅速滴加浓硫酸7.0mL，混匀，1~2min后于沸水浴中加热30min，取出，放入冰水浴中冷却15分钟，同时做一空白，按分光光度法于485nm波长处测定吸光度，以吸光度A为横坐标，以溶液对应浓度Y为纵坐标，绘制标准曲线，得标准曲线回归方程为：$Y=0.0959A+0.0001$（$R=0.9995$），结果表明，浓度在0.02019~0.1413mg/mL范围内，吸光度与浓度线性关系良好。

（3）样品的测定

称取山药粗多糖约12.5mg，精密称定，置50mL容量瓶中，加蒸馏水溶解并稀释至刻度。精密量取2.0mL，按照标准曲线项下操作，测定A值，代入回归方程，计算样品中多糖含量。

得到的沉淀离心15min（3000r/min）分离，用无水乙醇、乙醚、丙酮依次洗涤，50℃烘至恒重，精密称定得沉淀重

多糖得率（%）=沉淀重×多糖含量/取样量×100%

（4）结果

表 6.1　山药多糖提取工艺结果

山药中多糖得率		
样品名称	多糖得率均值（%）	RSD（%）
山药饮片	6.40	1.26

方法二：蒽酮－硫酸法[6]

（1）仪器与材料

材料：怀山药样品，于 2003 年 12 月采自江苏省灌南县花园乡，经徐增莱博士鉴定为山药；标准葡萄糖，购于江苏省药检所；其余试剂均为分析纯。

仪器：万能粉碎机，天津；SHIMADZU　UV－2501PC 紫外－可见分光光度计，日本；RE－52 旋转蒸发器；电子恒温水浴锅；TDL－40B 离心机；千分之一、万分之一电子天平，上海；真空干燥箱，大连。

（2）标准曲线的制备

葡萄糖对照品溶液的制备：精密称取 105℃干燥至恒重的葡萄糖对照品 0.1g 于 1000mL 容量瓶中，加入蒸馏水至刻度（100mg/L），摇匀，备用。

蒽酮试剂的制备：精密称取 0.1g 蒽酮溶于 100mL 72%硫酸中，（须当天配制）。

标准曲线的绘制：用微量取液器分别吸取葡萄糖对照品溶液 0.2，0.4，0.6，0.8，1.0mL，置于 25mL 具塞刻度试管中，分别加入蒸馏水至体积为 1.0mL，空白管加入 1mL 蒸馏水做对照，各管中加入 4mL 蒽酮试剂后摇匀置沸水浴加热 10min，然后置冷水浴中冷却，在 626nm 处测定吸光度。以吸光度 A 为纵坐标，浓度 C 为横坐标进行线性回归，得回归方程：$A=0.6885C+0.0125$，$r=0.9999$。线性范围：20～100μg。

（3）样品的测定

准确量取多糖供试品液 1mL，置于 25mL 具塞刻度试管中，按照“标准曲线的绘制”项下的方法测定吸光度值，按下式计算样品中总多糖的质量分数：

总多糖含量（%）$=C\times V\times D/W/1000\times 100\%$

式中，C 为测得的样品溶液的葡萄糖浓度（μg/mL）；

D 为样品溶液的稀释倍数；

V 为测定液总量（mL）；

W 为样品的质量（g）。

（4）实验结果

根据确定的最佳提取条件，蒽酮－硫酸法显色测得的总多糖含量为 1.36%。

蒽酮－硫酸试剂不稳定，使用时需现用现配，同时，此法易受色氨酸含量较高的蛋白质的影响。

方法三：近红外漫反射光谱法[7]

（1）样品、仪器与试剂

仪器：VECTOR 22－NIR 型傅立叶变换近红外光谱仪（德国 BRUISER 公司，配有 PbS 和 InGaAs 检测器，附漫反射积分球，样品旋转器和石英样品杯）；UV－2201 紫外可见分光光度计；（AE 240）十万分之一天平。

试剂与材料：D－葡萄糖对照品（购自中国药品生物制品检定所，供含量测定用，生产批号：110833－

200503）；甲醇为色谱纯，水为双蒸水，其余试剂均为分析纯。

（2）含量测定方法

标准曲线的制备同苯酚－硫酸法，得线性回归方程：$C=0.11521A+1.7730\times10^{-3}$（$R^2=0.99988$）

近红外光谱数据的采集：将115个样品粉碎，过100目筛。取约5g样品粉末放入石英样品杯中，混合均匀，轻轻压平。测量参数：积分球漫反射，分辨率8 cm^{-1}，扫描次数64次，扫描范围12000～4000 cm^{-1}，每个样品重复扫描3次，求平均光谱。115份山药药材近红外光谱叠加见下图

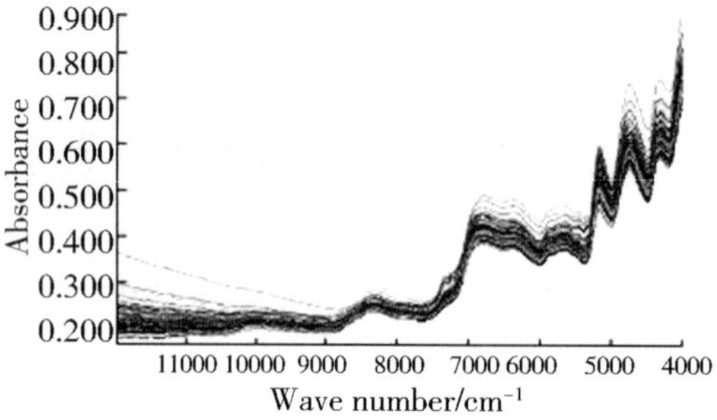

图6.1 115个山药样品的近红外光谱图

山药药材中多糖定量模型的建立：将山药样品多糖含量值和近红外光谱输入BrukerOPUS/QUANT－2定量分析软件，进行数据处理，采用化学计量学中的偏最小二乘法（PLS）建立定量校正模型，实验中随机选取115个样品中的105个样品组成校正样品集，所选的样品涵盖了所测样品含量的范围（3.93%～21.24%），能代表组分的浓度信息，其余10份样品作为检验样品集。对指标性成分多糖的含量不同的预处理方法得到RMSECV和R^2有显著不同，其中以一阶导数（First Derivative）＋矢量归一化（Vector Normalization）处理效果最好。通过模型拟合，选择最佳回归因子数为11，校正样品集RMSECV＝1.18，R^2＝93.24。

（3）实验结果

依照上述所建校正模型，对验证样品集中的10个样品进行验证，检验集中多糖测定值与真实值的相关系数为0.9482，外部验证均方差RMSEP为0.922，即二者比较吻合。

此法选用一阶导数＋矢量归一化光谱预处理和7513.8～4597.8谱段来分析。通过留一法进行内部交叉验证确定最佳因子数；采用最小偏二乘法对山药中多糖的含量所建立的定量模型并预测，可实现多糖的快速、无损无污染的定量分析。

方法四：HPLC法[8]

（1）仪器与材料

DIONEX Ultimate 3000高效液相色谱仪，包括脱气机、高压泵、自动进样器、柱温箱、示差检测器、色谱工作站；凝胶柱为Phenomen的Luna5u C_{18}100A（150mm×4.6mm）；凝胶层析柱SephadexG－100（Pharmacies公司，3×100cm玻璃柱，床体积为500mL）；葡萄糖（上海化学试剂公司）；CTAB（十六烷基三甲基溴胺盐，Pharmacia公司）；标准葡聚糖（dextran，中国药品及生物制品鉴定所）；山药购自十堰市天宁医药公司，并经鉴定为*Dioscorea opposita* Thunb.；乙腈为色谱纯；无水乙醇、磷酸二氢钾、磷酸氢二钠均为分析纯。

色谱条件与系统适应性

C_{18}100A色谱柱（150mm×4.60mm）；流动相：乙腈－磷酸盐缓冲液（70：30）；流速：1.5mL·

min^{-1}；检测波长：210nm；进样量：20μL；理论塔板数：2500。对照品及总多糖的色谱图见图6.2。

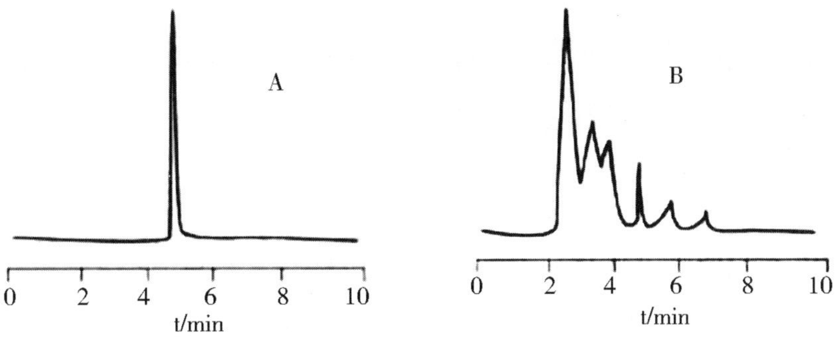

图6.2　山药总多糖的HPLC色谱图

A对照品；B样品

（2）标准曲线的制备

线性关系精密称取葡萄糖对照品125mg，置50mL量瓶中，加水溶解并稀释至刻度，摇匀。精密量取2.0，3.0，4.0，5.0，6.0mL分别置10mL量瓶中，加水稀释至刻度，摇匀。各取溶液20μL分别注入色谱仪，记录色谱图，由峰面积（A）对溶液浓度（C）线性回归，得回归方程（n=5）：A=100386C-6048，r=0.9996，葡萄糖在0.5~1.5g·l^{-1}范围内呈线性。

（3）样品中总多糖含量测定

用微量移液器吸取山药总多糖300μL于具塞离心管中，加无水乙醇600μL，盖上塞子后充分振摇，置高速离心机以14000r·min^{-1}离心5min，取上清液用0.45μm滤膜滤过，以续滤液作为供试品溶液。精密量取20μL注入液相色谱仪；另取葡萄糖对照品用水制成每1mL含葡萄糖1mg的溶液，作为对照品溶液，同法测定。

（4）实验结果

按外标法进行计算，结果山药总多糖的含量为16.42%，RSD为0.09%。

（二）山药多酚的含量测定[9]

植物中酚性成分含量的测定，常用的方法有：Folin-Dennis（FD）法，普鲁士蓝（PB），TLC法，HPLC法和CE法等。

方法一：福林酚比色法（Folin-Dennis）

（1）仪器与材料

UV-540（unicam公司）；722型光栅分光光度计（上海第三分析仪器制造厂）；丙酮；碳酸钠（0.075g/mL）；HC1（0.10mol/L）；没食子酸（0.04mg/mL）；Folin-Denis（FDR）试剂（称取100g钨酸钠，20g磷钼酸和50mL85%的磷酸，溶于750mL蒸馏水中，加热煮沸回流2h，冷却并稀释至1L；0.100mo1/L$FeCl_3$；0.008mol/L$K_3Fe(CN)_6$；试剂均为分析纯；水为重蒸水；山药（*Dioscorea opposita* Thunb.），2001年采自河南武陟（饮片）；山药的同属植物参薯（Dioscorea alata. L.），2001年分别采自广东汕头（饮片）和广西（饮片）。样品均由河南省中药研究所崔援军研究员鉴定。

（2）样品处理

取干燥山药粉末200g用1600mL 80%乙醇于80℃下热回流两次，每次2h提取液过滤浓缩后，依次用氯仿、乙酸乙酯、正丁醇萃取，将萃取液浓缩，真空干燥至恒重，分别精密称取适量样品用50%丙酮水溶液溶解并定容至50mL容量瓶中，待测。

（3）含量测定

以没食子酸为对照品，用FD法对样品进行测定。从下图FD法对照品、样品及显色剂反应的产物吸收曲线中可以看出产物最大吸收波长在725nm左右。

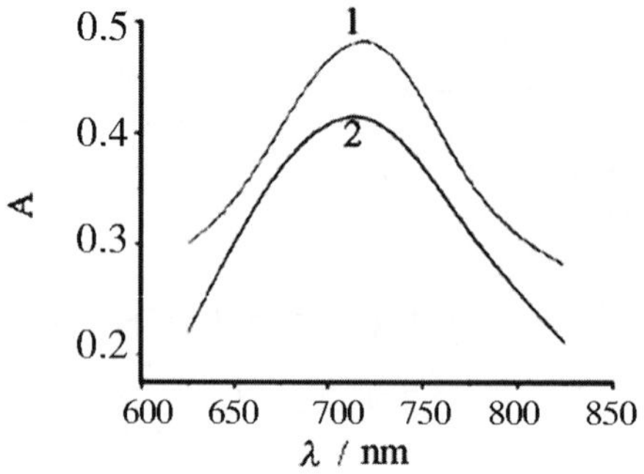

图6.3 FD法吸收曲线

1. 样品溶液呈色物；2. 对照品（没食子酸）溶液呈色物

（4）标准曲线的绘制

用移液管准确移取质量浓度为0.04mg/mL的没食子酸标准溶液0.0，0.4，0.6，0.8，1.0，1.2，1.4，1.6mL，于10mL容量瓶中，分别加入Folin－Denis试剂0.4mL，充分振荡后静置5min，再分别加入10% Na_2CO_3溶液2mL摇匀，用蒸馏水定容至刻度，置于50℃恒温水浴锅中，加热5min；冷却，于725nm处测定吸光度值。同时作试剂空白。以进样量（x）为横坐标，吸光度值（y）为纵坐标，绘制标准曲线，线性回归方程为：$y=0.04022+9.01866x$，$r=0.9997$。没食子酸含量在16~64μg范围内线性关系良好。

（5）实验结果

吸取适量待测液，加入0.4mL Folin－Denis试剂，混合后静置5min，加入碳酸钠溶液2mL，定容至10mL容量瓶中，于50℃水浴中加热5min，冷却，测其吸光度。得各样品中多酚含量。

表6.2 FB法测定样品中多酚含量

产地	不同萃取相中w（多酚）/%			总w（多酚）/%
	氯仿相	乙酸乙酯相	正丁醇相	
河南	2.16	2.45	3.33	4.61
广东	2.22	4.41	4.47	6.63
广西	2.76	2.94	4.83	5.70

注：正丁醇相定性检测时，未检出酚性成分的存在，总含量为氯仿相和乙酸乙酯相两相中多酚总含量相对于原药材的含量。

方法二：普鲁士蓝（PB）法

（1）仪器与材料：同法一。

（2）样品处理：同法一。

（3）含量测定：以没食子酸为对照品，用PB法对样品进行测定。

从上图PB法对照品、样品及显色剂反应的产物吸收曲线中可以看出产物最大吸收波长在700nm左右。

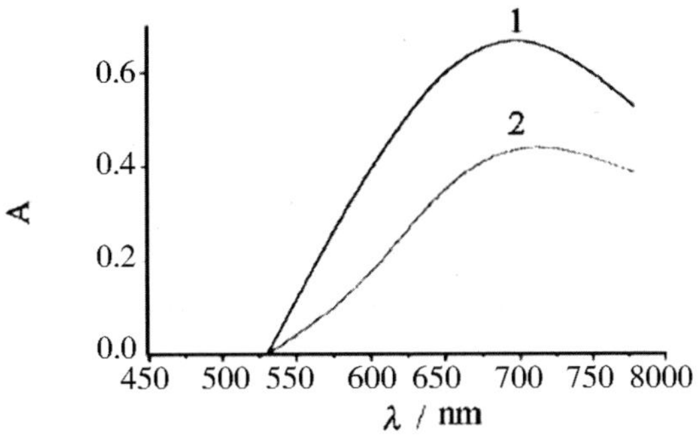

图 6.4　PB 法吸收曲线

1. 样品溶液呈色物；2. 对照品溶液呈色物

PB 试剂的配置：0.100mo1/L$FeCl_3$0.5mL，0.008mol/L$K_3Fe(CN)_6$0.5mL，0.10mol/LhC1 0.5mL。此条件下适宜于测定样品中多酚浓度小于20μg/mL。实验中，在反应稳定后5min 内完成测定。

（4）标准曲线的制备

吸取没食子酸（0.04mg/mL）溶液 0.0，0.6，0.8，1.0，1.2，1.4，…，2.2mL 放入 25mL 容量瓶中，依次加入 0.5mL 0.100mo1/L $FeCl_3$，0.5mL 0.008mol/L $K_3Fe(CN)_6$，0.5mL 0.10mol/LhC1 定容，5min 后，测吸光值。以吸光度值（y）为纵坐标，进样量（x）为横坐标，绘制标准曲线，回归方程为：$y=0.02194+17.81832x$，$r=0.9997$。没食子酸含量在 4～48μg/mL 范围内线性关系良好。

（5）实验结果

吸取适量待测液，依次加入 0.5mL 0.100mo1/L $FeCl_3$，0.5mL 0.008mol/L $K_3Fe(CN)_6$，0.5mL 0.10mol/Hcl 定容于 25mL 容量瓶中，5min 后，测其吸光值，得各样品中多酚含量。

表 6.3　PB 法测定样品中多酚含量

产地	不同萃取相中 w（多酚）/%			总 w（多酚）/%
	氯仿相	乙酸乙酯相	正丁醇相	
河南	1.34	2.50	2.95	3.84
广东	2.30	4.93	4.22	7.23
广西	2.73	3.29	4.22	6.02

注：总含量为氯仿相和乙酸乙酯相两相中多酚总含量相对于原药材的含量。

（三）总皂苷及薯蓣皂苷（元）的含量测定

薯蓣皂苷具有祛痰、脱敏、抗炎、降脂、抗肿瘤等作用。可水解成薯蓣皂苷元，薯蓣皂苷元为Δ^5异螺旋甾烯-3-β-醇，属于异螺旋甾烯烷的衍生物。薯蓣皂苷元是合成甾体激素类药物的重要原料。

1. HPLC 法测定薯蓣皂苷元含量[10]

（1）仪器与材料

仪器：日本岛津 LC-10AThPLC 仪，SPD-10A 可见-紫外检测器。

试剂：薯蓣皂苷元由中国药品生物制品检定所提供，批号：111539-200001；甲醇为色谱纯，水为重蒸馏水，其他试剂为分析纯。

药材：山药样品采自各地，经鉴定均为 *Dioscorea opposita* Thunb. 的干燥根茎。

（2）测定方法

色谱条件色谱柱：Shimadzu ODS（150mm×4.6mm，5μm）；流动相：甲醇－水（90∶10）；流速：1.0mL/min；柱温：35℃；检测波长：210nm；理论塔板数按薯蓣皂苷元峰计算应不少于5000。

样品溶液的制备：取山药粉末（过60目筛）约1g，精密称定，置锥形瓶中，加甲醇50mL，超声处理30min，滤过，滤渣用甲醇20mL洗涤，合并甲醇液，回收甲醇蒸干，残渣加3mol/L盐酸溶液20mL（10mL，5mL，5mL）溶解，依次转移至锥形瓶中，水浴中加热水解30min，取出，放冷，加入三氯甲烷30mL，加热回流15min。用三氯甲烷30mL，同法处理1次，滤过，再用三氯甲烷30mL洗涤容器及残渣，合并三氯甲烷液，回收三氯甲烷至干，残渣加甲醇溶解，并转移至10mL量瓶中，加甲醇至刻度，摇匀，即得。

标准曲线的制备：精密称取薯蓣皂苷元对照品2.58mg，置5mL容量瓶中，加甲醇溶解并定容。再精密吸取1.84mL置50mL量瓶中，加甲醇稀释至刻度，摇匀，制成每毫升含0.0190mg的对照品溶液。精密吸取1.0，4.0，8.0，12.0，16.0，20.0μL注入HPLC仪中，测定色谱峰面积，以进样量为横坐标（x），色谱峰面积为纵坐标（y），绘制标准曲线，经线性回归，得回归方程为：$y = 53161x + 45.519$，$r = 0.9997$。由测定结果提示，薯蓣皂苷元进样量在0.014～0.280μg范围内线性关系良好。

（3）实验结果

采用上述方法测定10份不同来源的山药饮片中薯蓣皂苷元的含量，结果见表6.4。

表6.4　山药饮片不同样品中薯蓣皂苷元的含量（n＝10）

序号	来源	含量
1	河南孟县	0.0212
2	河南武陟	0.0192
3	河南沁阳	0.0164
4	河南温县	0.0180
5	河南修武	0.0134
6	河南安阳	0.0158
7	山东济宁	0.0110
8	山东单县	0.0093
9	安徽亳州	0.0117
10	山西汾阳	0.0124

2. 紫外法检测薯蓣皂苷元含量[11]

（1）仪器与材料

S53/54紫外－可见分光光度计（上海精密仪器厂）；紫山药（采自浙江的台州椒江、江山峡口镇农贸市场，为当年10月份新鲜上市山药）

（2）标准曲线的制备

精密称取薯蓣皂苷元（Sigma纯度≥99.0%）标准品2.5mg，三氯甲烷定容至100mL。分别精确吸取标准液0.1、0.2、0.4、0.8、0.9、1.0mL于具塞试管中，挥干溶剂后，加入10mL浓硫酸于50℃水浴锅中，显色30min，取出在冰水浴中冷却4min，以浓硫酸为空白对照，于波长410nm下检测，以吸光值A

为纵坐标，薯蓣皂苷元浓度 X 为横坐标绘制标准曲线，得线性回归方程：A = 15.448X + 0.0356 （R^2 = 0.9964），5～25μg/mL 范围内与吸光值呈良好的线性关系。

（3）样品的制备

称取紫山药粉末平行试样 3 份各 10.00g，加入甲醇 50mL 于超声波清洗器中超声提取 30min，过滤，取滤饼，用 3mol/L 盐酸沸水浴水解 30min，放冷后在过滤残渣中加入三氯甲烷加热回流处理，定容，用浓硫酸显色，410nm 波长下分光光度计检测。

实验结果

江山峡口镇紫山药薯蓣皂苷元总量平均达 2.25%，台州椒江紫山药达 2.03%，二者平均达 2.14%。

3. 山药总皂苷的 UV 法测定[12]

（1）仪器与试药

山药为河南省焦作市药材饮片，经沈阳药科大学贾英副教授鉴定为正品；薯蓣皂苷对照品（实验室自制，纯度 >98%）；岛津 LC－2010A 高效液相色谱系统；岛津 UV－265FW 紫外可见分光光度计；RE－52 型旋转蒸发仪（上海亚荣生化仪器厂）；KQ5200B 型超声波清洗器（昆山市超声仪器有限公司）；乙腈为色谱纯，水为重蒸水，其他试剂均为分析纯。

（2）样品的配制

对照品溶液的制备：取薯蓣皂苷对照品 10mg，精密称定，置 50mL 量瓶中，加甲醇溶解，并稀释至刻度，摇匀，即得。

供试液的制备：取山药粉末约 1g，精密称定，置 50mL 圆底烧瓶中，按试验设置的处理条件提取，提取液滤过后蒸干，残渣用 20mL 蒸馏水溶解，定量转移至分液漏斗中，加入石油醚萃取 2 次，每次 20mL，收集水层，加入水饱和正丁醇萃取 3 次，每次 10mL，收集正丁醇层，回收溶剂至干。残渣加甲醇溶解并定容至 10mL 量瓶中，即得。

（3）标准曲线的绘制

精密量取对照品溶液 0，0.3，0.6，0.9，1.2，1.5mL，分别置于具塞试管中，挥干溶剂，精密加入新鲜配制的 5% 香草醛－冰乙酸溶液 0.2mL，高氯酸 0.8mL，加塞，于 60℃水浴中反应 15min，取出，冷却至室温，精密加入冰乙酸 5.0mL，摇匀，以相应的试剂为空白，采用岛津 UV－265FW 紫外可见分光光度计在 455nm 波长处测定吸光度，以吸光度为纵坐标，浓度为横坐标，绘制标准曲线，得到回归方程 y = 2.968x + 0.0155，r = 0.9997，线性范围为 0.06～0.30mg·mL^{-1}

（4）实验结果

精密量取供试品溶液 1mL，置于具塞试管中，照标准曲线绘制项下“挥干溶剂”后同法测定吸光度，计算总皂苷含量。

以总皂苷含量为考察指标时，采用 UV 法测定，通过单因素循环试验，得出的提取工艺结果与正交试验结果相符。即体积分数为 70% 乙醇 30mL 回流提取 3 次，每次 2h。

4. HPLC 法测定薯蓣皂苷的含量

（1）仪器与试药：同测定方法 3

（2）色谱条件及样品的制备

色谱柱：Kromasil C18 柱（4.6mm × 250mm，5μm）；波长：203nm；流速：1.0mL·min^{-1}；柱温：35℃；进样量：10μL；流动相：乙腈－水（35～65）。

对照品溶液的制备：取薯蓣皂苷对照品 10mg，精密称定，置 10mL 量瓶中，加甲醇溶解，并稀释至刻度，摇匀，即得。

供试液的制备：同测定方法三。再用0.45μm微孔滤膜滤过，既得。

（3）标准曲线的绘制

精密吸取对照品溶液0.1，0.2，0.5，1.0，2.5，5.0mL，分别置于5mL量瓶中，用甲醇稀释至刻度，摇匀，按上述色谱条件测定峰面积，以对照品峰面积为纵坐标，浓度为横坐标，绘制标准曲线，得到回归方程 $y=3.727\times10^5x-9.16\times10^3$，$r=0.9999$，线性范围为 $0.02\sim1.0mg\cdot mL^{-1}$

（4）实验结果

以薯蓣皂苷含量为考察指标时，采用HPLC法进行测定，通过正交试验得出山药中薯蓣皂苷的最佳提取工艺为：体积分数为60%乙醇30mL，回流提取3次，每次2h。在总皂苷的提取过程中，乙醇的体积分数并没有显著影响。经验证实验结果表明，总皂苷的平均含量为 $2.174mg\cdot g^{-1}$，薯蓣皂苷的平均含量为 $0.790mg\cdot g^{-1}$，RSD小于3%。

（四）山药中尿囊素的含量测定

尿囊素属咪唑类杂环化合物（1-脲基间二氮杂戊烷-2，4-二酮）。山药中的尿囊素具有麻醉镇痛，促进组织细胞生长，加快伤口愈合，消炎、抑菌作用，临床上常用来治疗鱼鳞病、银屑病、多种角化皮肤病。据国外的刊物报道，尿囊素可作为糖尿病、肝硬化及癌症治疗剂的重要成分，还能治疗骨髓炎等。Yi-Chung Fu等[13]研究表明，山药皮中富含尿囊素及尿囊酸，且基隆山药尿囊素及尿囊酸含量高于花莲三号。基隆山药根茎中尿囊素平均含量为0.37%，尿囊酸平均含量为1.13%。花莲三号山药根茎中尿囊素平均含量为0.28%，尿囊酸平均含量为0.71%。

1. hPLC法测定山药中尿囊素的含量

（1）仪器与材料

高效液相色谱仪；紫外检测器；柱温箱；超声波清洗器；电子分析天平；甲醇（色谱纯）；尿囊素对照品（购自中国药品生物制品检定所）

（2）色谱条件

C_{18}色谱柱，流动相：甲醇-水（10∶90）[14~16]［或甲醇-水（1∶39）[17]，或甲醇-氯仿-水（0.5∶0.12∶100）[18]，或甲醇-磷酸二氢钾水溶液（2∶98）[19]，柱温：30~35℃；流速0.5~0.8mL/min；检测波长：224nm；

（3）标准曲线的绘制

对照品溶液的制备　取尿囊素，精密称定，置于25mL容量瓶中，定容，摇匀。

标准曲线的绘制　取对照品溶液分别进样2，4，6，8，10，20μL，照上述色谱条件进行分析，以峰面积积分值y为纵坐标，尿囊素含量x（μg）为横坐标，绘制标准曲线，得到回归方程。

（4）实验结果

①不同产地山药尿囊素的含量考察结果

取山药药材，粉碎，过80目筛，50℃干燥3h，取0.25g，精密称定，精密加入20%乙醇5mL，超声处理3次（20min/次，间隔30min），高速离心（15000r/min），取上清液，0.45μm微孔滤膜滤过，作为供试品溶液。取不同产地样品制备的供试液，分别进样10μL，用外标法计算尿囊素含量。结果见表6.5。

表 6.5　不同产地山药尿囊素含量测定结果（n=3）

样品采集地	尿囊素含量/%
河南温县	0.73±0.3
河南武陟县	0.77±0.3
广东化州县	0.56±0.3
广东新兴县	0.45±0.4
广西桂平市	0.23±0.3

山药在全国有许多地方习用品种，但并非药典收载品种，经比较发现河南省所产山药中尿囊素含量明显高于其他省份，质量较优。

②山药药材与饮片中尿囊素含量的比较[20]

供试液的制备基本同前。取 8 批样品，每批 3 份，制备供试品溶液，进样量 10μL，测定，计算。结果见表 6.6。

表 6.6　样品中尿囊素的含量测定结果

编号	产地	含量			平均含量（%）	含量变化（%）
		1	2	3		
药材－1	河南武陟张伍村	0.47	0.47	0.46	0.47	－0.14
饮片－1		0.33	0.33	0.33	0.33	
药材－2	河南武陟大南召村	0.46	0.46	0.46	0.46	－0.14
饮片－2		0.32	0.32	0.32	0.32	
药材－3	河南温县北冷村	0.37	0.37	0.37	0.37	－0.04
饮片－3		0.33	0.34	0.32	0.33	
药材－4	河南温县西南冷村	0.62	0.61	0.60	0.61	－0.29
饮片－4		0.32	0.32	0.32	0.32	

从实验结果可以看出，山药药材中尿囊素的平均含量为 0.48%，山药饮片中尿囊素的平均含量为 0.32%。各批饮片中尿囊素含量与对应药材比较，均有不同程度下降，平均下降 0.16%。实验采用的供试品均为道地药材和饮片，产自河南武陟和温县，且饮片是在对应批次的药材基础上经软化切制得到的，因此排除了药材本身的差异。尿囊素极性很大，其含量减少的原因可能是在软化切制前的水处理环节中尿囊素有所损失。故为保证饮片质量，强调在软化切制过程中一定要遵照“少泡多润”的原则。

此外，张军等[21]采用了 HPLC－ELSD 法测定尿囊素含量，其色谱条件为：

色谱柱：大连 Elitehypersil ODS－C_{18}（200mm×4.6mm，5μm）；流动相：甲醇－水（10∶90）；流速 0.8 mL·min^{-1}柱温：室温；ELSD 检测器参数：雾化温度 35℃，蒸发温度 50℃，载气流速 1.5L·min^{-1}。在该条件下色谱峰可达到良好分离。理论塔板数按尿囊素计算不低于 5000。分离度按尿囊素峰计算大于 1.5。张氏认为尿囊素属于咪唑类杂环化合物，紫外吸收较弱，且在溶液中存在酮式和烯醇式平衡，导致 UV 检测灵敏度下降。

2. 毛细管电泳法测定尿囊素含量[22]

（1）仪器与材料

毛细管电泳仪为组装（VUV－22 型紫外检测器，HV30Ⅰ高压电源－美国 Unimicro－technologies. Inc

公司)；尿囊素对照品（山东省药品检验所提供，含量98.5%~100.5%）；内标物为磷酸氯喹；硼砂为分析纯；水为重蒸水。山药购于沈阳中街天益堂（产地河南）；由沈阳药科大学生药学教研室孙启时教授鉴定。

（2）电泳条件

毛细管柱：未涂层石英玻璃毛细管（河北永年光导纤维厂，65cm×75μm，有效长度50cm）；检测波长：210nm：重力进样：10cm×5s，运行电压15kV，温度20℃；背景电解质：30mmol/L硼砂溶液（pH=9.4），进样前以0.5mmol/LNaOH和背景电解质各冲洗3min。

（3）样品的制备与标准曲线的绘制

对照品溶液的制备：精密称取尿囊素35.66mg，加水至25mL，作为对照品溶液。精密称取磷酸氯喹52.61mg，加水至25mL作为内标溶液。

供试品溶液的制备：将山药样品粉碎后取粉末3g，加水约15mL，超声波震荡提取20min，3000r/min离心5min，取上清液于25mL量瓶中，沉淀用水洗2次，按以上条件离心，合并上清液加水至刻度。取该溶液2mL置5mL量瓶中，加入内标溶液1mL，加水至刻度作为山药供试品。

标准曲线：精密量取对照品溶液0.1，0.2，0.4，0.6，0.8，1.0，2.0mL于5mL量瓶中。各加入内标溶液1mL，加水至刻度。以尿囊素与内标的峰面积比为纵坐标，浓度为横坐标进行回归分析，回归方程为 $y=1.9983x+0.114$（$r=0.9994$），线性范围为28.5~570.6mg/L。

（4）实验结果

取山药供试品，按上述实验方法进行测定，测得山药中尿囊素含量为0.32%。

3. 薄层扫描法测定尿囊素含量[23]

（1）仪器与材料

CS-9000双波长飞点薄层扫描仪（日本岛津），SPU-1自动喷雾器（日本岛津），定量毛细管（Drummond U.S.A.），薄层自动铺板器（重庆南岸新力实验电器厂）。

山药饮片（购自武汉市药材公司）经罗顺德副主任药师鉴定；尿囊素对照品：为尿囊素原料药精制，含量99.8%。所用试剂均为分析纯。

（2）样品液的制备

对照品溶液的制备：精密称取干燥至恒重的尿囊素对照品一定量，75%乙醇溶解定容100mL，其浓度为0.898mg/mL。

样品液的制备：取山药的细粉10g，用100mL 75%乙醇回流提取2.5~3h，过滤，回收乙醇后，用75%乙醇定容于50mL容量瓶中备用。

显色剂的配制：称取对-二甲氨基苯甲醛15g，加入95%乙醇20mL、浓盐酸40mL，溶解后置于棕色瓶中贮存、备用。

（3）实验方法

层析板：硅胶G-CMC板，板厚0.5mm；展开剂：甲醇-丙酮-甲酸-水（40∶2∶1∶6）；展开方式：上行展开；显色：层析完毕后，用自动喷雾装置喷显色剂，可出现黄棕绿色斑点，在空气中干燥5min后于75℃加热4min，阴暗处放冷后即可扫描测定。

将层析、显色后的斑点于CS-9000双波长薄层扫描仪上在可见光区进行光谱扫描，根据结果选定 $\lambda_R=500nm$，$\lambda_S=445nm$，$Sx=3$、背景校正：ON、反射法锯齿扫描。

标准曲线的绘制：分别用定量毛细管吸取尿囊素对照液2.0，3.0，4.0，5.0，6.0μL点于同一块薄层板上，以甲醇－丙酮－甲酸－水（40∶2∶1∶6）展开至前沿13cm处，取出晾近干后，喷显色剂，即出现黄绿色斑点，在空气中干燥5min后于75℃加热5min，阴暗处放冷后按上述扫描参数进行扫描。以点样量斑点面积积分值作图，得不通过原点的直线，其回归方程为：$y = 17442.9 + 29791.1x$（$r = 0.999$），表明尿囊素在1.79～5.38μg范围内线性关系良好。

（4）实验结果

制备不同批次的山药饮片的样品液，用定量毛细管吸取尿囊素对照液3.0、4.0μL及样品液4.0μL点于同一薄层板上，展开、显色、扫描，以外标两点法计算含量。

表6.7　样品含量测定结果

品号	含量（g/100g）	平均含量（%）
1	0.28	
2	0.21	
3	0.30	0.29
4	0.33	
5	0.29	
6	0.35	

实验结果表明，山药尿囊素的薄层扫描测定法的方法回收率为99.5%，CV＝0.9%。

（五）山药中脂肪酸成分分析

有机酸参与植物的新陈代谢，具有一定的生理活性，某些高级脂肪酸是一些中草药的主要有效成分，王勇等[24]采用索氏提取法和直接热提法对怀山药饮片中的脂肪酸进行了提取，并分别采用硫酸－甲醇法和氢氧化钾－甲醇法对其进行了甲酯化，在选定的GC－MS条件下进行分析，得到了总离子流图，对山药饮片中脂肪酸成分进行分析。

（1）仪器与试剂

安捷伦6890－5973N气相色谱－质谱连用仪（美国安捷伦公司），RE52旋转蒸发仪（上海亚荣生化仪器厂）。

石油醚（60～90℃），正己烷，甲醇，无水硫酸钠，浓硫酸均为分析纯；怀山药饮片采自河南武陟。

（2）样品的制备

脂肪酸的提取：称取60.00g粉碎的怀山药饮片，放入滤纸筒中，再装入索氏提取器中，加入200mL的石油醚，于80℃下回流萃取12h，反复二次得浅黄色透明萃取液，再用旋转蒸发器除去石油醚，得油状物。

脂肪酸甲酯化：称取该油状物50mg于10mL比色管中，加入1%硫酸－甲醇2mL于70℃水浴加热60min，加入2mL正己烷，再加入蒸馏水至刻度，取出上清液，再用2mL正己烷洗涤一次，合并上清液，放入小瓶中待测。

（3）测定条件

GC条件：色谱柱为HP－5MS，（30m×250μm×0.25μm），弹性石英毛细管柱；载气为高纯氦气（纯度99.999%)；程序升温，初温40℃，保持3min，以10℃/min升至270℃，保持40min；柱前压7.07psi，分流比10：1，流速1.0mL/min；进样口温度270℃，进样量20μL。

MS条件：接口温度230℃，EI电离源，电子能量70eV，离子源温度230℃，四极杆温度150℃，电子倍增器电压2515V，质量扫描范围20~600u。

（4）实验结果

按上述色谱条件对怀山药饮片中脂肪酸甲酯化产物进行测定，由化学工作站给出怀山药饮片中脂肪酸甲酯的总离子流图，经数据处理系统自动检索（质谱数据库NIST98），并结合人工图谱解析：共鉴定出27种脂肪酸，用面积归一化法计算出它们在油状物中的相对百分含量，鉴定结果见表。

表6.8 怀山药脂肪酸成分分析结果

	化合物	分子式	分子量	含量		化合物	分子式	分子量	含量
1	辛酸	$C_8H_{16}O_2$	144	0.09%	15	二十三酸	$C_{23}H_{46}O_2$	354	1.30%
2	壬酸	$C_9H_{18}O_2$	158	0.29%	16	亚麻酸	$C_{18}H_{30}O_2$	278	1.89%
3	9-羰基-壬酸	$C_8H_{16}O_3$	160	0.11%	17	11，-二十烯酸	$C_{20}H_{38}O_2$	310	0.25%
4	奎酸	$C_{10}H_{20}O_2$	172	0.18%	18	11，13-二十烯酸	$C_{20}H_{36}O_2$	308	0.24%
5	十二酸	$C_{12}H_{24}O_2$	200	0.30%	19	十九酸	$C_{19}H_{38}O_2$	298	0.16%
6	壬二酸	$C_9H_{16}O_4$	188	0.06%	20	二十酸	$C_{20}H_{40}O_2$	312	0.43%
7	十四酸	$C_{14}H_{28}O_2$	228	0.52%	21	二十一酸	$C_{21}H_{42}O_2$	326	0.16%
8	十五酸	$C_{15}H_{30}O_2$	242	1.16%	22	二十二酸	$C_{22}H_{44}O_2$	340	0.90%
9	顺-9-十六烯酸	$C_{16}H_{30}O_2$	254	1.52%	23	15-甲基-反-11-十六烯酸	$C_{17}H_{32}O_2$	266	0.29%
10	十六酸	$C_{16}H_{32}O_2$	256	11.90%	24	二十四酸	$C_{24}H_{48}O_2$	368	3.02%
11	十八酸	$C_{18}H_{36}O_2$	284	1.86%	25	二十五酸	$C_{25}H_{50}O_2$	382	2.06%
12	十七酸	$C_{16}H_{34}O_2$	270	0.47%	26	二十六酸	$C_{26}H_{52}O_2$	396	0.46%
13	亚油酸	$C_{18}H_{32}O_2$	280	11.71%	27	二十七酸	$C_{27}H_{54}O_2$	410	0.20%
14	油酸	$C_{18}H_{34}O_2$	282	6.26%					

从怀山药（*Dioscorea opposita* thumb）中共检出27种脂肪酸，饱和脂肪酸18种，碳数从C_8到C_{27}，占脂肪酸总量的51%，含量较高的有十六酸（11.90%）、十八酸（1.86%）、二十四酸（3.02%）、二十五酸（2.06%），其中奇数碳脂肪酸8种，占脂肪酸总量的12%，不饱和脂肪酸9种，占总量的49%，主要为3种十八碳烯酸：亚油酸（11.7%）、油酸（4.18%）和亚麻酸（1.89%）。亚油酸属多烯类不饱和脂肪酸，是人体内不能合成而又必需的一种脂肪酸。它通过EPA途径可生成γ-亚麻酸，并最终生成前列腺素，从而参与调节人体的各种基本生理过程，包括调节血压、胆固醇合成、细胞增生等；它具有缓解血液中过量的胆固醇，增强细胞膜透性，阻止心肌组织和动脉硬化等功能，对肌体有多方面的作用[25]。怀山药中含有较多对人体有益的不饱和脂肪酸和奇数碳脂肪酸，可能是怀山药的营养保健成分之一。

（六）山药中蛋白质及氨基酸的测定

山药含有丰富的蛋白质，还含有18种氨基酸，其中有8种氨基酸就是人体所必需的。王飞[26]等的测定结果表明新鲜怀山药含3.59%的粗蛋白和2.71%的总氨基酸，其中必须氨基酸的含量达1.05%。其测定结果见下表，从中也可以看出山药被视为粮食作物的缘由。

表6.9　怀山药（铁棍山药）主要营养成分（%）

成分	水分	淀粉	可溶性总糖	粗蛋白质	总氨基酸	总必须氨基酸
含量	71.80	19.60	2.46	3.59	2.71	1.05

唐世蓉等[27]的研究则表明山药含8.93%的蛋白质及3.39%糖，氨基酸种类在17种以上，游离氨基酸以丝氨酸、精氨酸含量最高；杭悦宇等[28]曾分别对新鲜山药和山药药材进行了水解氨基酸测定，发现谷氨酸含量最高，其次是天冬氨酸和精氨酸。陈菁瑛[29]等采用盐酸水解法分析了福建省建阳主栽的7个山药品种的氨基酸含量及组成。表明都含有17种氨基酸，总氨基酸质量分数在2.86%～6.64%，平均4.95%，且山药总氨基酸含量愈高，必需氨基酸和鲜味氨基酸含量亦愈高。近来研究成果表明，山药（*Dioscorea batatas* Decne）根茎中含有一种蛋白质Dioscorin，具有抗DPPH和羟自由基活性的作用，还具有碳酸酐酶（carbonic anhydrase：CAs）活性，即能催化反应：$CO_2 + H_2O = H^+ + HCO_3^-$，并能抑制胰蛋白酶活性等，因此推测其可能有调节体内酸碱平衡作用，并对呼吸系统有重要作用，研究发现，CAs有三种，即α－CAs，β－CAs，γ－CAs。哺乳动物和绿色植物属于α－CAs类型，一般植物属于β－CAs类型，但山药中的Dioscorin却属于前者。此外，在日本薯蓣（Dioscorea japonica）的甲醇提取物中分出两种物质（＋）－β－Eudesmol和Paeonol，实验证实它们有抗突变活性[30]。

1. 氨基酸含量的测定[31]

（1）仪器与材料

自制蒸馏水，HC1（AR）上海化学试剂一厂；各氨基酸标准品（分析纯）南京大学分析测试中心提供；柠檬酸、柠檬酸钠、邻苯二甲醛，（AR）上海化学试剂厂提供；

日立655型高速氨基酸自动分析仪；测试条件：分析柱：2.6×150mm；树脂：2619F；脱氨柱：4×150mm；树脂：2650；柱温：60℃，反应温度：60℃。流动相：柠檬酸、柠檬酸钠缓冲液；流速：0.4mL/min；显色剂：邻苯二甲醛（柱后衍生）；流速：0.5mL/min；检测器：荧光检测器，波长：Ex：360nm，Em：440nm

（2）样品的制备

将山药试样用水冲洗剔除沙和泥后，用去离子水反复清洗，晾干后放于烘箱中40℃烘干（约24h），粉碎过80目筛，制得山药粉末，备用。用分析天平准确称样，置于球形厚壁水解管中，加入5.7mol·L^{-1}HC1 1mL，迅速放在冰块上充N_2，2min后封管。在110℃下水解22～24h。开管去酸、定容、离心、超过滤；上机分析。

（3）实验结果

表 6.10 淮山药中氨基酸质量分数（%）

氨基酸	质量分数	氨基酸	质量分数
天门冬氨酸	0.912	酪氨酸	0.176
谷氨酸	0.905	胱氨酸	0.156
丝氨酸	1.121	缬氨酸	0.335
组氨酸	0.147	蛋氨酸	0.077
甘氨酸	0.351,	苯丙氨酸	0.0292
苏氨酸	0.254	异亮氨酸	0.227
精氨酸	0.730	亮氨酸	0.422
丙氨酸	0.499	赖氨酸	0.303
脯氨酸	0.351	氨基酸量	7.256

结果表明：怀山药中含有苏氨酸、缬氨酸、蛋氨酸、苯丙氨酸、异亮氨酸、亮氨酸和赖氨酸等 17 种氨基酸，总氨基酸质量分数为 7.256%，其中人体必需氨基酸的含量占总氨基酸含量的 25.32%。由此可见，山药含有较丰富的蛋白质和较多种类的氨基酸，而且必需氨基酸齐全，具有较高营养价值。

（七）怀山药中腺苷的含量测定[32]

1. 仪器与材料

Agilent 1100 型高效液相色谱仪（配有 G－1311A 四元梯度泵、自动进样器、VWD 检测器、Agilent1100 LC 化学工作站）；超声波清洗器（上海现科仪器有限公司）。

甲醇（色谱纯，天津四友）；水为二次蒸馏水；磷酸二氢钾为分析纯；腺苷对照品（天津阿发埃莎公司）；怀山药于 2008 年购自河南温县，由河南省农业科学院刘红彦博士鉴定为薯蓣科薯蓣属植物薯蓣，*Dioscorea opposita* Thunb.。

2. 实验方法

对照品溶液的配制：精密称取干燥至恒重的腺苷对照品 1.5mg，用色谱纯甲醇定容于 10mL 容量瓶中，配制成 0.15mg/mL 的腺苷对照品溶液，待用。

供试品溶液的配制：精密称取 2g 山药粉末，加入 40mL 氯仿在 65℃ 水浴下回流提取 3h，减压抽滤，滤渣再用 30mL 80% 的乙醇在 85℃ 水浴下回流提取 3 次，每次 3h，减压抽滤后合并滤液，滤液减压浓缩后用色谱纯甲醇定容于 5mL 容量瓶中，摇匀，用微孔滤膜（5μm）过滤，取续滤液作为供试品溶液。

色谱条件：色谱柱为 Zorbax SB－C_{18}（2.1mm × 150mm，5μm）；流动相：甲醇－磷酸盐缓冲溶液（称取磷酸氢二钾 1.701g，加水溶解后，用氢氧化钠调节 pH 值至 6.5）＝6∶94；流速：0.3mL/min；检测波长：260nm；柱温：25℃；进样量：3μL。样品和对照品的色谱图见图 6.5 和图 6.6。

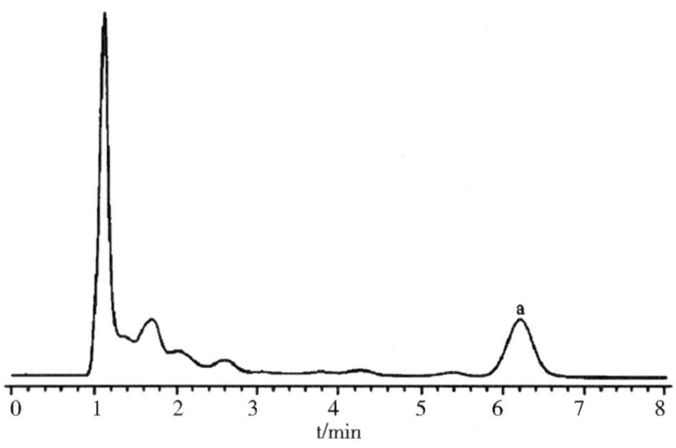

图 6.5　样品 HPLC 图（峰 a 为腺苷）

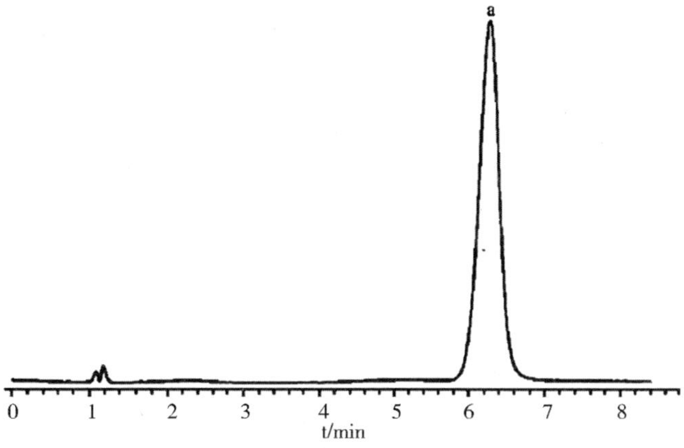

图 6.6　腺苷对照品 HPLC 图（峰 a 为腺苷）

3. 实验结果

绘制标准曲线，得到线性方程：y = 5078.3x + 25.8389，r = 0.9998。以上述腺苷色谱条件，对样品中腺苷含量进行测定，每次进样 3μL，测得怀山药中腺苷平均含量为 0.013%。

陈华龙[33]等亦用 HPLC 法对粤北产山药中的腺苷含量进行测定，以确定其最佳采收期。其色谱条件为：Discovery C_{18}（5μm，250mm × 4.6mm）色谱柱，流动相为乙腈 - 水（5∶95），检测波长 260nm，流速为 1.0mL/min。结果发现粤北产山药的最佳采收期为其生长期的第 12 个月。

二、定性分析

（一）多糖（RP）[34]

1. 溶解性试验　取少量 RP 分别加入水、二甲亚砜、乙醇、乙醚、丙酮，结果 RP 只溶于水，不溶于二甲亚砜、乙醇、乙醚、丙酮。

2. 蒽酮 - 硫酸试验　将少量 RP 溶于蒸馏水中，吸取 1mL 在 25mL 试管中，加入当天配制的 0.1% 蒽酮 - 硫酸溶液 4mL，沸水浴加热 10min，结果呈阳性出现绿色，以紫外分光光度计进行全波长扫描，发现在 626nm 处有最大吸收峰。

3. 斐林试验　将少量 RP 溶于蒸馏水中，取完全溶解后的糖液 1mL，加斐林试剂 1mL，水浴上加热，发生红色沉淀。

4. 纸色谱鉴别（PC）

5. 红外光谱鉴定　取多糖 RP1.5mg，用 1% KBr 压片，4000 ~ 400cm^{-1}扫描，进行红外光谱分析，结果见图 6.7。

6. 多糖的纯度鉴定——凝胶色谱法　取多糖 RP 2mg 溶于水，上 Sephadex G - 200（15mm × 80cm）凝胶柱层析，以蒸馏水洗脱，体积流量 1mL/10min，按 2mL 每管分部收集，洗脱液用 0.1% 蒽酮 - 硫酸法显色，紫外测定吸光度值，依吸光度对洗脱液体积作图，即可得到 A - V 曲线。

（二）总黄酮[35]

1. 颜色反应　紫外光下呈色反应：取总黄酮样品溶液点在滤纸上，在可见光下呈灰黄色，在紫外光下呈灰褐色并有荧光斑点。

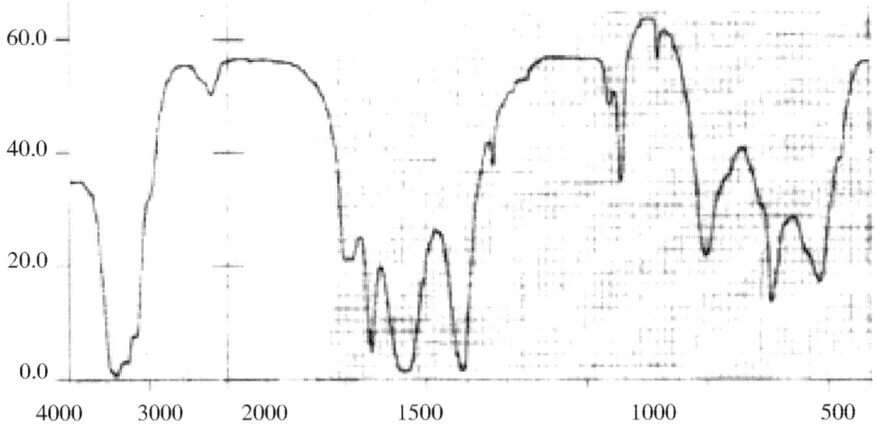

图 6.7 RP 的 IR 图谱

2. **浓氨水反应** 取该样品溶液点在滤纸上，将滤纸在氨水上方熏 0.5min，立即在紫外光下观察，呈极明显的黄褐色荧光斑点。

3. **三氯化铝反应** 取样品溶液点在滤纸上，滴加 1% 三氯化铝乙醇溶液，吹干。在可见光下呈灰黄色，在紫外光下呈黄色荧光斑点。

4. **乙酸镁反应** 取样品溶液点在滤纸上，滴加 1% 乙酸镁甲醇溶液，吹干，紫外光下呈黄色斑点。

5. **盐酸镁粉反应** 取乙醇提取液 1mL 于试管中加镁粉，再加入浓盐酸数滴（1 次加入），在泡沫处呈紫红色。

6. **纸层析** 取样品溶液 10μL 点在滤纸上。用正丁醇：醋酸：水 =4：1：5（体积比）为展开剂，上行展开 5h，取出晾干。喷 1% 氯化铝乙醇溶液。吹干后于紫外光下，可见荧光斑点。

三、提取、纯化工艺研究

（一）山药多糖

1. 正交实验法优选山药多糖的提取工艺[36]

（1）仪器及测定方法

仪器：AG285 电子天平（瑞典 Mettler 公司）；V800 旋转蒸发仪（瑞士 Buchi 公司）；TU－1800S 紫外可见分光光度计（北京普析通用仪器有限公司）。

测定方法：采用紫外分光光度法，苯酚－硫酸法比色测定，具体内容见“山药多糖的含量测定方法一”

（2）正交实验设计

选取加水量、提取时间、提取次数、醇沉浓度作为考察因素，每个因素拟定 3 个水平，选用 $L_9(3^4)$ 正交表，以多糖得率为考察指标进行实验。

取山药饮片 9 份，每份 20g，80% 乙醇热回流 2 次（3h，2h），每次 100mL，药渣按以上正交方案提取，水提液浓缩至每毫升含生药量为 0.5g，按正交方案醇沉，沉淀分别用适量无水乙醇、乙醚、丙酮依次洗涤，50℃烘干。

表 6.11　L_9（3^4）正交试验因素与水平设计表

水平 Level	因素			
	加水量 A（倍）	提取时间 B（min）	提取次数 C（W/V）	醇沉浓度 D（%）
1	6	1	1	60
2	8	2	2	70
3	10	3	3	80

（3）实验结果

由上述实验得到山药多糖提取最优工艺为：加 8 倍量水提取 2 次，每次 3h，加无水乙醇至醇浓度为 60%。工艺验证测定多糖得率为 6.40% ±1.26%。

诸爱士等[36]以山药多糖得率为指标，在单因素考察基础上，根据 Box - Behnken 中心组合方法进行三因素（提取温度、提取时间、水物质量比）三水平的试验设计，以得率为响应值，进行响应面（RSM）分析。建立多糖提取条件与得率之间的模型，直观有效，并可减少工艺条件选择的盲目性。

2. 正交实验优化复合酶法提取山药多糖工艺研究[37]

（1）材料与仪器

材料：山药（安徽新兴中药材料饮片有限公司）；酸性蛋白酶（50U · mg^{-1}，pH2.5～6.0，最适温度为 55℃）购自宁夏和氏璧生物技术有限公司；纤维素酶（20U · mg^{-1}，最适 pH 为 4.8，最适温度为 50℃），果胶酶（100U · mg^{-1}，最适 pH 为 3.5～4.0，最适温度为 50℃）购自湖州来色生物基因工程有限公司；无水乙醇、丙酮、95% 乙醇、磷酸、浓硫酸、苯酚、氯仿、正丁醇均为分析纯。

仪器：AG135 型电子天平（上海精密科学仪器有限公司）；RE - 52 旋转蒸发仪（上海嘉鹏科技有限公司）；85 - 2 型恒温加热磁力搅拌器（杭州仪表电机有限公司）；TDZ5 - WS 型离心机（赛特湘仪离心机仪器有限公司）；UV - 1700 紫外可见分光光度计（日本岛津）。

（2）实验方法

工艺流程：山药粉碎→复合酶水解→灭酶活性→过滤→离心→去蛋白→离心→浓缩→乙醇沉淀→干燥→粗多糖。

原料预处理方法：将干燥的山药片粉碎过 100 目筛，每次精确称取山药粉 20g，按照 1 : 10 质量体积比加入蒸馏水，pH4.5，50℃水浴搅拌 1h 放置，制成山药乳浊液，备用。

复合酶处理方法　将处理好的山药乳浊液，按照质量百分比先后加入一定量的酸性蛋白酶、纤维素酶和果胶酶，使蒸馏水浸没酶，置于水浴锅里 50℃ 条件下活化 30min，然后加热至 90℃ 水浴灭酶活性 10min，冷却至室温，待用。

复合酶酶量配比正交设计　分别精确称取山药粉 20g，在料液比为 1 : 10，pH4.5，50℃水浴搅拌 1h 的条件下，按照复合酶处理方法，分别选择不同质量百分比的酸性蛋白酶（1.0%，1.5%，2.0%），纤维素酶（1.0%，1.5%，2.0%）；果胶酶（1.0%，1.5%，2.0%）的不同酶用量设计 L_9（3^4）正交实验，确定复合酶的最佳配比。实验因素和水平设计如下表。

表 6.12 复合酶配比正交实验因素和水平设计

水平	A	B	C
	纤维素酶（%）	果胶酶（%）	酸性蛋白酶（%）
1	1.0	1.0	1.0
2	1.5	1.5	1.5
3	2.0	2.0	2.0

复合酶提取工艺正交设计　为了优化复合酶法提取工艺条件，将制备好的山药乳浊液，按照最佳复合酶配比实验结果，加入一定量的酸性蛋白酶、纤维素酶和果胶酶进行复合酶水解，以提取温度、酶作用pH值、酶作用时间为因素，进行 L_9（3^4）正交实验。实验因素和水平设计如下表所示。

表 6.13 复合酶提取因素和水平设计

水平	A	B	C
	温度 T/℃	pH	时间 t/min
1	40	3.5	30
2	50	4.5	60
3	60	5.5	90

山药粗多糖提取方法　取复合酶处理后的山药溶液，补充蒸馏水固液比为 1 ∶ 30，搅拌均匀，3000r · min^{-1}离心 10min，分离固体残渣和滤液，合并滤液，按多糖水溶液 1/4 体积加入氯仿：正丁醇（4 ∶ 1）试剂，振荡 10min，3000r · min^{-1}离心 10min，去蛋白沉淀，取上清液，用旋转蒸发仪浓缩至 1/10 左右，加 5 倍体积 95% 乙醇沉淀，静置 12h 收集沉淀物，分别用无水乙醇、丙酮洗涤，干燥得山药粗多糖，称重，测多糖含量。

（3）实验结果

复合酶提取工艺的正交实验以提取温度、酶作用 pH 值、酶作用时间为因素，进行正交实验如表 4 所示。从实验结果得出，三因素影响多糖提取率的大小分别为 A > B > C，即酶作用温度 > 酶作用 pH 值 > 酶作用时间。最佳提取条件为：复合酶反应最佳条件为：温度 50℃，pH 值为 4.5，反应时间为 60min。

通过正交实验，得到复合酶法提取山药多糖的最优条件为，复合酶（纤维素酶，果胶酶，酸性蛋白酶）的酶用量配比的质量百分数分别为 1.5%，0.5%，2.0%，酶作用温度为 50℃，pH 值为 4.5，时间为 60min，在此条件下，多糖提取率最高，总糖得率达 5.38%。结果见表 6.14。

表 6.14 复合酶提取与传统方法的比较

提取方法	粗多糖 m/g	粗多糖得率（%）	总糖含量 C/g · g^{-1}	总糖得率（%）
传统水提法	1.93	9.65	0.041	4.12
复合酶提取法	2.31	11.5	0.054	5.38

从实验结果看，复合酶法提取山药多糖得率明显优于传统水提法，说明部分存在细胞内的多糖，采用传统水提法不易溶出，而复合酶提取较好的解决了这一问题。

3. 酶解辅助法优选山药多糖的提取工艺

方法一　α－淀粉酶辅助超声提取山药多糖[38]

（1）仪器与材料

怀山药（购自北京同仁堂药材有限公司）；α－淀粉酶（BR 北京双旋微生物培养基制品厂）；无水氯化钙，葡萄糖，苯酚，浓硫酸，磷酸二氢钾，磷酸氢二钾，氢氧化钠，均为分析纯。

TU－1810PC 紫外－可见分光光度计（北京普析通用仪器有限责任公司）；THZ－82 水浴振荡器（常州国华电器有限公司）；SHH. W21. 420 型三用恒温水箱（上海申光仪器仪表有限公司）；电子分析天平（梅特勒－托利多仪器（上海）有限公司）；80－2 型离心机（上海浦东物理光学仪器厂）。

（2）方法

取山药片用粉碎机粉碎成粉后，按需要称取一定量的山药粉，选择一定的固液比（山药粉的质量与水的体积比），根据实验需要加入定量的酶，水浴振荡保温进行反应，再进行超声提取，后灭活酶。室温下离心分离固体残渣和滤液，合并滤液。

实验分别对α－淀粉酶酶降解过程中加酶量、反应温度、pH 值、反应时间、进行单因素考察，并根据实验结果确定出适宜范围。再以温度（A）、pH（B）、加酶量（C）、反应时间（D）为考察因素进行正交试验。

表 6. 15　α－淀粉酶酶解过程提取因素和水平设计

水平	A	B	C	D
	温度 T/℃	pH	加酶量/mg	反应时间 t/h
1	45	5. 5	5	0. 5
2	50	6. 0	8	1. 0
3	55	7. 0	10	1. 5

（3）实验结果

①随着α－淀粉酶用量的增加，总糖得率呈波动状，加酶量为 8mg 时出现峰值。

②50℃总糖得率达到最高值，然后随着温度的升高，多糖得率迅速下降，60℃以后趋于稳定。

③总糖得率在 pH5. 5～7. 5 呈“M”状，一般认为α－淀粉酶在中性 pH 时，活性较高，推测总糖得率在蒸馏水及 pH6. 5 的缓冲溶液中出现低值的原因，可能并不是因为α－淀粉酶活力降低，相反可能是因这 2 种溶液活力非常高以至于目标产物被破坏。

④在反应时间的考察中，初始时，总糖的提取率随时间呈上升趋势，然后迅速下降，以 0. 5～1. 5h 较为合适。

⑤正交试验结果显示，酶法提取山药多糖的最优工艺为 55℃，pH5. 5，加酶量 10mg，反应时间 1. 0h，以最佳酶解条件反应结束后，进行超声辅助浸提，提取率随超声时间的变化曲线。

超声波有促进有效成分溶出的作用，同时又可能破坏目标成分，所以并不是超声时间越长越好，最佳超声时间要根据超声的强度及所提取成分结果等的不同，通过实验来确定，得超声提取工艺为：体系温度 50℃，料液比 1 ∶ 20，超声时间 10min，提取效果较好。

方法二　酶法辅助热水浸提法用乙醇提取山药多糖[39]

（1）仪器与材料

山药干粉，自制；葡萄聚糖、苯酚、98%浓硫酸、无水乙醇、三氯甲烷、正丁醇均为分析纯；中性蛋

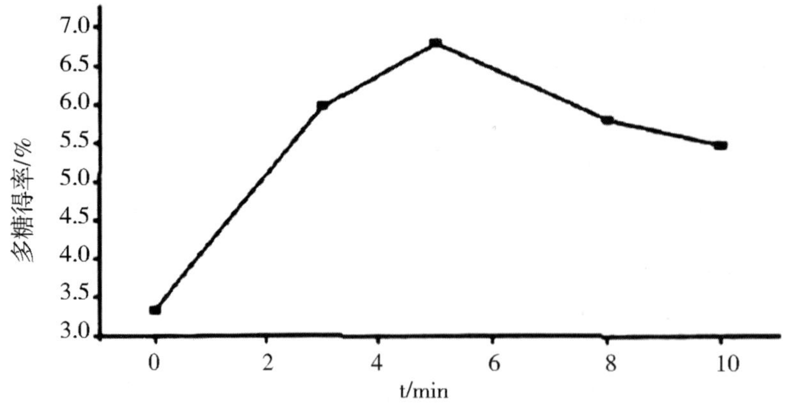

图 6.8 超声时间对多糖得率的影响

白酶（BR250g，北京奥博星生物技术责任公司）。

电热恒温水浴锅；AL204 电子天平；752 型紫外可见分光光度计；80 - 2B 台式低速离心机；Delta 320pH 计；CS101 - 2 电热干燥箱

（2）方法

山药干粉加适量的水制成山药溶液，加入酶进行酶解。水浴升温进行浸提，离心分离得上清液，加入乙醇沉淀多糖，离心分离，得粗多糖。

固定 pH 8.0，酶作用温度 50℃，离心速度 3000r/min，2 次离心时间都是 15min，中性蛋白酶量都为 2%，酶作用时间 40min。分别在不同的固液比、不同的提取时间、不同的提取温度和不同浓度的乙醇溶液的条件下进行单因素实验。再以固液比、提取时间、提取温度和乙醇浓度为考察因素，设计正交实验。

（3）实验结果

单因素考察结果显示，最佳固液比为 1∶40，最佳水提时间为 60min，最佳提取温度为 90℃，最佳乙醇浓度为 70%。综合正交试验结果，确定酶解辅助热水浸提山药多糖的最佳提取工艺为：乙醇浓度为 70%，提取温度为 90℃，固液比为 1∶40，提取时间为 60min。在此工艺下得到的山药多糖的提取量为 4.76mg/g。

此外，对山药多糖的酶法提取研究还有：费玉婷等[40]采用纤维素酶法提取山药多糖，提高山药多糖的提取率，缩短提取时间。植物细胞壁的主要成分为纤维素、半纤维素和果胶质，纤维素酶可作用于细胞壁，通过分解纤维素和木质素等，促进植物细胞内多糖成分的溶出，从而提高提取率。实验结果表明，提取温度是最重要的因素，最佳工艺条件为：酶用量为 0.2%，提取温度为 55℃，提取时间为 3h，pH 值为 7.0，在此条件下，山药多糖的得率提高了 35.66%。

4. 其他多糖提取方法简述[41]

（1）浸提法提取山药多糖

张季冬[42]采用浸提法提取山药多糖：山药→脱脂→乙醇回流→热水浸提→冷却→离心分离→减压浓缩→醇沉→去杂→干燥→粗多糖。通过研究得到了影响水浸提山药多糖的主要因素有料液比、温度和时间。

孟庆华[43]等研究了水提法提取怀山药多糖的工艺条件，得到最佳的浸提工艺为：温度为 100℃，料液比为 1∶30，浸提时间为 2h，浸提次数为 2 次，加入浓度为 3% 的三氯乙酸溶液除去蛋白质，再向浓缩液中加入无水乙醇溶液，可分离得到纯净的怀山药多糖。

陈曦等[44]采用同步提取法和分步提取法两种工艺，对怀山药与怀地黄中多糖的提取进行了研究。得到怀山药与怀地黄多糖同步提取的最佳条件为：温度为65℃，提取液 pH 值为 5.5，料液比为 1 ：30；提取液浓缩比为 4 ：1，醇沉剂的体积为提取液的 5 倍；先用 Sevage 法去除蛋白质，用同步提取法得到的怀山药与怀地黄多糖的含量和提取率可分别达到 73.68% 和 12.67%。使用同步法提取怀山药和地黄中的多糖要优于分步提取法。

（2）超声波辅助提取山药多糖

研究表明，影响超声波破坏细胞壁的主要因素有超声波功率，超声波辅助提取时间，料液温度等。陈少青等[45]利用常规水提取法和超声波辅助提取法，对提取山药多糖的最佳工艺参数与影响因素进行了研究。得到常规水提取法的最佳工艺参数，即提取温度为80℃、时间为160min、加水量为60mL/g，山药多糖的收率为5.65%；超声波辅助提取法的最佳工艺参数为：超声波加热功率为1KW、加热时间为10min、加水量为35mL/g，山药多糖的收率为8.35%。超声波辅助提取法有利于山药多糖的提取。李金忠等[46]采用正交试验的方法，研究了超声波提取山药多糖的最佳试验条件。试验表明，影响山药多糖提取率的影响因素依次为：料液温度 > 超声波作用时间 > 料液比 > 超声波作用功率，最佳提取工艺参数为：超声波作用功率 1.0KW、超声波作用时间 50min、提取温度 60℃、料液比 1 ：100。超声波辅助提取工艺与传统的水提法工艺相比，山药多糖的提取率提高 2 倍以上，提取的时间也大大缩短。因此，采用超声波辅助提取山药多糖的工艺，具有高效、快速、成本低的特点。

（3）微波辅助提取山药多糖

利用微波辅助提取山药多糖的方法，具有高效、快速、节能的优点，被广泛地应用于生物活性物质的提取中。所谓微波加热就是利用微波电子管发出的电磁波转化成分子的动能而发热，由于微波的频率很高，微波具有很强的穿透能力，能透入物体内部，直接作用于生物体细胞结构，使细胞壁汽化破裂，大大加快反应速率，显著地提高提取率。可在接近环境温度的情况下，提取所需要的成分，对具有热敏性的活性成分的提取非常有效。邵海等[47]采用正交试验得出了微波辅助提取山药糖蛋白的优化参数，即微波功率为0.2KW、提取时间为1min、料液比为1 ：10。王安良等[48]采用微波法辅助加热提取山药多糖，改进了传统的水提取山药多糖的工艺。通过二次回归正交设计方法，研究了微波加热的功率、微波加热的时间、提取的温度和提取的时间对山药多糖提取率的影响。在此基础上建立了影响工艺参数的数学模型，并以此模型确定了微波提取山药多糖的最优参数。最终得到的工艺参数为：微波作用功率为0.55KW、微波作用时间为77s、提取的温度为66.7℃，提取时间为2h。山药多糖的提取率为2.6%。许本波等[49]利用山药粉加水→微波加热→水浴加热→离心→调 pH 值→加酶→水浴保温（55℃）→加双氧水→水浴保温（40℃）→灭酶→离心分离→醇沉→静置→过滤分离→洗涤→真空干燥→山药多糖的提取工艺，对山药多糖的微波辅助提取方法进行了研究。得到山药多糖提取的最佳工艺参数为：微波功率为0.46KW、料液比为1 ：20、提取温度为60℃，醇沉比为4 ：1。在此工艺条件下提取山药多糖，其提取率达到10.52%。

（4）其他方法

张黎明等[50]采用碱法一步提取鲜山药中多种水溶性成分。其原理是：碱液可使植物细胞中紧密的淀粉结构变得疏松，使蛋白质分子表面具有相同的电荷，从而对蛋白质分子有增溶作用，促进了淀粉与蛋白质的分离，在弱碱性条件下，山药中的脂肪酸和黄酮以盐的形式存在，可以较好地溶于水中，山药中的尿囊素可溶于碱性溶液中，其他一些水溶性成分，如多糖、糖蛋白、皂苷以及矿物元素等也较容易被浸出，富集于提取液中。其工艺流程为：鲜山药预处理（洗净去皮，切片，护色，打浆过滤）→加水调节浆液浓度→浸提（调节萃取介质 pH，温度，萃取时间）→离心分离→收集上清液→中和浓缩→巴氏灭菌→冷冻干燥→山药提取物。结果显示，山药碱法提取物中糖蛋白、多糖、皂苷和脂肪酸的提取率分别为59.43%、71.85%、54.55%和16.70%。说明此法具有较好的富集作用。

5. **山药多糖的分离纯化**

多糖是极性大分子化合物，易溶于水，不溶于乙醇。多糖的纯化多是在多糖水溶液浓缩后，加入95%乙醇醇沉，醇沉的醇浓度根据多糖的结构和性质而不同，一般在70%至85%的范围内。静置24h后，分取沉淀。然后进行去小分子杂质、去蛋白质、去色素等处理，水层再进行醇沉，沉淀分别用95%乙醇、无水乙醇、丙酮洗涤，60℃减压干燥。

（1）去小分子杂质

用透析法，将多糖提取液置于半透膜透析袋中，逆向流水透析1～3d。可以用阴阳离子交换树脂混合床，但只能除去离子，不能除去非极性小分子杂质。目前，用连续透析仪透析是较为方便的实验方法。

（2）去蛋白方法[51～52]

结合蛋白质的去除用蛋白酶，游离蛋白质的去除主要有以下几种方法：Sevage法、三氯乙酸法（TCA）法、盐酸法、胰蛋白酶（TPS）法。

样品的预处理：称取一定量山药粗多糖溶于蒸馏水中，配成1mg/mL的多糖溶液，分别取液10mL，测定其中蛋白质含量和多糖含量，备用。

①Sevage法除蛋白

Sevag法是去除游离蛋白的有效方法。在粗多糖溶液中加入氯仿－正丁醇混合溶液进行充分振摇，将游离蛋白变性成为不溶性物质，经离心分离去除沉淀，可达到脱蛋白的目的。可与紫外吸收法结合进行游离蛋白的测定。操作简便，去除速度快，损失小[53]。

将多糖液按4∶1的比例加入氯仿－正丁醇（5∶1）混合液，振摇20min，可见凝胶状的蛋白质析出，用离心法除去，反复2～3次，每次离心后吸取少量上清液，进行双缩脲试验，检测有无蛋白，至阴性为止。上清液用3倍体积的相应浓度的乙醇沉淀，即得脱蛋白山药多糖。

②三氯乙酸（TCA）法

蛋白质含量的测定：采用考马斯亮蓝蛋白测定试剂盒测定多糖中的蛋白质含量。其原理是：蛋白质分子具有$-NH^{3+}$基团，当红棕色的考马斯亮蓝显色剂加入蛋白质标准液或样品中时，考马斯亮蓝染料上的阴离子与蛋白$-NH^{3+}$结合，使溶液变为蓝色，通过测定吸光度可计算出蛋白含量。

蛋白脱除率（%）＝（脱蛋白前蛋白质含量—脱蛋白后蛋白质含量）/脱蛋白前蛋白质含量×100%

样品的测定：向多糖液中分别加20%的三氯乙酸（TCA）至终浓度为1%，3%，5%，7%，9%；4℃静置12h，3000r/min离心5min弃去沉淀，取上层清液测定蛋白质含量和多糖含量，确定三氯乙酸的最佳用量。

实验结果：随着三氯乙酸用量的增加，糖液中的蛋白脱除率逐渐增大，而多糖保留率却相应减小，这是因为三氯乙酸与蛋白质结合生成沉淀，沉淀会吸附一部分多糖。当三氯乙酸的终浓度为5%时，蛋白质脱除率达61.3%，多糖保留率为48.6%，此后，蛋白脱除率和多糖保留率趋于平稳。所以确定三氯乙酸的最佳浓度为5%。

③盐酸法

向多糖液中逐滴加入2mol/L的盐酸溶液，调节pH值为2、2.5、3、3.5、4。4℃静置12h，3000r/min离心5min弃去沉淀，取上层清液测定蛋白质含量和多糖含量，确定盐酸法除蛋白的最佳条件。实验结果显示pH是山药多糖中蛋白质的等电点。因此确定盐酸法除蛋白的最佳条件为糖液的pH为2.5。

④胰蛋白酶法（TPS）

取0.1g胰蛋白酶，用pH5.8的$K_2HPO_4-KH_2PO_4$缓冲液溶解，精确定容至10mL，得到酶液最终浓度为 10mg/mL，pH 为 5.98。考察酶解过程的酶用量、酶解时间、酶解温度对山药多糖除蛋白效果的影响。酶解后将糖液放入 100℃水浴锅中灭酶 10min，冷却至室温。3000r/min 离心 5min 弃去沉淀，取上层清液测定蛋白质含量和多糖含量，确定胰蛋白酶脱蛋白最佳条件。

实验结果：结合正交实验结果，采用综合加权评分法，得出最佳脱蛋白工艺为酶用量 0.5mL、酶解时间 45min、酶解温度 37℃。在此条件下，蛋白脱除率为 88.7%，多糖保留率为 93.1%。

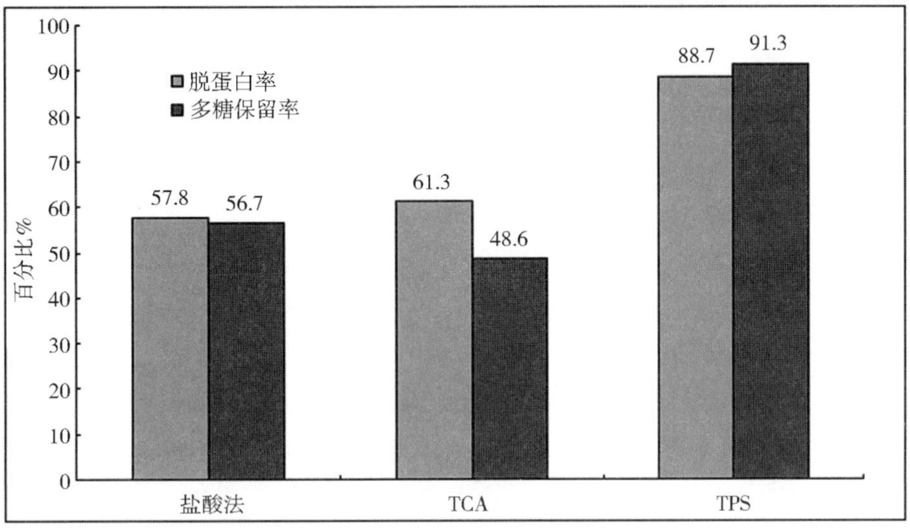

图 6.9　3 种方法脱蛋白效果比较柱状图

从上图中可以看出，上述三种方法中，盐酸法和三氯乙酸法的多糖损失不大，但是脱蛋白效果不好；胰蛋白酶法脱蛋白效果好，且多糖损失也很小，适用于山药多糖脱蛋白。

（3）去色素等杂质

粗多糖呈棕褐色，因此要进行脱色处理。脱色可以改善多糖的外观，提高产品的纯度，也为多糖的进一步纯化打下基础。

双氧水漂白的作用机理：过氧化氢像弱酸，在碱性介质中离解为过氧化氢负离子，过氧化氢负离子又是一种亲核试剂，具有引发过氧化氢形成游离基的作用。HOO、HO 有较高的活性，可使色素氧化分解而产生漂白作用。

除蛋白后的上清液用氨水调至 pH 至 8.0，搅拌均匀后，缓慢加入 3% 的双氧水，60℃水浴加热 0.5h，用醋酸调节 pH 至 7.0，减压浓缩后得到除色素的多糖浓缩液。

多糖的纯化方法很多，主要方法有分部沉淀法、盐析法、金属络合物法、季铵盐沉淀法、纤维素阴离子交换柱层析法、凝胶柱层析法、制备性区域电泳、毛细管电泳、超过滤法、醋酸纤维素膜过滤法、亲和层析法等。其中，纤维素阴离子交换柱层析法和凝胶柱层析法是最常采用的两种方法。纤维素阴离子交换柱层析法中常用的交换剂为 DEAE－纤维素。该法适用于分离各种多糖（酸性多糖和中性多糖）。pH 等于 6 时，酸性多糖被吸附在交换剂上，中性多糖不被吸附。然后，用 pH 相同离子强度不同的缓冲液将酸性强弱不同的酸性多糖分别洗脱下来。pH 大于 9 时，中性多糖也被吸附。凝胶柱层析法是利用凝胶的网孔大小，根据多糖分子的大小和形状的不同而达到分离。常用的凝胶有葡聚糖凝胶（Sephadex）和琼脂糖凝胶（Sepharose）。洗脱液为各种浓度的盐溶液或缓冲液，离子强度不得低于 0.02。

（4）山药多糖不同部位纯化工艺[54]

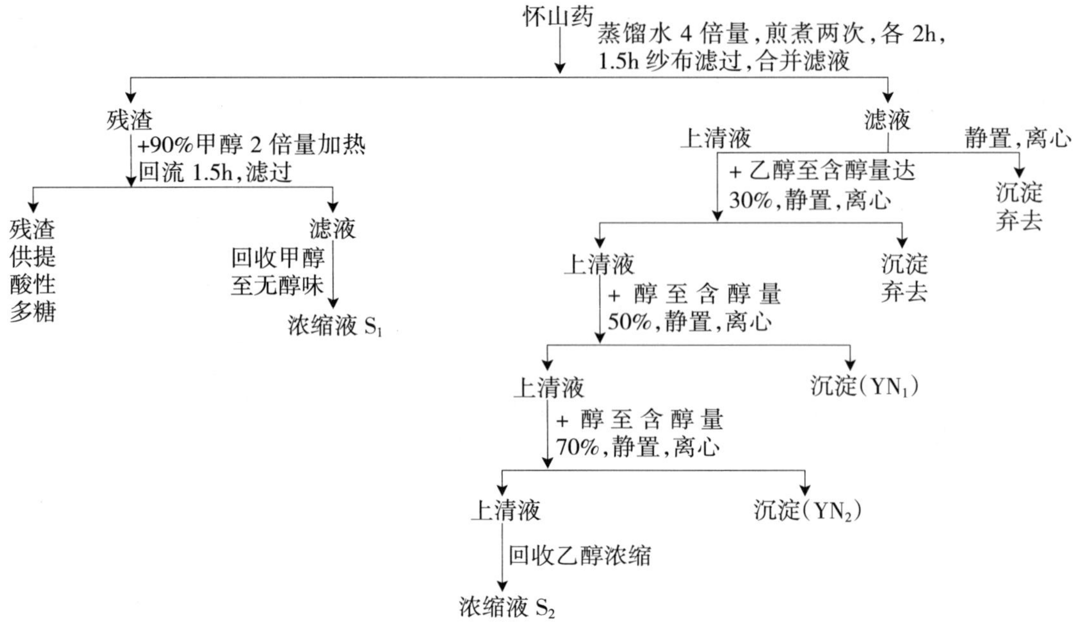

图6.10 中性多糖的提取流程图

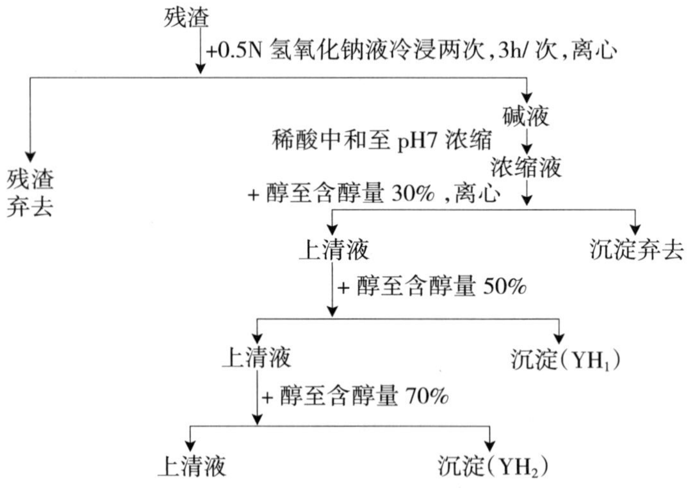

图6.11 酸性多糖的提取流程图

（二）山药总多酚的提取纯化

1. 山药总多酚的提取工艺优化[55]

（1）主要仪器

DF－101S集热式恒温水浴加热磁力搅拌器（郑州长城工贸有限公司）；UV－9200紫外－可见分光光度计（北京瑞丽分析仪器厂）；MADCOW－2106多功能搅拌机（深圳宝安振声电器厂）；RE－52AA旋转蒸发仪（上海亚荣生化仪器厂）；80－2B离心机（上海安亭科学仪器厂）。

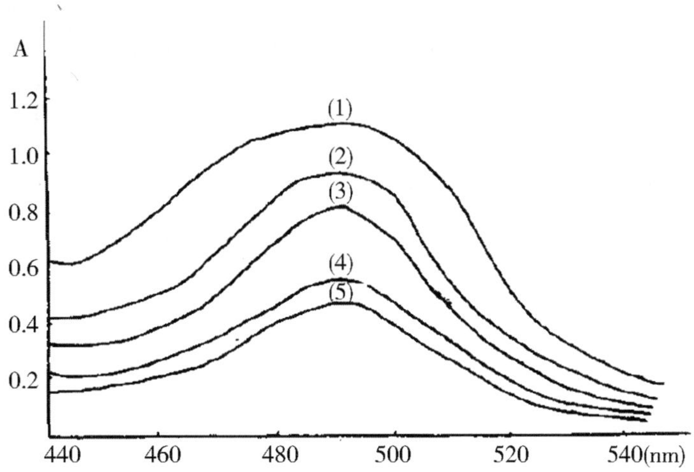

图 6.12　D（+）—葡萄糖及山药多糖的吸收曲线

1. D（+）—葡萄糖；2. YN_2；3. YH_1；4. YN_1；5. YH_2

（2）方法

①山药多酚的提取：称取一定量的山药，洗净去皮，切成薄片，于 40℃烘箱中烘干，粉碎，并研磨成粉末状，放入干燥器中备用。称取 5g 山药粉末，在设定的条件下提取，离心分离，取上清液，置于 100mL 容量瓶中，并定容至刻度。

②单因素试验

A. 丙酮体积分数的选择：称取山药干粉 5g，选择丙酮体积分数分别为 30%、40%、50%、60%、70%，固定料液比为 1∶10（W/V，下同），在 40℃恒温水浴中提取 100min，以提取液中多酚含量为指标，考察丙酮体积分数对提取效果的影响。

B. 料液比的选择：称取山药干粉 5g，以 40% 丙酮为提取溶剂，选择料液比分别为 1∶10、1∶15、1∶20、1∶25、1∶30 在 40℃恒温水浴中提取 100min，以提取液中多酚含量为指标，考察固液比对提取效果的影响。

C. 提取温度的选择：称取山药干粉 5g，以 40% 丙酮为提取溶剂，固定料液比为 1∶20，设定提取时的水浴温度分别为 40℃、50℃、60℃、70℃、80℃提取 100min，以提取液中多酚含量为指标，考察提取温度对提取效果的影响。

D. 提取时间的选择：称取山药干粉 5g，以 40% 丙酮为提取溶剂，固定料液比为 1∶20，在 50℃水浴温度下分别提取 40min、60min、80min、100min、120min，以提取液中多酚含量为指标，考察提取时间对提取效果的影响。

E. 提取次数的选择：称取山药干粉 5g，以 40% 丙酮为提取溶剂，固定料液比为 1∶20，在 50℃水浴温度下提取 80min，分别提取 1、2、3、4 次，以提取液中多酚含量为指标，考察提取次数对提取效果的影响。

③正交试验设计

在单因素试验基础上，选取丙酮体积分数、料液比、提取温度和提取时间 4 个因素，每个因素 3 个水平，按照 $L_9(3^4)$ 正交表的试验设计，提取 2 次，合并提取液，真空浓缩，定容于 100mL 容量瓶中，测定提取液中的多酚含量，以优化山药多酚类物质的最佳提取工艺参数。

表 6.16 L_9（3^4）正交试验因素与水平设计表

水平 Level	因素			
	提取温度 A（℃）	提取时间 B（min）	料液比 C（W/V）	丙酮体积分数 D（%）
1	45	70	1∶15	30
2	50	80	1∶20	40
3	55	30	1∶25	50

（3）实验结果

单因素实验结果表明：随着丙酮体积分数的增大，提取温度的升高，提取时间的延长提取液中多酚含量先升高后降低，当丙酮体积分数为 40%，水浴温度为 50℃，提取时间为 80min 时，多酚含量最高。80min 后提取液中多酚含量反而降低，这可能是随着加热时间的延长，多酚被氧化所致；随着溶剂用量增大，多酚含量呈上升趋势，当料液比在 1∶20～1∶30 时，提取液中多酚含量变化不大。考虑到节约成本，选择料液比为 1∶20；故提取时间以 80min 为宜；考察提取次数对提取液中多酚含量的影响时发现，提取 2 次后多酚基本提取完全，第 3 次的提取液中多酚含量大大降低，第 4 次的提取液测不出多酚。故在正交试验时提取次数选择 2 次。

正交试验结果：通过对所得数据进行极差分析发现，在考察的四个影响因素中，丙酮体积分数的影响最大，其次是料液比，提取温度的影响再次之，提取时间的影响最小，最佳组合为：A_3 B_2C_1 D_3，即最佳提取工艺条件为：以 50% 丙酮为提取溶剂，料液比为 1∶15，55℃下连续提取 2 次，每次 80min。

（三）山药总皂苷及苷元的提取

1. 山药总皂苷的提取[56～57]

（1）仪器与材料

洛阳产山药（购自大张盛得美超市）；薯蓣皂苷标准品（中国药品生物制品检定所提供）。乙醇、石油醚、正丁醇、香草醛、甲醇、冰醋酸、高氯酸等，均为国产分析纯。

UV－722 型紫外－可见分光光度计（尤尼柯上海仪器有限公司提供）；HH－6 型双列恒温水浴锅（江苏金坛市中大仪器厂生产）；电热恒温鼓风干燥箱（上海跃进医疗器械厂生产）。

（2）提取方法

山药粉经乙醇回流提取后，提取液过滤、浓缩，再用 20mL 蒸馏水溶解，然后以石油醚脱脂 2 次，取水层，浓缩至 15mL。水溶液以水饱和正丁醇萃取 5mL/次，萃取 3 次，合并并浓缩正丁醇液至褐色黏稠状，冷却，样品用甲醇溶解并定量转移到 10mL 容量瓶中，备用。

单因素考察提取温度、乙醇体积、提取时间和料液比对皂苷提取含量的影响，再采用 3 水平 4 因素的正交试验设计对提取过程进行研究。

表 6.17　L_9（3^4）正交试验因素与水平设计表

水平	因素			
	乙醇体积分数 A（%）	浸提温度 B（℃）	料液比 C（W/V）	浸提时间 t/h
1	70	60	1：6	5
2	80	70	1：8	6
3	90	80	1：10	7

（3）实验结果

单因素实验结果表明：温度过高会导致皂苷等活性成分的破坏，且杂质的溶出量增高，随着温度的增加，皂苷的提取率降低，故确定60℃为最佳提取温度；用乙醇提取皂苷，当乙醇体积分数偏小时，一些亲水性的蛋白质、黏液质、果胶、淀粉和部分多糖及其他水溶性杂质会溶于溶剂中，给后续的操作带来困难。而当乙醇体积分数太大时，可使植物细胞蛋白质很快凝固，妨碍乙醇向植物细胞内渗透，影响浸出。实验表明，随着乙醇体积分数的增加，皂苷的提取率也增加，结合实验结果，确定80%为乙醇最佳体积分数。回流时间对提取效果有显著性影响。若回流时间不够，则固液接触不充分，提取效果不好；回流时间过长，提取率基本不变。实验表明：随着浸提时间的增加，则皂苷的提取率增加，到7h后皂苷提取率又开始下降。因此，选用6h为最佳浸提时间。考察溶剂量对提取效果的影响时发现，随着溶剂量的增加，提取量增幅不大，因而，从保证提取效果、减小溶剂用量和降低浓缩负荷三方面综合考虑，溶剂用量不宜过大，选用1：8为最佳料液比。

通过正交实验，对结果进行极差分析，最终确定优化提取工艺参数为：乙醇体积分数为80%，浸提温度为60℃，料液比为1：8，浸提时间为6h，与单因素考察结果基本一致。

2. 直接发酵法提取薯蓣皂苷元[58]

工业上大都采用直接酸水解法提取皂苷元，原料中淀粉、纤维素等很多其他成分也在酸水解过程中被破坏，且对环境造成污染。酶解发酵法可作为绿色高效的方法加以研究。

（1）仪器与材料

盾叶薯蓣粉末（将鲜盾叶薯蓣根茎切片，在50℃～60℃下烘干至脆为止，然后用粉碎机粉碎，以下简称粉末）；香夹兰醛、冰乙酸、石油醚、硫酸、甲醇、氢氧化钠、盐酸皆为分析纯（AR）

1A6304型紫外－分光光度计（日本岛津）；7225－可见－分光光度计（上海棱光技术有限公司）；索氏提取器500mL（重庆北碚玻璃仪器厂）；pHS－3C型酸度计（成都方舟科技开发公司）；AE200电子天平（Tokyo Japan）；CS101－A电热鼓风干燥箱（重庆试验设备厂制造）；HH－6数显恒温水浴锅（金坛市富华仪器有限公司）；HL－22多功能仪器粉碎机（中国上海海菱电器有限公司）；CHA－S气浴恒温振荡器（江苏金坛中大仪器厂）；RE－52AA旋转蒸发器（上海亚荣生化仪器厂）；1000mL抽滤装置（重庆北碚玻璃仪器厂）；YA. ZD不锈钢电热蒸馏水器（上海新光仪器厂）。

（2）样品的制备

采用硫酸－甲醇比色法。绘制标准曲线，其相应回归方程为 $y = 0.0301x + 0.0191$，$r^2 = 0.9997$

将处理好的盾叶薯蓣粉末（以下简称粉末）准确称取20g，放入500mL三角瓶中，加入100mL蒸馏水，放入40℃的恒温振荡器中发酵24h，取出后往里加入60mL 3mol/L盐酸，在100℃沸水中酸解4h，冷却后加入氢氧化钠溶液中和至pH为7±0.2，抽滤，将滤渣在100℃下烘2h，然后在90℃水浴锅中加入

250mL 石油醚索氏提取一定时间，将平底烧瓶中的溶液浓缩到 20mL 左右时，取出，在室温下静置 24h，过滤，将所得的白色晶体烘干至恒重，称量，即可。

（3）实验结果

采用正交试验筛选直接发酵法提取薯蓣皂苷元的最优工艺

表 6.18 L_9（3^4）正交试验因素与水平设计表

水平	加水量 A（mL）	发酵时间 B（h）	酸的浓度 C（mol/L）	酶解时间 D/h
1	60	24	1	2
2	80	48	2	4
3	100	72	3	6

正交试验得出直接发酵法最佳工艺为酸的浓度为 3mol/L，酶解时间为 4h，发酵时间为 24h，加水量为 60mL（即料液比为 1∶3）。对所得提取条件进行工艺验证，得出皂苷元的提取量为 0. 3351g。

3. 超声提取薯蓣皂苷[59]

（1）仪器与设备

多功能超声波中药提取机组（山东金伯特）；膜分离机组（厦门三达膜科技）；溶剂回收机组（温州大全）；UV－2002 紫外－可见－分光光度计；变频高速离心机（辽宁天圣达）；大孔树脂吸附柱（武汉恒晋）；中药喷雾干燥机（常州华源）。

（2）实验研究

超声波提取技术的条件优化，膜材料的选择和分离条件研究，大孔树脂的选型和吸附分离条件优化。技术路线如下：

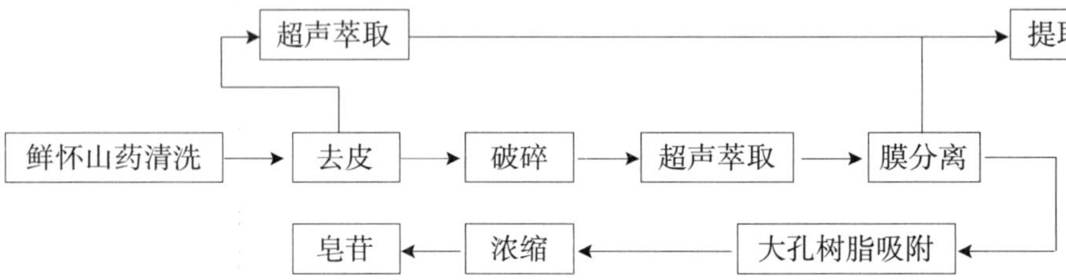

实验表明怀山药皂苷提取率随温度的升高而升高，温度过高易造成物料熟化而难以分离，因此合适的温度区间在 40℃～70℃。在超声频率分别为 27Hz 和 71Hz 作同条件超声提取，发现高频率有利于皂苷的溶出。经过考察不同提取时间对皂苷提取率的影响，发现超声时间为 1～3h 内提取效果最好，超过 3h，提取率变化不大。膜采用英国管式膜，截留 5 万分子量物质，大孔树脂采用 DM130 吸附树脂，吸附采用 1 倍体积流速，洗脱采用 2 倍体积流速，洗脱物经浓缩干燥，分析的含薯蓣皂苷 50%，提取率 80%。

李健[60]等以山药总皂苷含量为考察指标，采用超声波法辅助提取山药总皂苷。实验通过单因素和正交试验，考虑各因素对总皂苷含量的影响。三种因素对提取效果的影响大小依次为：超声温度＞超声时间＞超声功率。确定山药总皂苷提取的最佳工艺为：超声温度 50℃，超声时间 60min，超声功率 90%。测得总皂苷质量分数为 0. 6%。

吴祥庭[61]等在采用单因素试验以超声波萃取技术从山药皮中提取总皂苷的基础上，采用了响应面法建立山药皮中总皂苷提取方法的二次多项数学模型。响应面分析法（RSM）可用于确定各因素及其交互作用在工艺过程中对指标的影响，精确地表述因素和响应值之间的关系，进而优化提取工艺参数。结果表明，提取温度、时间和固液比显著影响其提取效果。优化得到的最佳工艺条件为：固液比 1∶9，浸提温度64℃，乙醇体积分数83%，浸提时间6h。

（四）总黄酮的提取

（1）仪器与材料

KQ5200DB型数控超声波清洗器（超声工作频率40KHz，昆山市超声仪器有限公司）；722可见－分光光度计（上海精密科学仪器有限公司）；ZF－I型三用紫外分析仪（上海顾村光电仪器厂）；SHB－Ⅲ循环水式多用真空泵（郑州长城科工贸有限公司）。

95%乙醇AR；无水乙醇AR；亚硝酸钠AR；硝酸铝AR；氢氧化钠AR；三氯化铝AR；盐酸AR；氨水AR；冰醋酸AR；乙酸乙酯AR；乙酸镁AR；甲醇AR；镁粉AR；正丁醇AR；芦丁标准品（中国药品生物制品检定所）；30%双氧水；硫酸亚铁AR；水杨酸AR；怀山药（购自广西百色市）。

（2）测定方法

原理：以芦丁为对照品测定怀山药中总黄酮的含量，加入铝离子试剂，同时控制适宜pH值，使黄酮化合物与铝盐形成络合物，在可见光区能获得稳定的特征吸收峰。

标准曲线的绘制：分别精密吸取芦丁对照液（0.10mg/mL）0.00，0.50，1.00，2.00，3.00，4.00，5.00mL于10.00mL容量瓶中，分别加入5%亚硝酸钠溶液0.30mL，摇匀，静置6min；再加10%硝酸铝溶液0.30mL，摇匀，静置6min；再加4%氢氧化钠溶液4.00mL，用60%乙醇稀释至刻度，摇匀，静置12min，以试剂作空白，于510nm处测吸光度。得回归方程：$A=3.0000\times10^{-2}+6.000C$，$r=1.0000$。

（3）总黄酮成分的提取与测定

取新鲜怀山药，烘干，粉碎。称取怀山药粉末6g，加80mL 95%乙醇，超声波提取2.5h，抽滤。滤渣再加80mL 95%乙醇，超声波提取2.5h，抽滤，合并两次滤液，浓缩至滤液仅剩20mL左右为止，放置100mL容量瓶中，用60%乙醇稀释至刻度，得样品液。

精密吸取样品液0.50mL，置于10mL容量瓶，按标准曲线的制备方法测定吸光度$A=0.232$，带入回归方程，算得样品中总黄酮的含量$C=0.6734$mg/mL。

四、其他

（一）山药近红外拉曼光谱分析[62]

1. 药材、仪器与测试条件

山药30g购自福州华榕门诊部。自组装拉曼散射光谱仪：（激发波长785.2nm），半导体激光器：输出功率300mW，分辨率8cm^{-1}，扫描范围800～1800cm^{-1}。曝光时间1.5s，CCD像素设置Binning20。

2. 实验结果

（1）山药的拉曼光谱

图6.13为实验测得的山药拉曼光谱。在山药拉曼光谱中，在477，863，936cm^{-1}处出现明显的特征峰；440，527，577，619，1048，1079，1114，1262，1344，1470cm^{-1}处出现较明显的拉曼峰，测试获得的山药拉曼信号，显示了山药中生化物质的指纹特性。山药的拉曼光谱

（2）山药拉曼一阶导数谱

用Origin7.5对山药拉曼光谱求导，得到山药拉曼谱的一阶导数谱（见图6.14）。在467，484，870，943cm^{-1}处出现明显特征峰。在568，1071，1085，1131cm^{-1}处出现较明显的特征峰。

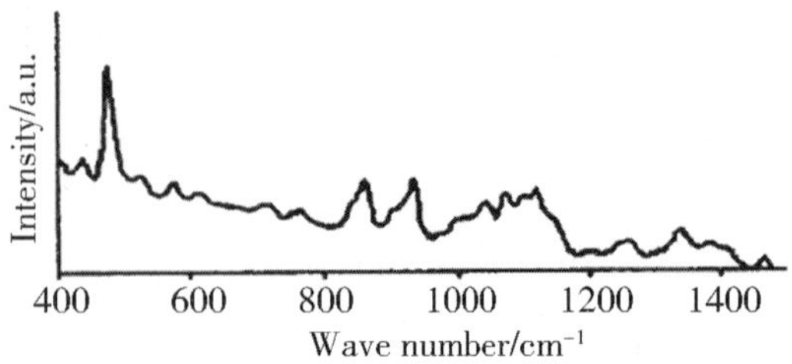

图 6. 13

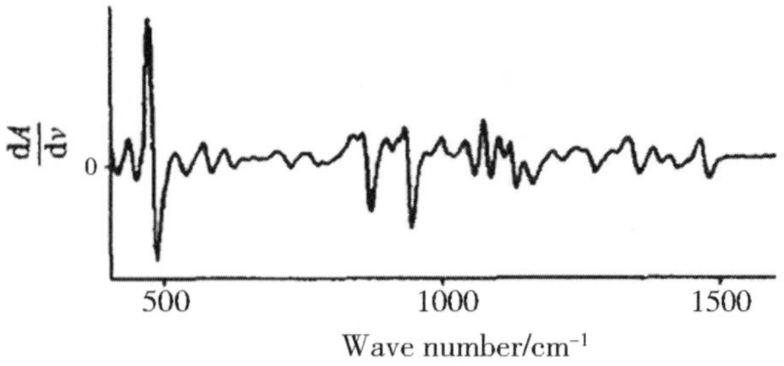

图 6. 14

由于化合物分子间的相互作用，一种化学成份处在化合物中的拉曼特征峰和作为一种纯净物直接测其拉曼光谱所得的特征峰会有所偏移。对照单糖、多糖、氨基酸的特征拉曼频率和初步指定表，在山药拉曼光谱中：440cm^{-1}峰表明山药中可能含有 D－葡萄糖；477 和 863cm^{-1}峰说明山药中含有支链淀粉；527cm^{-1}峰说明山药中含有环己直链淀粉；577cm^{-1}峰说明可能含有葡聚糖、色氨酸的吲哚环、氘代氨基葡萄糖、N－乙酰基葡萄糖；612cm^{-1}峰说明可能含有氨基葡萄糖、D－葡萄糖、纤维素；713cm^{-1}峰说明含有糖原；771cm^{-1}是 N－甲基甲酰胺Ⅳ的振动；940cm^{-1}峰说明含有糖原、支链淀粉；1048cm^{-1}峰说明山药中有糖原、支链淀粉、直链淀粉、葡萄糖醛酸、氘代氨基葡萄糖；1079cm^{-1}峰表明山药中有直链淀粉；1114cm^{-1}峰表明山药中可能有葡萄糖醛酸、D－葡萄糖、氨基葡萄糖、氘代氨基葡萄糖、N－乙酰基葡萄糖、氘代 N－乙酰基葡萄糖、麦芽糖；1262cm^{-1}附近出现的拉曼峰表明山药可能含有 N－乙酰基葡萄糖、氘代 N－乙酰基葡萄糖、糖原、环己直链淀粉、麦芽三糖；1344cm^{-1}峰表明山药可能含有 D－葡萄糖、氨基葡萄糖、氘代氨基葡萄糖、氘代 N 乙酰基葡萄糖。1470cm^{-1}峰表明山药可能含有 N－乙酰基葡萄糖、氘代 N－乙酰基葡萄糖。

总之，山药拉曼光谱显示出了酞胺类、氨基酸类、蛋白质类、碳水化合物类拉曼光谱的特征，可以粗略判定山药中含有蛋白质、氨基酸、淀粉、多糖等物质。这与已有的山药化学成分研究结果相符。

（二）近红外漫反射光谱法测定山药中水（醇）浸出物含量[63]

山药的水溶性浸出物中含有水溶性多糖、皂苷类、低聚糖、蛋白质以及氨基酸等；而皂苷类和低聚糖以及部分亲脂性较弱的成分都在醇溶性浸出物中。

1. 样品、试剂及仪器

样品来源：2006 年 10 月～2007 年 1 月采于河南、山西、河北，样品产地编号河南 1－60 号，山西 61－80 号，河北 81－115 号，由河南中医学院中药鉴定所陈随清教授鉴定为薯蓣科植物薯蓣 *Dioscorea opposita* Thunb. 的根茎。样品制备：取鲜品，净制，低温干燥后粉粹，过 100 目筛。

BRUKER 公司（德国）VECTOR22 型傅立叶变换近红外光谱仪，配有 PbS 和 InGaAs 检测器，附漫反射积分球，样品旋转器和石英样品杯；RT201 型粉碎机（浙江省温岭市大海药材器械厂）；实验标准筛。

2. 光谱采集条件

取约 5g 过筛后的样品粉末放入石英样品杯混合均匀，轻轻压平。采用积分球漫反射，分率：8cm^{-1}，扫描次数：64 次，扫描范围：12000～4000cm^{-1}，温度：18℃～25℃。按上述试验条件进行扫描，每个样品重复扫描 3 次，求平均光谱。

3. **实验方法**

按照中国药典2005版一部附录XA浸出物测定法（热浸法）测定山药中浸出物的含量。

样品的制备：取低温干燥至恒重的山药样品，精密称定，置于锥形瓶中，精密加入一定量水（95%乙醇），密塞，称定重量，静置1h后，加热回流1h，取出，放冷。补重，摇匀，用干燥滤器滤过，精密量取一定量续滤液，置已干燥至恒重的蒸发皿中，在水浴上蒸干后，于105℃干燥3h，置干燥器中冷却30min，迅速精密称定重量。以干燥品计算供试品中水（醇）溶性浸出物的含量（%）。每个样品的测定结果为3次测定平均值。

4. **实验结果**

在近红外光谱的采集过程中，经常会由于仪器的状态、样品状态与测量条件的差异造成近红外光谱发生细微的变化，通过对光谱进行预处理可对其予以校正。本试验通过比较模型的相关系数和内部交叉验证均方差选择比较合适的波段，R^2越接近1，RMSECV越小，说明建立的模型性能越好。

表6.19　水浸出物、醇浸出物模型不同预处理方法的选择

光谱预处理方法	水浸出物		醇浸出物	
	R^2	RMSECV	R^2	RMSECV
多元散射校正	92.74	1.33	96.48	0.832
矢量归一化	91.46	1.50	96.51	0.828
一阶导数	89.07	1.67	96.13	0.872
一阶导数+多元散射校正	93.45	1.27	96.33	0.850
一阶导数+矢量归一化	93.55	1.26	96.77	0.801

从表6.19可以看出，几种预处理方法中，一阶导数+矢量归一化处理效果最好，更能真实反映指标成分的光谱信息。继而考察水浸出物、醇浸出物模型谱区，终确定出浸出物含量建模所对应最佳波段范围为8717.3~5446.4cm^{-1}，和4613.2~4242.9cm^{-1}。所建立的定量校正模型对水浸出物、醇浸出物的预测均方差RMSEP分别为1.26和0.0849。

（三）山药中微量元素分析

陈艳等[64]测定了山药及土壤样品中的微量元素：

样品的处理方法

（1）干法处理：准确称取山药粉末1.000g置于已恒重的坩埚中，放于马福炉中控温650℃灼烧5h，然后将灰分称量，山药试样灰分占山药生药质量的4.10%。将灰分移至洁净烧杯中加混酸［V（HNO_3）+V（HC1）=3+1］在电炉上加热煮沸消化，放冷后加少量浓H_2SO_4继续煮沸，至白烟冒尽，溶液成无色透明。再加去离子水溶解后转入50mL容量瓶中定容，同时做空白实验。所得溶液直接上机测定。

（2）湿法处理：准确称取山药粉末1.000g，加混酸［V（HNO_3）+V（HC1）=1+1］在电炉上煮沸2h，至黄烟冒尽，放冷后加浓H_2SO_4继续煮沸3h，至溶液成无色透明。再加去离子水溶解后转入50mL容量瓶定容，同时做空白实验。所得溶液直接上机测定。

结果，在测定的K、Na、Ca、Mg、Mn、Cu、Ni、Pb、Cr、Cd等18种元素的含量中，发现怀山药中微量元素 K 的含量最高，其次为 P、Na、Mg、Ca 等，其中 K、P、Na 在怀山药中的含量明显高于土壤中的含量，说明怀山药对这些元素有富集作用。在其所含丰富的微量元素中，Zn 和 Fe 对体内多种酶具有活性作用，能够促进蛋白质和核酸合成，调节细胞免疫功能和细胞繁殖。Ca 与预防人体心血管疾病的发生密切相关。

张绍均[65]等采用微波消解法处理鲜怀山药样品，探讨测定怀山药微量元素锰、锌、铜含量的方法。结果，在选定的条件下，锰、锌、铜的检出限分别是：Mn0. 0110μg/mL、Zn0. 0085μg/mL、Cu0. 0065μg/mL；相对标准偏差 2. 1% ~3. 7%，回收率 94. 1% ~101%。

孙翔[66]建立了怀山药中镉的微波消解 - 石墨炉原子吸收光谱分析方法，即将样品经微波消解后，以混合基体改进剂作为基体改进剂，优化干燥、灰化、原子化温度，对样品进行检测。该法操作简便，回收率较好。

吴彦兵[67]等采用高压消解罐密封微波消解法对样品进行消解，应用电感耦合等离子体 - 原子发射光谱法（ICP - AES）测定了山药中钾、钙、钠、镁、锰、铜、铁、锌 8 种微量元素的含量。结果测定，铁棍山药中除含有较多含量的 Mg、Na、K 的元素外，其 Cu、Mn、Fe 和 Zn 的含量也比较高，含量分别达到了 1. 625、3. 200、16. 450μg/g 和 4. 100μg/g。

（四）零余子化学成分概括[68]

零余子为薯蓣科薯蓣叶腋间的珠芽，俗称“山药蛋”，其主要含右淀粉、多糖（包括黏液质及糖蛋白）、蛋白质，并含多种游离氨基酸、尿囊素、胆碱、淀粉酶、止权素（又称脱落酸 d - absicisin）、多巴胺（dopamine）和山药素 I（batatasin I）等。

1. 仪器与材料

材料：山药零余子采自河南温县，经淮北煤炭师范学院生物系薛建平教授鉴定为怀山药零余子。

仪器：WFX - 110 原子吸收分光光度计：北京瑞利分析仪器公司；MDS - 2002A 压力自控密闭微波消解系统：上海新仪微波化学科技有限公司；A200 - C 型氨基酸 - 离子色谱分析仪：德国安米诺西斯公司。

2. 实验方法

（1）蛋白质：半微量凯氏定氮法测定

（2）水分：105℃烘箱干燥法测定

（3）脂肪：索氏抽提法测定

（4）灰分：550℃高温灼烧法测定

（5）浸出物：按 2000 年《中国药典》一部，附录方法测定

（6）碳水化合物：减差法，即 100 - （水分 + 蛋白质 + 脂肪 + 灰分）

（7）多糖的含量测定：多糖的提取与分离：精密称取一定量的样品，破碎后，加水在 50℃浸提 2 次，每次 2h，离心后合并上清液，减压浓缩后加乙醇进行分级沉淀，将含醇量 30% 的沉淀弃去，从含醇量为 70% 的沉淀中提取中性多糖。怀山药零余子渣用 0. 1mol/L 的 NaOH 溶液在 60℃浸提 2 次，每次 1h，离心后合并上清液再用稀盐酸中和后进行浓缩，浓缩后加入乙醇进行分级沉淀，再次离心，弃去上清液，得酸性多糖。将上述 2 种多糖分别溶于水中，进行逆向水流透析，将透析液离心，除去不溶物，留下的上清溶液浓缩至少量后，再进行冷冻干燥，得到多糖样品。

标准曲线的绘制，方法同苯酚 - 硫酸法。得回归方程为：$C = 16.42 \times A^2 + 45.68 \times A - 0.18$，$R^2 = 0.9936$。将多糖样品按标准曲线方法进行比色测定，计算多糖含量。

（8）氨基酸：盐酸水解后，由 A200 – C 型氨基酸 – 离子色谱分析仪测定。

（9）游离氨基酸：准确称取 0.500g 怀山药零余子，加入 10mL 蒸馏水研磨匀浆后，置沸水浴中 20min 以提取游离氨基酸，取出冷却后，把上清液滤入 25mL 容量瓶中，之后加 5mL 蒸馏水，置沸水浴上再加热 10min，过滤并反复冲洗残渣，定容摇匀。取 0.40mL 样品液加入 0.10mL10% 的磺基水杨酸，置冰箱中 2 ~ 8℃ 放置 60min 后，以 14500r/min 离心 5min，上清液用 AminoSys 稀释液按适当比例稀释，由 A200 – C 型氨基酸 – 离子色谱分析仪测定。

（10）矿质元素：样品在 MDS – 2002A 压力自控密闭微波消解系统消解后，由 WFX – 110 原了吸收分光光度计测定。

3. 实验结果

表 6.20　怀山药零余子的主要营养成分

指　标	含量/%	指标	含量/%
水分	71.36	碳水化合物	23.04
粗脂肪	0.27	中性多糖	0.21
粗蛋白质	4.61	酸性多糖	0.45
水浸提物	3.29	灰分	0.72

从表 6.20 可以看出，怀山药零余子的主要成分是碳水化合物和蛋白质，占怀山药零余子干质量重的 90% 以上，并含有丰富的中性多糖（0.21%）及酸性多糖（0.45%）。根据联合国粮农组织规定的必须氨基酸模式对零余子氨基酸组成进行评价，结果发现，怀山药零余子的蛋白质不仅含量较高，而且组成较合理，是一种较优质的植物蛋白源。

表 6.21　怀山药零余子的无机元素含量 mg/kg

元素	含量	元素	含量
K	18300	Fe	207.3
Na	547.5	Cu	13.91
Ca	682.1	Mn	8.92
Mg	1057.2	Co	0.110
Zn	8.09	Ni	0.261

从表 6.21 可看出，所测定的 6 种微量元素中，Fe 的含量相对较多，达到 207.3mg/kg；其次为 Cu，Mn，Zn，含量分别为 13.91，8.92，8.09mg/kg。微量元素 Fe，Zn，Cu 参与多种酶活性中心的构成，对核酸、蛋白质的合成及免疫过程都有直接或间接作用，Mn 在增强人体免疫功能、抗衰老补肾壮阳方面有重要作用。

参考文献

[1] 万瑾瑾，孙萍，刘旭海，等．山药组成成分的研究进展［J］．亚太传统医药，2011，7（4）：149－151.

[2] 何海玲，单承莺，张卫明，等．山药研究进展［J］．第二届金陵名医论坛论文集，87－94.

[3] 张卫明，单承莺，杭悦宇，等．温度因素对薯蓣多糖测定的影响研究［J］．食品科学，2008，29（5）：106－111.

[4] 乔善义，王立岩，赵毅明，等．山药多糖的提取分离和结构测定［J］．中国天然药物，2003，1（3）：155－157.

[5] 程林，陈斌，蔡宝昌．正交实验法优选山药多糖的提取工艺［J］．中国药物与临床，2005，5（9）：650－651.

[6] 徐琴，徐增莱，沈振国，等．怀山药多糖提取工艺的研究［J］．食品工业科技，2006，12（27）：117－121.

[7] 白雁，龚海燕，宋瑞丽，等．近红外漫反射光谱法快速测定山药药材中多糖的含量［J］．中成药，2010，32（1）：110－112.

[8] 王刚，杜士明，肖森生，等．山药多糖的提取分离及山药总多糖的含量测定［J］．中国医院药学杂志，2007，27（10）：1414－1416.

[9] 王勇，史会齐，李明静，等．山药及其同属植物参薯中多酚含量的测定［J］．河南大学学报，2005，35（4）：41－44.

[10] 李来玲，赵海霞．HPLC 法测定不同产地山药中薯蓣皂苷元的含量［J］．山东中医杂志，2011，30（2）：112－123.

[11] 刘影，史姗姗，汪财生．浙江紫山药营养成分及薯蓣皂苷元含量测定［J］．安徽农业科学，2010. 38（9）：4563－4567.

[12] 平静，李清，陈晓辉，等．山药总皂苷提取工艺研究［J］．中国民族民间医药，2010，10：33－35.

[13] Yi－Chung Fu，Lin－Huei A Ferng and Pau－Yauhuang. Quantitative analysis of allantion and allantoic acid inyam tuber，mucilage，skin and bulbil of the Dioscorea species［J］. Food Chem，2006，9（4）：541－549.

[14] 黄玉仙，易骏，吴岩斌，等．不同山药种质资源的尿囊素含量比较研究［J］．福建中医药，2011，42（2）：50－52.

[15] 白雁，朱凤云，王东，等．HPLC 法测定不同产地山药中尿囊素的含量．中草药，2003，34（2）；179－180.

[16] 王玲，王东．不同产地山药中尿囊素含量的 HPLC 测定［J］．河南中医学院学报，2006，21（5）；20－22.

[17] 王海波，蔡宝昌．反相高效液相色谱法测定不同产地山药中尿囊素的含量［J］．中药新药与临床药理，2004，15（3）：190－192.

[18] 宋金春，杨芰，罗顺德，等．反相高效液相色谱法测定山药中尿囊素的含量［J］．中国医院药学杂志，2001，21（7）：413－414.

[19] 张芳芳，李伟东，杨光明，等．HPLC 法测定麸炒山药饮片中尿囊素的含量［J］．南京中医药大学学报，2010. 26（2）：146－149.

[20] 刘雪东，杨光明，李伟东，等．山药道地药材和饮片中尿囊素的含量比较［J］．中医药信息，2009，26（5）：36－37.

[21] 张军，秦雪梅，薛黎明，等．HPLC－ELSD 法测定山药中尿囊素含量的研究［J］．药物分析杂志，2008，28（10）：1648－1650.

[22] 赵新峰，孙毓庆．毛细管电泳法测定山药中尿囊素的含量［J］．中草药，2002，33（11）：1038－1040.

[23] 周本宏，罗顺德，蔡鸿生．薄层扫描法测定山药中尿囊素的含量［J］．中草药，1994，25（3）：132－133.

[24] 王勇，赵若夏，白冰，等．怀山药脂肪酸成分分析．新乡医学院学报，2008，25（2）：112－113.

[25] 王勇．怀山药饮片化学成分及几种天然酚性化合物与蛋白质相互作用研究［D］．开封：河南大学，2006，12（1）12－13.

[26] 王飞，刘红彦，鲁传涛，等．5 个山药品种资源的农艺性状和营养品质比较［J］．河南农业科学，2005，3：58－60.

[27] 唐世蓉，庞自洁．山药的营养成分分析［J］．中药通报，1987，12（4）：36.

[28] 杭悦宇．国产日本薯蓣主要化学成分含量和药理实验测定［J］．植物资源与环境，1996，5（2）：85－88.

[29] 陈菁瑛，黄玉吉，陈熹．山药品种间氨基酸含量的差异性研究［J］．氨基酸和生物资源，2008，30（2）：12－15.

[30] 姜芳婷，李明静，史会齐，等．山药的研究［J］．河南大学学报：医学版，2004，23（2）：4－6.
[31] 陈艳，姚成．淮山药中氨基酸含量的测定［J］．氨基酸和生物资源，2004，26（2）：47~48.
[32] 李宁宁，白冰，刘绣华，等．反相高效液相色谱法测定怀山药中腺苷的含量［J］．河南大学学报，2009，39（5）：485－487.
[33] 陈华龙，李庆斌，谭小勇．HPLC 法测定不同生长期粤北产山药中腺苷的含量［J］．广东药学院学报，2011，27（4）：1－3.
[34] 徐琴，徐增莱，沈振国，等．淮山药多糖的研究［J］．中药材，2006，29（9）：909－912.
[35] 张婧萱，廖保宁，黄锁义．淮山药中总黄酮的提取及对羟自由基的清楚作用［J］．微量元素与健康研究，2007，24（1）：43－44.
[36] 诸爱士，成忠．山药多糖提取工艺响应面法优化［J］．浙江科技学院学报，2011，23，(1)：15－19.
[37] 葛立军，朱振洪，沙跃，等．正交实验优化复合酶法提取山药多糖工艺研究［J］．时珍国医国药，2010，21（12）：3187－3188.
[38] 张元，林强，魏静娜，等．酶法提取山药中多糖的工艺研究［J］．中国中药杂志，2008，33（4）：374－377.
[39] 毛磊，李睿，金慧芳．酶解辅助法优选山药多糖的提取工艺［J］．应用化工．2009，38（6）：847－849.
[40] 费玉婷，乔建卫，蒋立勤．纤维素酶法提取山药多糖的工艺研究［J］．农产品加工学刊，2008，6：31－34.
[41] 王欣雨，李珞，杨林青．山药多糖的提取工艺及其生物活性研究现状［J］．焦作大学学报，2010，(3)：100－102.
[42] 张季冬．山药多糖的化学分析及其生物活性［J］．安徽农业科学，2009，37（23）：11003－11004.
[43] 孟庆华，刘钟栋，陈肇锬．怀山药多糖的提取［J］．食品工业科技，2005，26（2）：126－128.
[44] 陈曦，骆健美，王敏．怀地黄和怀山药多糖同步提取工艺研究［J］．时珍国医国药，2009，20（5）：1228－1230.
[45] 陈少青，蒋旭刚，汪财生，等．紫山药多糖超声波辅助提取工艺优化及抗氧化性能研究［J］．江苏农业科学，2009，(5)：231－234.
[46] 李金忠，马海乐，吴沿友．超声波提取山药多糖的研究［J］．粮油食品科技，2005，5（13）：14－15.
[47] 邵海，龚钢明，管世敏．山药糖蛋白微波辅助提取及抗氧化活性研究［J］．食品工业科技，2009，30（5）：131－133.
[48] 王安良，云霞，杨红．响应曲面法优化山药中多糖的微波提取工艺［J］．食品科技，2009，12：86－90.
[49] 许本波，张世俊，江洪波．微波辅助法提取山药多糖的研究［J］．安徽农学通报，2007，13（12）：34－35.
[50] 张黎明，李珊，谷守娜，等．碱法一步提取鲜山药中多种水溶性成分的工艺研究［J］．食品工业科技，2011，5，242－338.
[51] 高英春，陈钧．山药粗多糖脱蛋白方法的对比研究［J］．食品科技，2009，34（6）：71－74.
[52] 梁亦龙，阎光凡，舒坤贤，等．山药水溶性多糖的提取及抗氧化性研究［J］．食品研究与开发，2007，28（11）：1－3.
[53] 齐慧玲，魏绍云，王继伦，等．Sevag 法去除白及多糖中蛋白的研究［J］．天津化工，2000，3：20－21.
[54] 楼之岑，秦波．常用中药材品种整理和质量研究（北方编）：第 2 册［M］．北京：北京医科大学、中国协和医科大学联合出版社，1995，10：1113－1115.
[55] 樊素芳，王彩霞，徐翠莲，等．山药总多酚的提取工艺优化［J］．安徽农业科学，2010，38（3）：18770－18772.
[56] 黄桂东，钟先锋，吴龙奇．山药总皂苷的提取研究［J］．农产品加工学刊，2006，11：42－45.
[57] 张敏，杜琳，黄桂东．山药总皂苷的提取研究［J］．中药材，2007，30（7）：854－857.
[58] 张惟广，任雁．直接发酵法提取薯蓣皂苷元的工艺研究［J］．四川食品与发酵，2008，44（1）：31－34.
[59] 符德学，王拥军，路兴杰，等．超声提取怀山药中皂甙研究．中国化学会第四届有机化学学术会议．
[60] 李健，张洪敏，黎晨晨．超声波辅助提取山药总皂苷的工艺研究［J］．农产品加工学刊，2011，10：71－73.
[61] 吴祥庭，朱涛，郑巧敏，等．响应面法优化山药皮中皂苷提取的研究［J］．中国粮油学报，2011，26（6）：91－95.
[62] 林文硕，陈荣，李永增，等．山药近红外拉曼光谱分析［J］．光谱学与光谱分析，2008，28（5）：1095－1096.

[63] 白雁，龚海燕，宋瑞丽，等. 近红外漫反射光谱法快速测定山药药材中水、醇浸出物含量［J］. 中国现代应用药学，2010，27（2）：163 – 166.

[64] 陈艳，姚成. 怀山药及其种植土壤中微量元素的测定［J］. 广东微量元素科学，2004，11（2）：49 – 52.

[65] 张绍均，许文静. 微波消解—火焰原子吸收法测定怀山药中的锰、锌、铜［J］. 焦作师范高等专科学校学报，2007，23（1）：73 – 74.

[66] 孙翔. 微波消解 – 石墨炉原子吸收光谱法测定怀山药中镉［J］. 中国卫生检验杂志，2011，21（7）：1642 – 1643.

[67] 吴艳兵，颜振敏，韩伟元，等. ICP – AES 测定山药中微量元素［J］. 光谱实验室，2011，28（2）：842 – 845.

[68] 盛玮，薛建平，谢笔钧. 怀山药零余子化学成分及其营养评价［J］. 食品科技，2009，34（8）：3 – 76.

第七章　山药的药理活性

一、概述

（一）功能主治

味甘、平。归脾、肺、肾经。具有补脾养胃，生津涩精之功效。用于脾虚食少，久泻不止，肺虚喘咳，肾虚遗精，带下，尿频，虚热消渴。

（二）化学成份

现代药理学研究表明：山药具有多种人体所需要的营养成分，发展前景十分广阔，不仅是一味常用的不可缺少的药品，也日益成为一种强身健体、延年益寿的保健品。因而受到国内外朋友的喜爱，尤其在港台地区、东南亚地区，更是把怀山药作为餐桌上的滋补食品，并作为馈赠亲朋好友的佳品。

山药气味平和，温补，微香而不燥，是中医常用的一味健脾补气良药，用于治疗慢性腹泻，食少，体倦，虚劳咳嗽，急慢性肾炎，糖尿病，妇女带下等病症。汉代医圣张仲景首创的调理脾胃、气血双补、内外兼治的薯蓣丸，就是以山药为主制成的。北宋钱仲阳创制的“六味地黄丸”也是以山药佐地黄而名驰于今[1]。

山药含淀粉16%，还含有黏液质、糖蛋白、胆碱、多酚氧化酶、维生素C、甘露聚糖和植酸、多巴胺、山药碱、皂甙、赖氨酸及精氨酸等多种氨基酸、蛋白质、淀粉酶、尿囊素、铁及锰等多种微量元素等。有研究表明，怀山药尤其温县山药的总氨基酸量、必需氨基酸的含量与可溶性总糖含量均高于其他地区所产山药，进一步证实了怀山药优质性（表7.1）。

表7.1　三大产地山药的氨基酸分析（%）

	广东		河南		广西	
	绝对	相对	绝对	相对	绝对	相对
r－氨基丁酸	0.00	0.00	0.15	0.02	0.01	0.00
天冬氨酸	0.50	0.13	0.99	0.13	0.44	0.11
苏氨酸	0.15	0.04	0.30	0.04	0.15	0.04
丝氨酸	0.24	0.06	0.48	0.07	0.19	0.05
谷氨酸	0.62	0.16	1.23	0.17	0.51	0.13
脯氨酸	0.18	0.05	0.33	0.04	0.25	0.06
甘氨酸	0.15	0.04	0.32	0.04	0.16	0.04
丙氨酸	0.18	0.05	0.40	0.05	0.26	0.06

续表

	广东		河南		广西	
	绝对	相对	绝对	相对	绝对	相对
胱氨酸	0.01	0.00	0.03	0.00	0.03	0.91
缬氨酸	0.20	0.05	0.46	0.06	0.55	0.36
甲硫氨酸	0.05	0.02	0.13	0.02	0.03	0.02
异亮氨酸	0.18	0.05	0.37	0.05	0.22	0.05
亮氨酸	0.31	0.08	0.62	0.03	0.35	0.09
酪氨酸	0.15	0.04	0.24	0.03	0.13	0.04
苯丙氨酸	0.24	0.06	0.50	0.07	0.26	0.06
赖氨酸	0.19	0.05	0.42	0.06	0.22	0.05
组氨酸	0.08	0.02	0.17	0.02	0.06	0.00
精氨酸	0.38	0.10	1.15	0.16	0.40	0.10
总氨基酸	3.82		7.37		4.02	
必需氨基酸与总氨基酸比	46.86		58.62		49.51	

注：收购期：广东 1—2 月、河南 11—12、广西 12—1 月。

绝对含量指直接测定结果，相对含量指绝对含量占总氨基酸的百分含量。

以表 7.1 所示，河南怀山药的总氨基酸量及必需氨基酸的比值较其他两个产地高[2]。

二、山药的药理作用

（一）对消化系统的作用

1. 对肠运动的影响

以山药水煎液 10mL（含生药 1g/mL）加 0.5g 活性炭（市售），对照组以 10mL 生理盐水加 0.5g 活性炭，分别灌胃 20min 后，立即用脊髓脱臼法处死，取出小肠铺平，测量碳粉从幽门括约肌推向小肠末端的距离（cm），并计算这一距离占小肠全长的百分数。结果表明：山药具有刺激小肠运动、促进肠道内容物排空作用。

山药能抑制胃排空运动及肠管推进运动，对氯化乙酰胆碱及氯化钡引起离体回肠的强直性收缩也有明显的拮抗作用。能增强小肠吸收功能；抑制血清淀粉酶的分泌，对胆汁及胃液分泌均无明显影响。山药中所含有的淀粉酶，能刺激胃肠道运动，促进胃肠内容物排空，因而有助消化作用[3]。

生山药、清炒、土炒、麸炒四种山药炮制品煎剂对兔离体肠管节律性活动有明显作用。肾上腺素使肠管紧张性降低，松弛肠管，四种煎剂能恢复其节律，拮抗作用明显，但四种煎剂未见强度差别，以清炒、生品、土炒作用略好。对乙酰胆碱（Ach）引起的肠管紧张性增高，四煎剂均不能使肠管紧张性下降或明显恢复其节律性活动。初步看出四种山药炮制品对肠作用差别并不很大，以清炒、生品、土炒略好，可以用生品或清炒入药[4~5]。

高丽松等[6]用正常台氏液对照组与不同浓度的磁处理山药药液试验组，以及用不同浓度的磁处理山药药液组与非磁处理山药药液组的波幅和波频进行比较，观察对离体兔小肠平滑肌的作用。结果表明：低浓度（5%、10%、20%）磁处理山药药液对收缩活动有轻度抑制作用，波幅值下降，均有显著性差异；浓度加大（40%、60%）收缩力增强，波幅值上升（$P<0.01$）；当浓度增至100%时，则有明显的抑制作用，波幅值下降（$P<0.01$）。而波频变化除5%、10%以外，差异极显著。磁处理与非磁处理山药药液组比较，波幅（20%、60%）、波频（5%、10%、60%）均有差异显著性。上述研究结果表明磁处理山药药液对小肠平滑肌收缩活动有促进作用。这种促进作用，可能与药液的磁处理有关。当水流经磁场，在磁场的作用下，水溶液中的水分子、水化离子等带电粒子都受到磁场的作用，可能这时溶解在水中的药物成分也随之受到类似的作用，即受到这种外加磁场的作用而发生变化，进而使小肠平滑肌细胞产生效应，出现收缩力增强，波幅增加。在实验中浓度为40%、60%的磁处理药液的作用最为显著，可能这时对促进新陈代谢的强度最大所致。实验结果显示，正常台氏液是与正常机体体液渗透压相当的专供小肠活动使用的生理盐溶液，所以小肠在这环境活动正常。而山药是一种补益类药，人们在保健或配药中常常用到，它在外加磁场作用后再作用于器官组织，需在适合的浓度时才会影响其活动。磁处理与非磁处理山药药液组对小肠收缩活动的比较中，有部分浓度对收缩的波幅及波频出现了差异显著性，说明磁处理的药液与未经磁处理的药液是存在着差异，也显示磁场对药物中的分子存在一定的影响，并可能与一定的浓度有密切关系。一般而言，药物作用于机体后，可引起生理机能的变化，从而呈现药理作用。磁场能否影响药物对机体的作用？许多学者的实验表明，如果磁场对药物的吸收、分布、代谢、排泄等过程有影响，也必将影响药物的作用。此研究的结果显示可能是药液在磁场中受到了影响之后，才使小肠平滑肌细胞的代谢过程发生变化，出现收缩力改变。

2. 调节脾胃功能

（1）对脾功能的影响

山药具有补中益气的作用，可以调节脾胃功能。李树英研究表明，山药能抑制正常大鼠胃排空运动和肠推进作用，也能明显对抗苦寒泻下药引起的大鼠胃肠运动亢进，胃肌电显示山药可降低大鼠胃电慢波幅，同时能明显对抗大黄所引起的慢波波幅升高。进一步的研究还表明，山药能明显拮抗氯化乙酰胆碱及氯化钡引起的大鼠离体回肠强直性收缩，但不能对抗盐酸肾上腺素引起的离体十二指肠或回肠的抑制作用，提示山药有缓解肠管平滑肌痉挛及对抗神经介质的作用，还能增强小肠吸收功能，抑制血清淀粉酶的分泌，但对胆汁分泌及胃液分泌均无明显影响[7]。

彭成等用灌服食醋的方法，建立了大鼠脾虚动物模型，并研究了山药粥对脾虚大鼠的作用，结果表明，山药粥对脾虚大鼠的形成有预防作用，对脾虚大鼠模型有一定的改善作用。陈金秀等采用利血平作为致虚因素造成近似脾气虚模型，研究了怀山药水煎剂对小鼠脑内单胺递质水平的影响，探讨了怀山药健脾益气作用的机制，认为怀山药提高利血平脾虚小鼠脑内单胺递质水平是怀山药健脾益气作用的可能原因之一[8]。

另山药粥能预防灌服食醋造成的大鼠实验性脾虚，对脾虚大鼠模型引起的便溏等症状有预防和治疗作用[9]。给大鼠灌服醋酸造成实验性脾虚，山药有一定治疗效果。山药水煎剂3～6g/kg，连续10天给生大黄煎剂（1g/mL）所致脾虚大鼠灌服，可促进和恢复其胃液分泌功能（包括胃液量、总酸度、总酸排出量及胃蛋白酶活性等理化指标）[10]。

为观察褐苞薯蓣对小鼠脾虚证的影响，覃俊佳等，用利血平致小鼠脾虚模型，以其体重、体温、胸腺及脾重、血清刚果红与木糖含量为指标，观察实验结果。结果显示，褐苞薯蓣能使体重、体温、胸腺重、脾重、血清木糖含量增加，对血清刚果红含量减少不显著。怀山药的结果与褐苞薯蓣相似，但对后3个指标影响不明显。说明褐苞薯蓣有补脾作用和特异性免疫作用，怀山药与其相似，但略逊[11]。

（2）对胃功能的影响

山药含淀粉酶，能刺激胃肠内容物排空，因此有助于消化作用。怀山药水煎剂 19.5g/kg、39g/kg 灌胃给药，能增加利血平致脾气虚模型小鼠脑去甲肾上腺素（NE）、5-羟色胺（5-HT）。山药醇提物 5g/kg、10g/kg 灌胃给药，抑制大黄致脾虚模型小鼠胃排空及肠管推进运动；体外抑制氯化乙酰胆碱及氯化钡引起的离体回肠强直性收缩；山药粥（含山药 4g/kg）灌胃给药，能增加食醋致脾虚模型大鼠体重、摄食量、活动次数、尿 D-木糖，并可升高体温、改善便溏。山药生、制品粗多糖 10g/kg 灌胃给药，可抑制大黄致脾虚模型小鼠胃排空及小肠推进[12]。

为探究麸炒山药炮制的机理，程林等采用脾虚模型小鼠胃肠功能实验进行山药水煎液中不同极性部位的药效筛选。

①对脾虚小鼠胃排空的影响：取 KM 小鼠 130 只，随机分为 13 组，除正常组外，其余 12 组于第 7～14 天每天灌胃 1g/mL 大黄水煎液连续 8 天，10 组给药组按 100g 生药/kg 灌胃给药，阳性药组皮下注射硫酸阿托品 5mg/kg，空白对照组每天灌胃给药生理盐水 1 次，连续给药 14 天。于第 14 天给药 75min 后每只小鼠 0.5mL 酚红液肌注（相当于酚红 100μg），15min 后处死小鼠，迅速开腹钳夹贲门和幽门，摘取全胃，置于 10mL 的 0.1mol/L 氢氧化钠中剪开，充分洗涤，洗涤液离心（3500r/min）15min，用分光光度计于波长 560nm 下测定滤液的吸收度，作为胃内残存酚红量。结果显示，生山药及麸炒山药混悬液组与模型组比较有显著差异，麸炒山药水提二氯甲烷部位与模型组比较有显著差异，且生品在相对应部位未显效，提示炮制后对脾虚小鼠胃排空率有影响的差异部位有可能存在于水提液中低极性的二氯甲烷部位。

②对脾虚小鼠肠推进功能的影响：取 KM 小鼠 130 只，随机分为 13 组，除正常组外，其余 12 组于第 7～14 天灌胃 1g/mL 大黄水煎液连续 8 天，10 组给药组按 100g 生药/kg 灌胃给药，阳性药组皮下注射硫酸阿托品 5mg/kg，空白对照组每天灌胃给药生理盐水 1 次，连续给药 14 天。于第 14 天给药 75min 后，每只小鼠 5% 印度墨汁 0.2mL 肌注，20min 后处死小鼠，迅速开腹，从幽门起至回盲部止取小肠全长平铺于纸上，测量幽门至炭末前沿和幽门至回盲部的距离。结果显示，生山药混悬液组与模型组比较有显著差异，麸炒山药混悬液与模型组相比有极显著差异，麸炒山药水提正丁醇部位与模型组比较有显著差异，且生品在相对应部位未显效，麸炒山药水提二氯甲烷部位与模型组相比有极显著差异，且生品在相对应部位未显效，故提示山药经麸炒后对脾虚小鼠肠推进率有影响的差异部位有可能存在于麸炒山药水煎液中低极性的二氯甲烷部位和中等极性的正丁醇部位。综合观察对比山药及其麸炒品对脾虚小鼠胃肠功能影响的实验结果，提示山药经麸炒后偏于补脾和胃的药效成分可能存在于麸炒山药水煎液的低级性二氯甲烷部位，推测是由于山药经麸炒后增加了焦香气味，而与焦香气味相关的成分是低级性分子所致[13]。

（3）对胃黏膜的影响

有学者观察怀山药对急性酒精性胃黏膜损伤大鼠的治疗作用及对胃黏膜细胞内环氧合酶-2（COX-2）表达的影响。由于乙醇对胃黏膜上皮细胞具有直接损伤作用，可引起黏膜下血管内皮损伤，由此产生的大量炎症递质，引起中性粒细胞浸润，进一步加重黏膜损害，此外，乙醇还可刺激胃酸分泌。罗鼎天等，将 50 只大鼠分为 5 组，分别为正常组，模型组，施维舒（药物对照）组，怀山药低剂量组及高剂量组等。观察并比较各组胃黏膜的损伤情况，取胃组织进行免疫组化处理后观察并比较各组胃黏膜 COX-2 表达。结果如下：①怀山药组的胃黏膜损伤指数显著低于模型组（$P<0.01$）。②怀山药高剂量组的胃黏膜损伤指数显著低于施维舒组（$P<0.05$）。③怀山药组胃黏膜组织细胞内的 COX-2 表达水平显著高于正常组（$P<0.01$）。结果显示，怀山药对急性酒精性胃黏膜损伤大鼠的胃黏膜具有保护作用，其机制可能与上调急性酒精性胃黏膜损伤大鼠的胃黏膜细胞内 COX-2 的表达有关，怀山药能显著上调急性酒精性

胃黏膜损伤大鼠胃黏膜细胞内 COX－2 的表达[14]。

为研究鲜山药提取物对乙酸致大鼠胃溃疡黏膜的保护作用及可能机制，沈金根等将 SD 大鼠 60 只，随机分成 6 组：正常组，模型组，鲜山药提取物高、中、低剂量组，施维舒组，每组 10 只。除正常组，余 5 组按照林寿宁等方法造模。造模后第 3 天开始治疗，正常组与模型组予生理盐水灌胃；提取物高、中、低剂量组分别予浓度为 1.67、0.83、0.42g/mL 鲜山药提取物灌胃；施维舒组予浓度为 2.0mg/mL 施维舒溶液灌胃，灌胃量为 1mL/100g，1 次/日，各组均连续灌药 14 天。灌胃 14 天后停药，禁食 24h，腹腔静脉取血，分离血清 －20℃冰箱保存待测；鲜山药提取物低剂量组因灌胃不当死亡 1 只，剔除其数据。结果显示，与模型组比较，鲜山药提取物高、中剂量组和施维舒组均可提高血清表皮生长因子含量（$P<0.01$）；提取物高剂量组与施维舒组比较无显著性差异（$P>0.05$），但从数值上看，提取物高剂量组比施维舒组高。说明鲜山药提取物抗溃疡作用可能通过提高黏液层质量和提高血清 EGF 含量相关[15]。

（二）对心脑血管系统的影响

1. 降血糖

（1）对四氧嘧啶糖尿病小鼠血糖的影响

山药水煎剂可显著降低正常小鼠和四氧嘧啶糖尿病小鼠的血糖。山药水煎剂 30、60g/kg，给小鼠灌胃，每天 1 次或两次，连续 10 天，可以降低正常小鼠的血糖；对四氧嘧啶引起的小鼠糖尿病有预防及治疗作用。并可对抗由肾上腺素或葡萄糖引起的小鼠血糖升高。其醇提水溶部分与降血糖活性有关，氯仿提取部分能使饥饿大鼠血糖升高。山药块茎多糖在甲醇－水 1∶1 中，提取物能显著降低小鼠血糖浓度。

为观察山药多糖对四氧嘧啶诱导的糖尿病大鼠胰岛素以及血小板数的影响，何云等将四氧嘧啶糖尿病大鼠分成正常大鼠对照组、糖尿病模型对照组及治疗组，其中治疗组包括二甲双胍组和山药多糖小、中、大三个剂量组，二甲双胍组大鼠每日每只灌服二甲双胍剂量为 0.8mg/kg，山药多糖小、中、大剂量组大鼠每日每只分别灌服 50mg/kg、75mg/kg、100mg/kg 的山药多糖。正常大鼠对照组、糖尿病模型大鼠对照组每日每只灌服等体积的生理盐水。灌服 15 天后进入实验程序的大鼠进行血糖测量。结果表明，与正常对照组比较，模型对照组的血清胰岛素水平显著降低（$P<0.01$），说明四氧嘧啶破坏了胰岛细胞，使其分泌胰岛素的功能下降。而山药多糖各剂量组胰岛素水平与模型对照组相比显著升高（$P<0.01$），说明山药多糖具有保护胰岛细胞免受破坏或修复受损胰岛素细胞的作用。与二甲双胍组比较山药多糖组胰岛素明显升高，差异显著（$P<0.01$），说明山药多糖在保护胰岛素免受破坏方面优于纯西药降糖制剂。说明，山药多糖对糖尿病大鼠的胰岛功能具有保护作用，能抑制血小板的异常激活和聚集[16~17]。

为观察山药多糖对糖尿病大鼠血糖、C 肽及胰岛释放功能的影响，胡国强等采用四氧嘧啶模型糖尿病大鼠，并以优降糖作阳性对照组。将 30 只实验大鼠随机分成 3 组，即空白对照组、山药多糖组及优降糖阳性对照组，每组 10 只。给以普通饲料喂养，10 天后测定其空腹血糖及 C 肽值。停止喂养 24h，除空白对照组外，各组动物均腹腔注射四氧嘧啶生理盐水溶液 0.3g/kg 一次，恢复正常饮食 10 天。第 11 天分别于喂食精粉馒头的 0、60、120min 取眶静脉血，测其血糖及空腹 C 肽含量。然后，空白对照组大鼠每日灌服生理盐水溶液，山药多糖组大鼠每日灌服 50mg/kg，优降糖阳性对照组大鼠每日灌服优降糖 1.3mg/kg，连续用药 15 天，第 16 天分别在大鼠进食精粉馒头的 0、60、120min 取眶静脉血测定其血糖及空腹 C 肽值。结果显示，山药多糖对糖尿病大鼠的血糖有明显降低作用，同时能升高 C 肽含量。通过实验证明，山药多糖对糖尿病的治疗作用与增加胰岛素分泌、改善受损的胰岛 β 细胞功能有关[18~19]。

舒思洁等采用四氧嘧啶制作糖尿病小鼠模型，研究了山药对糖尿病小鼠血糖、血脂、肝糖元和心肌糖元含量的影响，结果表明，山药能降低的血糖和血脂含量，提高肝糖元和心肌糖元含量，说明山药具有降血糖作用，并能促进血糖利用，山药还能显著降低糖尿病小鼠组织丙二醛（MDA）的含量；郜红利等的研究结果也表明，山药多糖具有降低四氧嘧啶糖尿病小鼠血糖的作用，并能促进糖尿病小鼠体重的恢复；Iwu 等报道，薯蓣属植物粗提物对禁食大鼠和兔有降血糖作用，能控制四氧嘧啶引起的高血糖，其乙醇提取物的水溶液部分与降血糖活性有关；hikino 等研究认为，日本薯蓣块茎中含有降血糖多糖酶，动物实验提示能降低小鼠血糖浓度。Prema 等以山药提纯淀粉喂食动脉粥样硬化的小鼠，能降低其血清类脂质浓度及其主动脉和心脏的糖浓度，饲喂游离胆固醇和含有胆固醇食物的小鼠，能降低其血液胆固醇浓度；杭悦宇等研究发现，日本薯蓣 10g/kg 剂量组能显著降低实验小鼠的血糖水平和血清中甘油三酯（TG）、总胆固醇（TC）水平。

山药黏液质及多糖可刺激和调节人体的免疫系统，降低血糖，增强人体的抵抗力。舒思洁等在观察山药的抗糖尿病作用效力的实验中得出结论：山药有一定的抗糖尿病作用，有明显降血糖作用，但效力显著弱于优降糖，且需剂量大。其实验用山药水煎剂对四氧嘧啶糖尿病模型小鼠进行实验观察，结果表明山药在较大剂量能显著升高糖尿病小鼠的低肝糖元水平和心肌糖元含量。其中除升高肝糖元含量的效力显著弱于优降糖外，升高心肌糖元含量的效力明显较优降糖强。山药能较好地降低糖尿病小鼠组织过氧化脂质含量，能有效地清除组织中的自由基，减轻自由基及其代谢产物对组织的伤害作用，从而促进组织修复和再生，对防治糖尿病并发症起着重要作用。杭悦宇以我国市场山药类药材为材料进行的降血糖和降血脂的药理实验表明山药有明显的降血糖作用。山药水煎剂可显著降低正常小鼠和四氧嘧啶糖尿小鼠的血糖。山药能对抗四氧嘧啶引起的小鼠血糖升高。山药能对抗外源葡萄糖引起的小鼠血糖升高。山药水煎剂 60g/g，连续 10 天，可明显对抗肾上腺素引起的小鼠血糖升高。国外报道载入日本药典的日本山药（原植物日本薯蓣 *Dioscorea japonica* Thunb.）含有降血糖多糖酶，其块茎多糖在甲醇－水（1：1）溶液中，提取物能显著降低小白鼠血糖浓度。以参薯（D. alata L.）的提纯淀粉喂食动脉粥样硬化的小白鼠，能降低类脂浓度，同时降低主动脉和心脏的糖浓度。Marie A. McAnuff 等研究了喂食牙买加苦山药的皂角苷配基提取物的鼠的血清及肝脂分布情况，结果显示：小鼠体内的血糖及总胆固醇水平显著降低[20]。

山药历来是医家和民间治疗消渴病的要药。据 Maurica M 报道，薯蓣属植物粗提取物对禁食大鼠和兔有降血糖作用，能控制四氧嘧啶引起的高血糖，其乙醇提取物的水溶液部分与降血糖活性有关，氯仿提取物能使饥饿的 Wistar 大鼠血糖升高。山药块茎多糖在甲醇－水 1：1 中，提取物能显著降低小鼠血糖浓度。山原条二等曾用山药粉末 2g/kg 给链佐星糖尿病大鼠灌服 4 日，没有发现其降血糖作用。用山药水煎剂 30g/kg，60g/kg 灌胃 7 日或 10 日，可降低正常小鼠血糖，对四氧嘧啶引起的小鼠糖尿病有预防及治疗作用，并可对抗肾上腺素或葡萄糖引起的小鼠血糖升高。

黄绍华等将山药粉水提、醇沉、除蛋白后得精多糖 YP。YP 经过 DEAE－纤维素柱后得 YPc。山药黏液质用无水乙醇沉淀除淀粉后，使用三氯乙酸除蛋白，得糖 MYP。所得 3 种多糖均对 α－淀粉酶活力有一定抑制作用，抑制作用大小顺序为 YP > MYP > YPc。山药多糖通过抑制 α－淀粉酶从而阻碍食物中碳水化合物的水解和消化，减少糖分的摄取，降低血糖和血脂含量水平值[21]。

赵长英等[22]研究山药多糖对实验性糖尿病小鼠的预防及治疗作用。结果表明，各剂量组与模型组比较，在降低糖尿病小鼠血糖，控制体重，提高糖耐受量，预防血糖升高等方面有显著性差异，预防给药对抗四氧嘧啶引起的小鼠血糖升高。

何云探讨了山药多糖对四氧嘧啶诱导的糖尿病大鼠的降糖作用及其与剂量的关系。山药多糖能显著降低造模大鼠的血糖，而且大剂量的山药多糖降糖更明显，其降糖效果与剂量呈一定关系。表明山药多糖能降低四氧嘧啶所致大鼠的血糖水平，其降糖作用随给药剂量的增加而增加。马立新等探讨山药对糖尿病肠病患者空腹血糖、餐后2h血糖、空腹血清胰岛素、SP、血度活性肠肽（VIP）浓度变化的影响。表明山药可调节糖尿病肠病患者血液SP浓度、VIP浓度，使之趋于正常水平，稳定糖尿病肠病患者血糖和改善肠道功能。郜红利等研究表明，山药多糖具有降低四氧嘧啶糖尿病小鼠血糖的作用，促进糖尿病小鼠体重的恢复。其作用机制可能与增加胰岛素分泌、改善受损坏的胰岛β细胞功能及清除过多自由基等有关。舒思洁等采用四氧嘧啶制作糖尿病小鼠模型，研究了山药对糖尿病小鼠血糖、血脂、肝糖元和心肌糖元含量的影响，结果表明山药能降低血糖和血脂含量，提高肝糖元和心肌糖元含量。高启禹[23]等通过实验发现山药多糖可有效降低四氧嘧啶糖尿病小鼠血糖的水平、有助于糖尿病小鼠机体的恢复，维持机体总胆固醇，三酰甘油及高密度脂蛋白的水平，而且高剂量的山药多糖降血糖、血脂效果更明显。

何凤玲[24]等以山药中多糖、皂苷、黄酮粗提物对HepG2细胞的葡萄糖的消耗作用和对四氧嘧啶诱导的糖尿病小鼠的降糖作用来综合比较三种成分的降糖效果。结果发现皂苷可增加单位细胞的葡萄糖消耗量，呈现剂量依赖性。山药原粉、皂苷和黄酮能显著降低糖尿病小鼠的饮水量和血糖水平，其中原粉最明显，故推测在山药的降血糖作用中三种成分存在协同效应。

朱明磊等[25]报道，山药多糖可明显降低四氧嘧啶糖尿病小鼠血糖，其作用机制可能与增加胰岛素分泌、改善受损坏的胰岛β细胞功能及清除多余的自由基等有关。

（2）对葡萄糖引起的小鼠血糖升高的影响

山药能对抗外源葡萄糖引起的小鼠血糖升高。小鼠每日给予山药水煎剂30g/kg，末次给药后1h，腹腔注射葡萄糖2g/kg，注射后30、60、120min测定血糖，结果给药组在不同时间的血糖明显低于对照组，表明山药有对抗外源葡萄糖引起的小鼠血糖升高作用。

（3）对肾上腺素引起的小鼠血糖升高的影响

小鼠给予山药水煎剂30、60g/kg，连续10天，末次给药后2、5h，肾上腺素加山药组腹腔注射肾上腺素0.2mg/kg，对照组给予生理盐水。注射后30min取血、测定血糖。结果表明：山药水煎剂60g/kg，连续10天。可明显对抗肾上腺素引起的小鼠血糖升高。

（4）对2型糖尿病大鼠HK SDH及MDH活性的影响

为探讨山药多糖对2型糖尿病大鼠糖代谢及关键酶己糖激酶（HK）、琥珀酸脱氢酶（SDH）及苹果酸脱氢酶（MDH）活性的影响，并为山药多糖对2型糖尿病治疗的研究提供依据，杨宏莉等[26]采用高热量饮食结合腹腔注射小剂量链脲佐菌素（STZ）的方法制备试验性2型糖尿病大鼠模型，以不同剂量山药多糖［100、70和40mg/（kg·d）］和二甲双胍100mg/（kg·d）灌胃治疗4周后，检测血清胰岛素及胰高血糖素、己糖激酶（HK）、琥珀酸脱氢酶（SDH）和苹果酸脱氢酶（MDH）的活性。血糖方面，与复制模型前及灌胃治疗前相比，经过山药多糖治疗后，2型糖尿病大鼠的血糖值明显的下降（$P<0.01$），山药多糖各剂量组间血糖值无显著差异（$P>0.05$）。在大鼠血清胰岛素及胰高血糖素方面，与正常对照组比较，糖尿病模型组的血清胰岛素水平极显著降低（$P<0.01$），而胰高血糖素水平显著升高（$P<0.01$）；山药多糖各剂量组胰岛素水平与糖尿病模型组相比显著升高（$P<0.01$），而胰高血糖素水平显著降低（$P<0.01$）；与二甲双胍组比，山药多糖治疗组胰岛素明显升高，差异显著（$P<0.01$），而胰高血糖素水平显著降低（$P<0.01$）。对建模大鼠HK、SDH、MDH活性方面，与模型组相比，山药多糖低剂量组有显著差异（$P<0.05$），山药多糖中、高剂量组和二甲双胍组与模型组对比都有极显著性差异（$P<0.001$）。说明山药多糖及二甲双胍对提高2型糖尿病大鼠的肝脏组织HK活性均有意义。与正常对照组比较，二甲双胍组无显著差异，说明经二甲双胍作用后的大鼠肝脏组织中的HK已经接近正常组织，效果很明显。与模型组比较，山药多糖中、高剂量组和二甲双胍组均有极显著性差异（$P<0.001$），而低剂量组与模型组比较无显著差异（$P>0.05$）；而与正常对照组比较，山药多糖中、高剂量组和二甲双胍组均有显著差异（$P<0.05$），低剂量组有极显著性差异（$P<0.001$）。各组大鼠肌肉组织中的MDH活性结果显示，与模型组比较，山药多糖中、高剂量组和二甲双胍组均有极显著性差异（$P<0.001$），低剂量组与模型组比较无显著差异（$P>0.05$）；而与正常对照组比较，山药多糖中、高剂量组和二甲双胍组均有显著差异（$P<0.05$），低剂量组与正常对照组比较有极显著性差异（$P<0.001$）。以上结果表明，与糖尿病模型组比较，山药多糖具有明显的降血糖作用；治疗组HK、SDH、MDH活性显著提高，提示山药多糖对2型糖尿病的治疗机制之一可能是山药多糖直接或间接地提高了糖代谢关键的酶活性[27]。

为评价山药多糖对胰岛细胞功能的影响，以不同质量浓度葡萄糖刺激胰岛素释放，杨宏莉等通过四甲基偶氮唑盐（MTT）法检测胰岛β细胞活性，同时以反转录－聚合酶链式反应（RT－PCR）检测胰岛细胞的抗凋亡基因bcl－2的表达，研究山药多糖与大鼠胰岛细胞共培养对胰岛细胞活性与胰岛素分泌水平的影响，并对其影响机制进行探讨。结果发现，1600mg/L组胰岛细胞活性稍有下降，但是与对照组没有显著差异（$P>0.05$）；其余各组随培养液中山药多糖质量浓度的增加，胰岛细胞活性增加。低糖或高糖质量浓度环境中实验组与对照组的胰岛素分泌没有显著差异（$P>0.05$），RT－PCR发现实验组的bcl－2表达显著高于对照组（$P<0.05$），这提示山药多糖对糖尿病变导致的胰岛细胞损伤修复可能发挥一定的抑制作用。800mg/L山药多糖明显提高胰岛细胞的存活率，改善胰岛功能[28]。

研究山药多糖对2型糖尿病大鼠肾病的预防作用，杨宏莉等采用链脲佐菌素（STZ）腹腔注射的方法复制2型糖尿病大鼠模型，用山药多糖干预治疗4周，检测血清胰岛素及胰高血糖素、肾组织胰岛素受体（InsR）、胰岛素受体底物－1（IRS－1）、磷酯酰肌醇3激酶（PI－3K）的表达水平。结果显示，与正常对照组比较，模型组大鼠血清胰岛素水平显著降低（$P<0.01$），而胰高血糖素水平显著升高（$P<0.01$）；与模型组比较，山药多糖高、中、低剂量组大鼠胰岛素水平显著升高（$P<0.01$），而胰高血糖素水平显著降低（$P<0.01$），显著升高模型大鼠肾组织InsR、IRS－1、PI－3K表达水平（$P<0.05$）。血清中胰岛素和胰高血糖素水平的变化结果表明，山药多糖具有保护和修复胰岛细胞的作用，同时能够降低血清中胰高血糖素水平，抑制糖尿病可能的发病机制，而且其效果优于纯西药降糖制剂。同时，山药多糖提高了糖尿病模型大鼠肾组织InsR、IRS－1和PI－3K水平，增强了PI－3K信号传导通路，增加了组织对胰岛素的敏感性，改善了胰岛素信号传导。说明山药多糖对2型糖尿病大鼠的治疗作用机制可能与提高糖尿病大鼠肾组织中InsR、IRS－1、PI－3K水平，增加组织对胰岛素的敏感性，改善胰岛素信号传导有关[29]。

（5）其他

山药粉2g/kg灌胃，连续4天，对链脲霉糖尿病大鼠无降血糖作用[30]。又山药块或多糖或多糖在甲醇－水1∶1中，提取物能显著降低小鼠血糖浓度。山药复方对血糖也有明显的降低作用。

2. 降脂作用

国外报道以山药提纯淀粉喂食有动脉粥样硬化的小鼠，能降低脂类浓度，同时降低主动脉和心脏的糖浓度。对已饲喂过游离胆固醇和含有胆固醇食物的小鼠，山药能降低其胆固醇的浓度。

山药有显著的降血糖作用。山药中含有丰富的抗性淀粉，能阻碍普通淀粉的水解，延缓其在消化道中的水解速度，从而减缓餐后血糖效应。国外研究报道，薯蓣属植物粗提物对禁食大鼠和兔有降血糖作用，能控制四氧嘧啶引起的高血糖，其乙醇提取物的水溶液部分与降血糖活性有关。杭悦宇对中国的野生日本薯蓣的化学成分和药理作用做了一些初步测试，结果表明：日本薯蓣10g/kg剂量组能显著降低实验小鼠的血糖水平和小鼠血清中甘油三酯（TG）、总胆固醇（TC）水平，提示日本薯蓣可以作为具有这一药理功效的药源进行开发。

Hsiao - Ling Chen 等给 BALB/c 系小鼠喂 25% 及 50% 的基隆山药，小鼠胃绒毛厚度减少，小肠绒毛层亮氨酸氨肽酶活性增加 30%，蔗糖酶活性降低 40%。不间断饲喂小鼠 50% 山药可增加血浆及肝脏中胆固醇剖面。与正常进食小鼠相比，饲喂小鼠生长率不变但相似蛋白吸收率降低。饲喂 25% 的山药仅能降低小鼠血浆中低密度脂蛋白的含量。喂食台农二号山药，小鼠小肠绒毛层亮氨酸氨肽酶活性增加，蔗糖酶活性降低。饲喂 5% 台农山药可调节小鼠肠道内酶的活性，但无血浆及胆固醇水平影响。饲喂 50% 山药的小鼠血浆及胆固醇水平受到调节，脂肪吸收减少，排泄物中中性甾类及胆汁酸增加。

国外报道，以山药提纯淀粉喂食有动脉粥样硬化的小鼠，能降低类脂浓度，同时降低主动脉和心脏的糖浓度。对已喂食游离胆固醇和含胆固醇食物的小鼠，山药能降低其胆固醇的浓度，防治老年人脂质代谢异常以及动脉粥样硬化症。山药中含有钴和铬，钴是维持糖、脂正常代谢所必需，也是维持胰岛素功能所必须，缺钴还可导致动脉粥样硬化。缺铬也可使动脉壁受损。山药中的铜离子，与结缔组织正常发育以及网织红细胞生成，缺铜还导致骨质和心血管系统病变，老年人胶原蛋白发生交联致使结缔组织遭受损伤，山药补充铜离子，对改善老年人结缔组织很有裨益。

为了观察糖尿病大鼠肝功能指标的变化，分析山药合剂改善糖尿病大鼠肝功能减退的作用。舒思洁等[31]选择 Wistar 雄性大鼠 45 只，按随机数字表法分为正常对照组 8 只，造模组 37 只。造模组大鼠腹腔注射链脲霉素（50mg/kg）制作糖尿病大鼠模型，将 72h 后尿糖阳性（＋＋~＋＋＋），血糖 16~20mmol/L 的 30 只大鼠定为造模成功大鼠，再随机分为 3 组，即模型对照组、山药合剂 0.5g/kg 组和山药合剂 1.0g/kg 组，每组 10 只，分别用生理盐水及 0.5，1.0g/kg 的山药合剂（由山药、山茱萸、女贞子和西洋参等十几味中药组成）灌胃，1 次/天，连续 8 周。分别测定各组大鼠血清和肝组织匀浆中肝功能指标：①血清谷丙转氨酶、谷草转氨酶活性，葡萄糖、三酰甘油、游离脂肪酸、总蛋白、白蛋白和总胆红素含量及白蛋白/球蛋白含量比值。②肝组织丙二醛含量、超氧化物歧化酶、乳酸脱氢酶活性及肝系数（肝质量/体质量）。造模组有 8 只大鼠不符合实验要求剔除。经 8 周施药处理，正常对照组 8 只和山药合剂 1.0mg/kg 组 10 只均全部存活；山药合剂 0.5mg/kg 组和模型对照组分别死亡 2，3 只，共计 33 只大鼠进入结果分析。结果显示，①模型对照组大鼠血清谷丙转氨酶、谷草转氨酶和肝组织乳酸脱氢酶活性及血清葡萄糖、三酰甘油、游离脂肪酸、肝系数、肝组织丙二醛含量显著高于正常对照组（$P<0.05\sim0.01$），而血清白蛋白、白蛋白/球蛋白含量比值及肝组织超氧化物歧化酶活性显著低于正常对照组（$P<0.05\sim0.01$）。②与模型对照组比较，山药合剂两剂量组血清谷丙转氨酶、谷草转氨酶和肝组织乳酸脱氢酶活性及血清葡萄糖、三酰甘油、游离脂肪酸和肝组织丙二醛含量显著降低（$P<0.05\sim0.01$）；而血清白蛋白、白蛋白/球蛋白含量比值及肝组织超氧化物歧化酶活性显著升高（$P<0.05\sim0.01$）。③与山药合剂 0.5g/kg 组比较，山药合剂 1.0g/kg 组血清谷丙转氨酶、谷草转氨酶和肝组织乳酸脱氢酶活性及血清葡萄糖、三酰甘油、游离脂肪酸和肝组织丙二醛含量显著降低（$P<0.05\sim0.01$），而肝组织超氧化物歧化酶活性显著升高（$P<0.01$）。说明山药合剂对糖尿病大鼠的肝功能减退有明显的改善作用，且作用呈剂量依赖性。

3. 对离体心脏缺血再灌注损伤的保护作用

胡长鹰[32]等从新鲜的山药中分离得到一种含有 5 糖的双糖链水溶性甾体皂苷 A，建立对大鼠离体心脏缺血再灌注损伤模型，通过对比左室舒张期末压、左室发展压、左室内压上升的最大速率、左室内压下降的最大速率，心肌单向动作电位和乳酸脱氢酶的变化，确定该化合物对因缺血再灌注损伤的心脏具有显著的保护和修复作用。文献亦表明双糖链水溶性甾体皂苷具有治疗心血管疾病的功效。

（三）对免疫系统的影响

1. 对免疫器官重量的影响

山药可显著增加小鼠的脾脏重量。小鼠连续 7 天腹腔注射山药水煎液 0.2mg/只（含生药 1g/mL），末次给药后 24h，处死动物，立即称体重、胸腺重和脾脏重，计算胸腺指数和脾脏指数。结果表明：与对照组比较，山药可显著增加小鼠的脾脏重量，而对胸腺无明显作用。

2. 对小鼠碳粒廓清的影响

小鼠连续 7 天腹腔注射山药水煎液 0.2mg/只（含生药 1g/mL），末次给药后 24h，每鼠静脉注射经处理后的中华碳素墨水 0.1mg/10g，分别于注射后 0.5 和 10min，由眼后静脉丛取血 20mL，测定，计算廓清指数。结果表明：山药可显著增强小鼠碳粒廓清作用。

另有学者以碳粒廓清实验为指标，研究了山药生品、麸炒品及土炒品对小白鼠非特异性免疫功能的影响，结果表明，各给药组与对照组比较均有非常显著的差异，生品强于麸炒品和土炒品。山药水煎剂 25g/kg 给小鼠灌胃连续 5 天，可显著提高其碳粒廓清速率，生品又强于麸炒品和土炒品。

徐增莱等将小鼠随机分为对照组（给予蒸馏水）及山药多糖 200，400，800mg/kg3 个剂量组，每组 10 只。灌胃体积 0.1mL/10g 体重，1 次/天，连续 8 天。将印度墨汁用生理盐水稀释 4 倍制成用墨汁，称取 1.0gNa_2CO_3加蒸馏水至 1000mL 配置成 0.1% Na_2CO_3溶液。各组动物连续灌胃至 8 天时，每鼠尾静脉注入注射用墨汁（0.1mL/10g · bw），注入后立即计时，于注入后 0.5，6min 分别从内眦静脉丛取血 20μL，加到 2mLNa_2CO_3溶液中，用分光光度计在 600nm 波长处测光密度值，以 Na_2CO_3溶液作为空白对照。颈椎脱臼处死小鼠，取肝脏、脾脏，用滤纸吸干脏器表面血污，称重。结果表明怀山药多糖 800mg/kg 剂量时，具有增强小鼠碳廓清能力的作用[33]。

程林等取 KM 小鼠，随机分为 10 组，每组 10 只。其中 9 组分别于第 1 到第 3 天注射 75mg/kg 新配制的环磷酰胺生理盐水，并从第 1 天起灌胃山药多糖水溶液（按生药 125g/kg 给药），模型组灌胃生理盐水。另外一组为正常对照组，每天灌胃生理盐水 1 次，连续给药 8 天。于第 8 天给药后 2h，各鼠尾静脉注射 25% 印度墨汁 10mL/kg，立即计时，并分别于第 1，10min 时眼眶取血，用微量取样器（预先用肝素润湿）吸取 50μL，分别加入 5mL 0.1% 碳酸钠溶液中，摇匀，在 680nm 处测定 OD 值。采血后的小鼠处死取其肝脾，并称取肝、脾总重量。结果表明：生品温浸组、生品热提组、生品碱提组、麸炒冷浸组、麸炒碱提组与模型组比较，廓清指数均有显著性差异，表明这些多糖组别均可提高小鼠的巨噬细胞吞噬功能，而生品冷浸组、麸炒温浸、麸炒热提组与模型组比较无显著性差异。碳粒廓清实验结果显示，生山药温浸、热提、碱提及麸炒山药冷浸、碱提所得到的粗多糖与模型组相比碳粒廓清指数有显著性差异，说明这些粗多糖组别具有提高小鼠单核巨噬细胞吞噬功能的作用。在温浸多糖和热提多糖部位，生品有效而麸炒品无；在碱提多糖部位，生品与麸炒品均有效，但两组相比无显著性差异；只有在冷浸多糖部位，麸炒品与生品相比显示了药效的差异，麸炒品显示出免疫增强的作用而生品则无[34]。

3. 对环磷酰胺抑制免疫反应的影响

给小鼠腹腔注射山药多糖溶液，山药多糖能极有效地对抗环磷酰胺降低白细胞的作用。小鼠连续腹腔注射山药多糖溶液 0.2mg/只 10 天，于第 11 天注射环磷酰胺 0.4mL/只（5mg/mL），第 13 天取血、计白细胞数。结果表明：山药多糖能极有效地对抗环磷酰胺的免疫抑制作用。苗明三等，用怀山药多糖 0.2、0.4、0.8g/kg 给小鼠连续灌胃 7 天，可明显提高环磷酰胺所致免疫功能低下小鼠腹腔巨噬细胞百分率和吞噬指数，促进溶血素、溶血空斑的形成和淋巴细胞转化，明显提高外财血 T 淋巴细胞比率[35]。

4. 对小鼠玫瑰花形成数的影响

五种山药（太谷山药、铁棍山药、山薯、褐苞薯、参薯）均能使小鼠玫瑰花形成细胞数增多。小鼠分别灌以五种山药制剂，按25g/kg，每天灌胃1次，连续4天，对照组不给药。实验结果：五种山药均能增多小鼠玫瑰花形成细胞数，其中以太谷山药、铁棍山药成花率最高，其效果为显著（$P<0.001$）。

灌服山药水煎剂醇沉剂25g/kg，14天对小鼠玫瑰花形成细胞（SRFC）数、淋巴细胞转化、末梢血液ANAE阳性T淋巴计数及血清溶血素生成有促进作用。山药中性多糖144.5mg/kg，10天给小鼠灌服能增强其腹腔巨噬吞噬功能，山药酸性多糖（134.25mg/kg，10天）及中性多糖（剂量同上）能增加RFC数，表明山药多糖直接作用于免疫反应早期阶段（抗原结合细胞）。中性及酸性多糖还增强小鼠淋巴细胞转化率、溶血素生成，说明山药多糖对小鼠特异和非特异免疫功能均有促进作用。

1∶1水煎醇沉液25g/kg给小鼠灌胃连续14天，末次给药后24h，无菌取脾或剪尾或眼眶取血进行山药对小鼠玫瑰花形成细胞数、淋巴细胞转化和对小鼠末梢血液ANAE阳性T淋巴细胞计数及血清溶血素生成的影响测定。结果表明其能增加小鼠玫瑰花形成细胞数，提高淋巴细胞转化功能；能增加末梢血液ANAE阳性T淋巴细胞数，还能促进血清溶血素的生成，表明山药对小鼠细胞免疫和体液免疫功能有较强的促进作用。

5. 对小鼠淋巴细胞的影响

五种山药（太谷山药、铁棍山药、山薯、褐苞薯、参薯）均能提高小鼠淋巴细胞转化率及T淋巴细胞数。小鼠分别以一种山药制剂，按25g/kg，每天灌胃1次，连续4天，对照组不给药。结果表明：五种山药都能提高小鼠淋巴细胞转化率，增多T淋巴细胞数，经统计学处理，差别显著，其中以太谷山药淋巴细胞转化率最高，太谷山药、铁棍山药T淋巴细胞数最多（$P<0.001$，$P<0.02$）。太谷山药血清溶血素生成OD值最高（$P<0.05$）。其他四种除山薯外，三种山药血清溶血素生成OD值虽然比对照组高，但经统计学处理均不显著。

为研究山药麸炒前后多糖成分对免疫低下小鼠T细胞免疫功能的影响，以阐明其炮制增效的可能机理，刘晓等通过腹腔注射环磷酰胺造免疫低下小鼠模型，以MTT法测定脾脏T淋巴细胞增殖，流式细胞技术检测外周血T细胞亚群水平。

（1）脾脏T淋巴细胞增殖实验：取KM小鼠27只，随机分为9组，每组3只。分别为①空白对照组：生理盐水；②模型组：生理盐水；③阳性对照组：香菇菌多糖；④A_1组：生品低剂量；⑤A_2组：生品中剂量；⑥A_3组：生品高剂量；⑦B_1组：麸炒品低剂量；⑧B_2组：麸炒品中剂量；⑨B_3组：麸炒品高剂量。各组每日按0.2mL/10g灌胃给药1次，连续8天，模型组和给药组在给药第1，2，3天腹腔注射环磷酰胺。

（2）小鼠外周血T细胞亚群水平实验：取KM小鼠90只，随机分为9组，每组10只，雌雄各半。分别为①空白对照组：生理盐水；②模型组：生理盐水；③阳性对照组：香菇菌多糖；④A_1组：生品低剂量；⑤A_2组：生品中剂量；⑥A_3组：生品高剂量；⑦B_1组：麸炒品低剂量；⑧B_2组：麸炒品中剂量；⑨B_3组：麸炒品高剂量。除空白组外其余8组分别于第1，2，3天腹腔注射环磷酰胺，造成免疫低下模型。各组每日按0.2mL/10g灌胃给药1次，连续8天。第8天给药后2h眼眶取血（加10mg/mL肝素抗凝）。

T细胞增殖实验结果显示：山药麸炒前后粗多糖可显著促进环磷酰胺所致免疫低下小鼠的脾脏T巴细胞增殖。小鼠外周血T细胞亚群水平实验结果显示：山药粗多糖可减少免疫低下小鼠的外周血T细胞中$CD4^+$细胞数量、增加$CD8^+$细胞数量，两者比值明显低于模型组。提示山药麸炒前后多糖成分对模型小鼠T淋巴细胞免疫功能有明显的促进作用，麸炒品作用优于生品。

山药多糖可能直接作用于T细胞而促进细胞免疫功能，也可能是通过提高T细胞亚群水平，由活化的T细胞分泌多种细胞因子而发挥调节免疫功能的作用，改善机体的免疫失衡状态，保持机体免疫功能免受损伤。但其增强机体免疫功能的发生机制尚有待于进一步深入研究[36]。

6. ConA诱导的小鼠淋巴细胞转化实验

将小鼠随机分为对照组（给予蒸馏水）及山药多糖200，400，800mg/kg3个剂量组，每组10只。灌胃体积0.1mL/10g体重，1次/日，连续8天。1640培养液川微孔滤膜过滤除菌，加入10%小牛血清、1%谷氨酸胺（200mg/mL），青霉素（100mg/mL）、链霉素（100mg/mL）及2－巯基乙醇（5μmol/mL），用无菌HCL（1mol/L）或无菌NaOH（1mol/L）调pH至7.0~7.2，制成完全培养液；用7.2~7.4的PBS缓冲液作溶剂，现用现配MTT溶液（5mg/mL）；以3.5%的无菌$NaHCO_3$将无菌Hansks液pH调至7.2~7.4；用双蒸水配制成100μg/mL的ConA液，过滤除菌后，－20℃保存；在96mL异丙醇中加入4mL HCl（1mol/L）制成酸性异丙醇溶液。各组动物连续灌胃至第8天，每鼠颈椎脱臼处死，无菌取脾，于盛有适量无菌Hanks液的小平皿中，用摄子轻轻将脾撕碎，制成单个细胞悬液，200目过滤，用Hanks液多次洗涤、离心后悬浮于2mL完全培养液中，用台酚染色计活细胞，调整细胞浓度为2×10^6个/mL，分两孔放入培养孔中，每孔1mL，一孔加50μL ConA液，另一孔作为对照，置5% CO_2，37℃培养72h，培养结束前4h，每孔轻轻吸去上清液0.7mL，加入0.7mL不含小牛血清的1640培养液，同时加入50mL MTT液，继续培养4h。培养结束，每孔加入1mL酸性异丙醇，吹打混匀，使紫色结晶完全溶解，移入1mL比色杯中，于分光光度计，570nm处测定光密度。结果表明山药多糖400，800mg/kg剂量时，具有增强小鼠淋巴细胞增殖的能力的作用。

徐增莱等研究怀山药粗多糖对小鼠的免疫调节作用。结果山药多糖具有增强小鼠淋巴细胞增殖能力的作用，促进小鼠抗体生成的作用和增强小鼠碳廓清能力的作用。表明怀山药多糖具有一定的免疫功能增强作用。苗明三研究了怀山药多糖对小鼠免疫功能的增强作用。怀山药多糖0.8、0.4、0.2g/kg给小鼠连续灌服7天，可明显提高环磷酰胺所致免疫功能低下小鼠腹腔巨噬细胞吞噬百分率和吞噬指数，促进其溶血素和溶血空斑的形成以及淋巴细胞转化，并明显提高外周血T淋巴细胞比率。

为研究怀山药多糖对衰老小鼠免疫器官等组织的影响，蒋艳玲等取体重18g~20g小鼠50只，雌雄各半，随机均匀分为5组，其中4组每天颈部皮下注射D－半乳糖（5%生理盐水液，0.25mL/10g），造糖代谢衰老模型，连续造模40天，从第11天开始分别灌服大小剂量的怀山药多糖水溶液、青春宝混悬液和同体积生理盐水，每天给药1次，连续给药30天；另1组动物每天颈部皮下注射生理盐水作为空白对照。于最后1次用药后2h处死小鼠，解剖取脑、胸腺、脾脏，福尔马林固定，石蜡包埋切片，HE染色、镜检。结果显示，模型复制成功后，免疫器官组织明显萎缩，胸腺皮质细胞数及脾淋巴鞘淋巴细胞数明显减少，而怀山药多糖则可明显拮抗D－半乳糖所致衰老小鼠免疫器官组织的萎缩，使皮质厚度增加，皮质细胞数增加，淋巴细胞数增加，以大剂量怀山药多糖作用为优。怀山药多糖能明显减轻衰老模型小鼠免疫器官的萎缩，可能与其兴奋免疫器官，从而增强免疫细胞功能有关[37]。

7. 对血清溶血素的影响

小鼠随机分为对照组（给予蒸馏水）及山药多糖200，400，800mg/kg 3个剂量组，每组10只。灌胃体积0.1mL/10g体重，1次/日，连续8天。各组动物连续灌胃至3d时，每鼠腹腔注射2%（v/v）绵羊红细胞悬液0.2mL。5天（期间不停止灌胃）后，小鼠经眼眶取血于离心管中，放置1h，3500r/min离心15min，收集血清，血清用生理盐水缓冲液稀释320倍。将稀释后血清1mL置试管内，依次加入10%（v/

v）SRBC 0.5mL，补体 1mL（用生理盐水按 1∶10 稀释），另设不加血清的对照管（以生理盐水代替）。置 37℃恒温水浴中保温 30min 后，冰浴终止反应。2000r/min 离心 10min。取上清液 1mL，都氏试剂 3mL 于试管内，同时取 10%（v/v）SRBC 0.25mL 加都氏试剂至 4mL，于另一支试管内，作为 SRBC 的半数溶血值。充分混匀，放置 10min 后，于 540nm 处以对照管作空白，分别测定各管光密度值。结果表明怀山药多糖各剂量都具有促进小鼠抗体生成的作用。

取 ICR 小鼠 100 只，随机分为 10 组，每组 10 只。其中 9 组分别于第 1 到第 3 天注射 75mg/kg 新配制的环磷酰胺生理盐水，并从第 1 天起灌胃山药多糖水溶液和生理盐水，按生药量 125g/kg 给药，另外一组为正常对照组，每天灌胃生理盐水 1 次。连续给药 8 天。于给药第 1 天每鼠腹腔注射 5% 的鸡红细胞生理盐水混悬液 0.2mL/只，第 8 天给药后 2h，眼眶取血，离心分离血清，用生理盐水 1∶100 稀释后取 1mL，与 5% 鸡红细胞混悬液 0.5mL 和 10% 补体 0.5mL 混匀，37℃温育 30min，在冰水中中止反应，取上清液于分光光度计 540nm 处比色，以不加血清的空白管作对照。结果显示，生品冷浸组，麸炒冷浸组与模型组比较，血清溶血素水平均有显著性差异，表明这两组多糖部位均有提高免疫力低下小鼠的血清溶血素水平，促进小鼠的血清溶血素生成的作用，且麸炒品较生品显示出更强的药效。其中麸炒冷浸组与模型组比较有极显著性差异。说明冷浸多糖部位麸炒品较生品有更显著的免疫增强作用。

8. 对细胞和体液免疫的作用

为研究山药多糖中的水溶性组分 RDPS－Ⅰ对机体细胞免疫和体液免疫的作用。赵国华等将 18～22g 的健康小鼠，随机分成试验组和对照组，每组 10 只。试验组每日灌胃多糖受试物一次，低、中、高剂量组分别为 50、150、250mg/（kg·d），正常对照组（NC）灌胃等量的生理盐水，持续 7 天，对小鼠细胞免疫功能进行测定。试验结果显示，低、中、高剂量的 RDPS－Ⅰ都可以显著地提高巨噬细胞的吞噬指数（$P<0.05$，$P<0.01$），表明 RDPS－Ⅰ对巨噬细胞免疫功能有极强的促进作用。低剂量组（LD）与中等剂量组（MD）之间的差异极显著（$P<0.01$），MD 组与高剂量组（HD）之间的差异显著，（$P<0.05$）。RDPS－Ⅰ能极显著地提高 T 淋巴细胞的增殖能力（$P<0.01$），且 3 个剂量之间的差异极显著（$P<0.01$）。MD 可使鼠体内 T 淋巴细胞增殖到正常的 3.5 倍，HD 作用极显著的低于 MD（$P<0.01$），但仍然极显著的高于 NC 和 LD（$P<0.01$）。3 个 RDPS－Ⅰ剂量都能引起 NK 细胞活性的极显著增高（$P<0.01$），MD 的效果最好，LD 与 MD、HD 之间的差异极显著（$P<0.01$），而 MD、HD 间的差异不显著。说明，RDPS－Ⅰ可不同程度地提高 T 淋巴细胞的增殖能力、NK 细胞活性，也能增强巨噬细胞的吞噬能力。因此，RDPS－Ⅰ既具有非特异性免疫功能又具有提高特异性细胞免疫和体液免疫功能，对全面改善机体的免疫功能具有重要的意义[38]。

9. 对肝损伤的影响

为探讨山药多糖对卡介苗（BCG）与脂多糖（LPS）致小鼠免疫性肝损伤的保护作用，孙延鹏等将昆明种小鼠分为对照组、模型组、山药多糖高、中、低剂量保护组，第 1 天，模型组与保护组均尾 iv BCG，保护组每天分别按体重 30、60、120mg·kg^{-1}山药多糖肌注一次，第 12 天末次肌注 2h，模型组与山药多糖高、中、低保护组经尾静注 LPS。16h 后取小鼠称重，于眼球取血，测定小鼠血清中 ALT、AST 活性；处死小鼠，计算肝指数和脾脏指数；制备肝匀浆，测定肝组织中 MDA、GSH 含量及 SOD 和 GSH－Px 活性。结果与模型组比较山药多糖各剂量可降低小鼠肝指数、脾脏指数，说明山药多糖能抑制炎性介质的分泌；能降低血清 ALT、AST 活性（$P<0.05$）；降低 MDA 的含量，表明山药多糖对小鼠免疫性肝损伤具有改善和清除自由基的作用；同时能增加 GSH 含量和 GSH－Px 活性清除自由基，因此，山药多糖对 BCG 和 LPS 诱导的小鼠免疫性肝损伤有保护作用[39]。

为研究山药水提物（aqueous extract of Dioscorea batatas，DA）对四氯化碳（CCl_4）造成的小鼠急性肝损伤的改善作用，刘伟萍等将60只昆明小鼠随机均分为6组：正常对照组、造模组、阳性对照组（联苯双酯组）、不同提取工艺的山药水提物A、B、C组，用四氯化碳造成小鼠急性肝损伤模型，测定血清谷丙转氨酶（ALT）、谷草转氨酶（AST）、肝组织超氧化物歧化酶（SOD）活性、丙二醛（MDA）含量。肝组织常规HE染色观察。结果显示，各组肝损伤模型小鼠经山药水提物A、B、C及联苯双酯干预后，血清ALT、AST水平与造模组相比显著降低（$P<0.05$），肝组织中SOD活性升高，MDA含量降低（$P<0.05$），镜检观察山药水提物A、B、C及联苯双酯组小鼠肝组织病理切片，发现山药水提物A、B、C及联苯双酯组较造模组肝组织损伤坏死明显减轻，坏死灶减少，范围减小，粒细胞浸润减少，并且山药水提物A组较B、C两组干预肝损伤效果好。说明了山药水提物能明显改善CCl_4所致急性肝损伤小鼠的肝功能状况，其作用可能与抗氧化清除自由基、和增强机体清除自由基的能力有关[40]。

为探讨山药多糖对小鼠CCl_4肝损伤的保护作用及可能作用机制。孙设宗等[41~42]将昆明种小鼠50只随机分空白对照组；模型组；高、中、低山药多糖组，每天分别给予50mg/kg、100mg/kg、200mg/kg剂量的山药多糖灌胃，连续8天，末次灌胃2h，空白对照组腹腔注射调和油溶液，其余各组腹腔注射0.15% CCl_4调和油溶液，24h眼球取血测定血清中ALT、AST活性和MDA含量。取肝脏，称重计算肝体指数；制备肝匀浆，按试剂盒要求测定MDA、SOD、GSH的含量。结果显示，模型组与对照组比较ALT、AST显著升高，说明不同浓度的山药多糖保护组可降低血清ALT和AST活性，与模型组比较有统计学意义。模型组肝体指数明显大于对照组（$P<0.01$），不同浓度的山药多糖对CCl_4肝损伤有保护作用，肝体指数降低与模型组比较（$P<0.05$）。同样，不同浓度的山药多糖可降低肝细胞和血清中MDA的含量，与模型组比较有统计学意义（$P<0.05\sim0.01$）。GSH是生物体内重要的还原物质，与对照组比较，CCl_4肝损伤模型组GSH明显降低；不同浓度的山药多糖保护组与模型组比较，可提高小鼠肝细胞内GSH含量（$P<0.01$）。SOD是体内的重要抗氧化酶，模型组的SOD与对照组比较明显升高，说明CCl_4所致急性肝损伤在肝内代谢产生的自由基可诱导SOD的合成，不同浓度的山药多糖保护组虽然不能升高SOD的活性，但肝脏及血清中MDA明显降低，说明山药多糖具有直接对抗和清除自由基的作用。不同浓度的山药多糖保护组能升高GSH的含量，其机制可能是山药多糖能直接清除自由基，或者是通过促进谷胱甘肽合成酶的合成，增加GSH的含量，与模型组比较（$P<0.01$）。综上所述，山药多糖可减轻实验性肝损伤所致炎性反应，降低肝体指数，降低血清中ALT、AST和MDA的含量，具有对抗和清除自由基的作用，提高肝细胞中GSH的含量，降低MDA的含量，对实验性肝损伤有保护作用。其机制可能与山药多糖抗氧化作用有关。

为研究山药水提物（Aqueous extract of Dioscorea batatas，DA）对四氯化碳诱导肝损伤的肝功能的保护作用。陈培波等建立CCl_4诱导肝损伤的小鼠模型，测定正常对照组、造模组、阳性对照组、山药水提物100mg/kg、200mg/kg、400mg/kg、800mg/kg共7个组的血清丙氨酸转氨酶（ALT）、天门冬氨酸转氨酶（AST）和肝组织中超氧化物歧化酶（SOD）、丙二醛（MDA）、肿瘤坏死因子α（TNF－α）、白介素1β（IL－1β）及组织蛋白含量。肝组织常规HE染色观察。结果显示，与模型组比较，经山药水提物干预后，血清ALT、AST活性和肝组织中MDA、TNF－α、IL－1β含量明显降低（$P<0.05$），肝组织中SOD活性升高（$P<0.05$），组织蛋白含量差异无统计学意义（$P>0.05$）。说明山药水提物对四氯化碳造成的化学性肝损伤具有保护作用，其机理可能是降低肝内脂质过氧化反应，清除自由基，保护肝细胞膜免受损害，进而减少各种细胞因子的释放，并呈现一定的剂量依赖关系[43]。

10. 其他

山药富含多糖，可刺激或调节免疫系统的功能。国外文献报道山药水煎液给小鼠灌胃可增加前列腺、精囊腺的重量，有增强雄性激素样作用。山药多糖可明显提高环磷酰胺所致免疫功能低下小鼠腹腔巨噬细胞吞噬百分率和吞噬指数，促进其溶血素和溶血空斑的形成以及淋巴细胞转化，并明显提高外周血T淋巴细胞比率。研究表明，山药的磷脂成分主要为磷脂酰胆碱，含量60%以上，其次为溶血磷脂酰胆碱，含量约为11%，磷脂类成分具有提高免疫功能的作用，但其作用机制尚待进一步研究。山药醇提液25g/kg灌胃给药，增加小鼠玫瑰花形成细胞（RFC）、脾细胞、T淋巴细胞数，促进溶血素生成。生药及麸炒品多糖灌胃给药，增加小鼠碳粒廓清指数K、增强单核巨噬细胞吞噬功能、提高溶血素。山药多糖0.05g/kg－0.8g/kg灌胃给药，提高小鼠腹腔巨噬细胞吞噬百分率和吞噬指数，促进溶血素和溶血空斑形成，提高外周血T细胞增殖、NK细胞活性，促进淋巴细胞转化，增加血清IgG；提高黑色素B16或LewiS致肺癌模型小鼠T淋巴细胞增殖、NK细胞活性，增强脾脏细胞产生IL－2、腹腔巨噬细胞产生肿瘤坏死因子（TNF－a）。

赵国华研究证明山药多糖可以促进伴刀豆凝集素A造成的胸腺依赖性淋巴细胞增殖，多糖在O－6部位的甘露糖残基对免疫活性表达非常重要。赵国华以荷瘤小鼠为实验模型，证明山药多糖RDPS－I可显著增强荷瘤小鼠T淋巴细胞增殖能力、NK细胞活性、小鼠脾脏细胞产生L－2的能力及腹腔巨噬细胞产生TNF－α的能力。

山药免疫调节作用的研究主要集中在山药多糖上。山药多糖能促进脾脏中T细胞的增生和自然杀伤细胞对淋巴癌细胞的毒杀作用。例如，苗明三等报道，怀山药多糖可明显促进正常小鼠腹腔巨噬细胞吞噬功能和正常小鼠的淋巴细胞转化，也可明显促进正常小鼠溶血素和溶血空斑的形成，同时也明显提高正常小鼠外周血T细胞百分比；赵国华等发现，山药多糖RDPS－I可不同程度提高小鼠的T淋巴细胞增殖能力、NK细胞和血清溶血素活性以及血清IgG含量，也能增强巨噬细胞的吞噬能力，从而提高小鼠的非特异性免疫功能、特异性细胞免疫和体液免疫功能；杭悦宇等对不同种类的山药（原植物分别为薯蓣、山薯、褐苞薯蓣、参薯）多糖进行的动物试验表明，四种山药多糖均有极显著的提高小鼠免疫机能的效果。

（四）抗肿瘤作用

山药对糖尿病慢性肾衰有治疗作用，山药中富含锌，锌在体内对延缓生物膜的老化，维持正常的物质代谢有一定意义。对于慢性肾衰患者补锌还能够使T淋巴细胞总数和辅助性T细胞下降者回升而使抑制性T细胞升高者回降，表明补锌对淋巴细胞亚群有某种调节作用。糖尿病人倾向于低锌，山药降血糖，治疗糖尿病可能与其含锌有关系。山药能增加血液白细胞及加强白细胞的吞噬作用。山药多糖可刺激或调节免疫系统，对环磷酰胺所致的细胞免疫抑制有不同程度的对抗作用。能使被抑制的细胞免疫功能恢复正常或部分恢复。山药能使小鼠的T淋巴细胞数量增加能提高淋巴细胞转化功能，提示其对小鼠的免疫功能有较强的促进作用。山药水煎剂小鼠灌胃，可增加前列腺、精囊腺的重量，增强雄性激素样作用。可作为抗肿瘤及化疗的辅助药物。王巧兰对山药水溶性多糖B进行了研究，其抗肿瘤实验数据表明水溶性多糖B能有效抑制ES腹水癌，这说明，山药黏液质中的O－乙酰化甘露聚糖具有抗肿瘤活性。因而证实它是山药中的一种重要药理活性成分。它易溶于水，性质稳定，能制作针剂，是一种很有开发前景的癌症辅助治疗药物[44]。

赵国华等[45]取山药（干重）1kg粉碎，经乙醚脱脂后用水浸提，离心除去淀粉，上清液真空浓缩后，用Sevag法脱蛋白8次，置透析袋中对自来水透析3d，透析内液真空浓缩至一定体积，加乙醇沉淀，离心收集白色沉淀，溶剂干燥得山药粗多糖（27.1g）。取山药粗多糖1g用DEAE－纤维素柱纯化，水洗脱，分部收集，主峰多糖乙醇沉淀，干燥得RDPS（0.60g）。取0.2g RDPS再经Sephadex G－100凝胶色谱柱纯化，蒸馏水洗脱，主峰多糖乙醇沉淀，冷冻干燥后得 RDPS－I 多糖。取小鼠体内传代的 B_{16} 黑色素瘤细胞或 Lewis 肺癌细胞瘤块，称重，分别用 RPMI 1640 培养液稀释按质量浓度制成 1∶5（B_{16}）和 1∶10（Lewis）的细胞悬液，0.2mL/只，接种于试验 C_{57}BL/6 小鼠右前肢腋部皮下。接种后 24h 开始每天给予低剂量组（LD）、中等剂量组（MD）和高剂量组（HD）分别为 50，150 和 250mg/kg 的多糖受试物 1 次，对照组（NC）给予等量的生理盐水，连续 4 周，结束后，颈椎脱臼处死小鼠，先称体重，再小心剥出肿瘤组织并称重。结果表明，50mg/kgRDPS－I 对 Lewis 肺癌有显著地抑制作用，而对 B_{16} 黑色素瘤没有明显作用，等于或高于 150mg/kg 的 RDPS－I，对 B_{16} 黑色素瘤和 Lewis 肺癌都有显著的抑制效果，且中等剂量（150mg/kg）作用最佳。

对山药多糖中 RDPS－Ⅰ抗肿瘤机制研究，结果表明，RDPS－Ⅰ在体内能显著的提高荷瘤小鼠的 T 淋巴细胞增殖能力和 NK 细胞活性，同时还能明显提高小鼠脾脏细胞产生 IL－2 的能力和腹腔巨噬细胞产生 TNF－α 的能力。一般来说，抗肿瘤物质的作用机制有两种情形：细胞毒性或通过增强机体免疫能力而实现抗肿瘤作用。以前的研究表明 RDPS－Ⅰ体外无抑瘤活性，体内具有强烈的抑瘤活性，而本研究表明 RDPS－Ⅰ可显著增强小鼠肿瘤相关的免疫功能，可见 RDPS－Ⅰ的抗肿瘤作用是通过增强机体免疫功能实现的，属于宿主介导抗肿瘤活性，RDPS－Ⅰ是一种有效食物抗肿瘤活性多糖，其抗肿瘤的机制与大多数抗肿瘤生物活性多糖是类似的。在实验中还发现荷瘤小鼠的各项细胞免疫功能和细胞因子水平都明显下降，其主要原因可能是肿瘤产生的体液抑制因子抑制淋巴细胞膜受体，以及肿瘤抗原通过激活 T 细胞抑制机体免疫反应所致。

赵国华[46]等进一步利用多糖化学改性方法和动物移植性实体瘤实验发现，低度羧甲基化、低度甲基化和中度乙酰化均能显著地提高多糖的抗肿瘤活性，而部分降解和硫酸酯化会使多糖的抗肿瘤活性显著降低。杭悦宇等认为，山药可作为抗肿瘤药及化疗的辅助保健食品，因为腹腔注射山药多糖能显著增加受环磷酰胺抑制的小鼠末梢血白细胞总数。Miyazawa 等从日本薯蓣（Dioscorea japonica）的甲醇提取物中分出两种物质（＋）－β－Eudesmol 和 Paeonol，实验证实它们具有抗突变活性；阚建全等采用 Ames 标准平板掺入法（平皿掺入法）测定了山药多糖的抗突变作用，结果显示其抗突变作用机制主要是通过抑制突变物对菌株的致突变作用而实现的。

杭悦宇等以腹腔注射给药方式发现，山药多糖能显著增加受环磷酰胺抑制的小鼠末梢血白细胞总数，提示山药类药材可作为抗肿瘤药及化疗的辅疗药。

（五）抗突变作用

为研究山药活性多糖的抗突变作用，阚建全等[47]将山药活性多糖溶于无菌水中配成 2.0% 的浓度，在 121℃高温处理或紫外光照射（30W，25cm）不同时间；用 4.0mol/L 盐酸或 1.0mol/L 的氢氧化钠调 pH 值至所需后室温放置 30min，经中和后（pH7.4），在无菌蒸馏水中透析 24h 进行脱盐处理，通过 Ames 试验测试山药活性多糖的剂量为 20mg/平皿时的抗突变活性。

方式 1：将受试物和致突变物同时加入磷酸盐缓冲液（pH7.4）中，于 37℃水浴中预培养 30min 后再加入菌液，采用 Ames 标准平板掺入法或称平皿掺入法进行。

方式 2：将受试物、致突变物及菌液同时加入磷酸盐缓冲液（pH7.4）和活化酶中，于 37℃水浴中预培养 30min，采用 Ames 标准平板掺入法或称平皿掺入法进行。

方式 3：将致突变物与菌液同时加入磷酸盐缓冲液（pH7.4）和活化酶中，于 37℃水浴中预培养 30min，然后离心，弃上清液。沉淀菌用磷酸盐缓冲液（pH7.4）洗涤 2 次，将洗后的菌液与受试物混合，采用 Ames 标准平板掺入法或称平皿掺入法进行。

实验结果显示，以方式 2 加入的山药活性多糖对三种致突变物的致突变抑制率均高于其他两种方式，其中又以方式 3 为最低。方式 2 是将菌液、致突变物与受试物共同进行预培养，这就存在两种可能性，一是受试物与致突变物作用使其失活（去突变物），二是受试物阻断正常细胞变为突变细胞（生物抗突变物）。方式 1 的抑制率低于方式 2，由此可以看出方式 2 中生物抗突变作用占主导地位，但也不排除存在去突变作用。以方式 3 加入受试物的抗突变性显著低于前两种，说明受试物促进突变细胞修复的作用不是山药活性多糖抗突变作用的主要方式。因此山药活性多糖的抗突变作用主要是通过抑制突变物对菌株的致突变作用而实现的，但也不排除去突变作用。在试验的剂量范围内，山药活性多糖对 3 种致突变物的致突变性抑制的剂量－效应关系呈极显著（$P<0.01$）或显著（$P<0.05$）的线性正相关关系，说明其剂量－效应关系为对数曲线关系，即随着连续等量的递增每一平皿中受试物的剂量，所引起的抗突变作用逐渐增大，但其效应增幅却都是逐渐减少的。经过 121℃ 高温处理，山药活性多糖的抗突变活性降低，但紫外光照射却对其活性没有影响；在 pH3.5～7.5 范围内处理山药活性多糖 30min 后，对致突变物 B［a］P 和 2－AF 的致突变性的抑制率变化不大，超过该范围，pH 减小或增大，其抗突变活性都有一定程度降低，但对 AFB1 的致突变性的抑制作用在 pH3.5～9.5 范围内随着 pH 值增大而降低。

阚建全等采用 Ames 标准平板掺入法（平皿掺入法）测定山药多糖的抗突变作用。结果表明，山药多糖的抗突变作用主要是通过山药多糖与致突变物作用使其失活（去突变）及阻断正常细胞变为突变细胞（生物抗突变）来实现的。在鼠伤寒沙门氏需组氨酸营养缺陷型菌株 TA_{97}、TA_{98}、TA_{100}（Salmonella typhimuriumTA_{97}，TA_{98}，TA_{100}）中，山药活性多糖对苯并芘、2－氨基芴 B_1CAFB_1（2－AF）及黄曲酶毒素 B_1 的致突变性均有显著的抑制作用，并随着山药活性多糖剂量的增加，其抗突变作用逐渐增大。同时还发现，山药多糖经过 121℃ 高温处理后其抗突变活性降低，紫外线照射对活性没有影响。研究同时证明山药活性多糖的抗突变作用主要是通过抑制突变物对菌株的致突变作用而实现的。

台湾东吴大学应静雯教授进行了“保健植物山药之安全性的评估和分子药理的鉴定”的研究工作，提出山药对人类乳腺癌细胞生长有影响，特定品种的山药在适当剂量时，能降低人类乳腺癌细胞中与生长相关的酶活性。

（六）抗氧化、衰老作用

1. 抗衰老作用

山药有较好的延缓衰老的作用。选新鲜当天采摘的蚕叶，称量后用 20% 山药水煎液浸泡顷刻取出、阴干，每天喂饲 3 次，随着家蚕生长发育、龄期增长，逐渐添加桑叶的饲量，每隔 4 天测量家蚕身长、体重各 1 次，结果山药可显著延长家蚕龄期，且家蚕的身长、体重较对照组增加缓慢，食桑量亦减少。

山药能使加速机体衰老化的相关酶显著降低。其抗衰老作用与山药中含锰有关。锰是多种酸的激动剂，是超氧化物歧化酶的组成部分，老年人缺锰还可发生伤筋损骨、骨质疏松、角膜生翳、牙齿脱落等症状。山药中的锰元素还被世界卫生组织认为是对老年人心血管有益的必需元素，具有抗老延年的作用。

脂质过氧化中间产物导致蛋白质分子的聚合，最终产物丙二醛引起蛋白质分子交联，细胞膜不饱和脂肪酸减少，影响了细胞膜流动性，从而引起机体衰老。王丽霞等研究证明山药蛋白多糖对活性氧自由基 H_2O_2，O^{2-}，OH 有良好的清除作用，对 O^{2-} 及 OH 清除作用与 VC 相当；山药蛋白多糖对小鼠肝组织脂质过氧化反应和小鼠红细胞溶血具有抑制作用。赵东宝等对怀山药乙醇提取物进行溶剂萃取，分为极性不同的部分，并通过 DPPH 法测定各部分抗自由基活性，证明醋酸乙酯萃取部分活性最强，氯仿萃取部分次之，再其次是正丁醇和水溶性部分；指出抗自由基活性与萃取物中多酚性成分含量有一定的相关性。宋爱新等用不同溶剂将3种怀山药分成极性不同的部位，并用鲁米诺 $H_2O_2-CuSO_4$ 化学发光体系检测了这些部位的抗自由基活性。怀山药各部分均具有抗自由基活性，铁棍山药发光强度抑制率最低，具有较高抗自由基活性。相湘等实验表明，对于D－半乳糖衰老大鼠经山药水提物治疗后，脑组织及血清中超氧化物歧化酶（SOD）、谷胱甘肽氧化酶（GSH－Px）的活性可明显提高，氧化产物丙二醛（MDA）含量降低；证明山药具有明显抗衰老能力。曹亚军等给D－半乳糖亚急性衰老小鼠饲喂山药提取物纯化获得的薯蓣皂苷，发现薯蓣皂苷可提高小鼠血清、肝脏和脑组织中的SOD、GSH－Px的活性，降低衰老小鼠血清、肝脏和脑组织中的MDA含量。

为探讨山药粗提液对亚急性衰老小鼠胸腺、脾脏组织结构的影响。郑素玲等[48]将30只小鼠随机分为青年对照组、衰老组和衰老用药组。衰老组及衰老用药组腹腔内注射0.5%D－半乳糖（50mg/kg·d），连续8周，建立衰老模型。第5周开始衰老用药组灌胃山药粗提液（50mg/kg·d），连续4周。第8周实验结束对小鼠进行颈椎处死，应用分析天平对胸腺、脾脏称重，并进行常规石蜡切片。观察三组小鼠间胸腺、脾脏组织结构的差异。研究表明，山药粗提液对胸腺和脾脏重量的影响不尽相同：用药组和衰老组脾指数有极显著性差异，胸腺有显著性差异，提示山药粗提液对小鼠胸腺重量的影响不如脾重明显，脾重的增加可能与小鼠的免疫功能增强呈正相关。组织结构方面，山药粗提液对小鼠胸腺和脾脏的影响有较明显的一致性，它们都有延缓胸腺和脾脏衰老程度的作用，从而使机体免疫功能增强。本实验结果表明山药粗提液可明显减弱D－半乳糖的促衰老作用，同时可延缓机体免疫器官组织结构的老化进程，对老龄小鼠重要免疫器官胸腺和脾脏的组织结构有较明显的保护作用，可延缓老龄小鼠免疫器官的衰老进程。

为研究山药水煎液对亚急性衰老小鼠游泳耐力和免疫器官形态结构的影响。郑素玲等[49]将30只小鼠随机分为空白对照组（A）、衰老模型组（B）和衰老用药组（C）。B、C组腹腔注射D－半乳糖（50mg/kg·d），连续60天，建立衰老模型；A组腹腔注射生理盐水（50mg/kg·d）。第46天C组灌胃山药水煎液（50mg/kg·d），A、B组灌胃等体积蒸馏水，连续15天。第61天进行力竭游泳试验，观察并记录力竭游泳时间，后断头采血，测定血尿素氮（BUN）、血乳酸（BLA）、血红蛋白（Hb）含量，剖取胸腺、脾脏称其重量，计算相关脏器指数，常规石蜡切片，HE染色。与B组比较，C组小鼠力竭游泳时间显著延长（$P<0.05$）、BUN、BLA含量显著降低（$P<0.01$），这与山药多糖的强抗氧化活性，促进血糖利用，延缓疲劳产生相一致。胸腺、脾脏指数上升（$P<0.05$），胸腺皮质/髓质、脾脏白髓/红髓比例升高，说明灌胃山药水煎液对D－半乳糖致衰老小鼠脾脏组织结构的衰退起到了一定的抑制作用。运动能力的提高一般与免疫机能强弱呈正相关。山药水煎液可以改善与运动机能相关的一些生理指标，提高老龄小鼠的游泳耐力，并在一定程度上延缓免疫器官的衰老。

多项研究证实，山药具有较好的抗氧化、延缓衰老作用。詹彤等研究结果表明，腹腔注射山药多糖RP可以增加对D－半乳糖所致代谢衰老模型小鼠体内谷胱甘肽过氧化物酶、过氧化氢酶、超氧化物歧化酶和脑Na/K－ATP酶的活性，并降低过氧化脂质、脂褐质含量以及脑单胺氧化酶B活性，表现出明显的抗衰老作用。蒋艳玲发现怀山药多糖可明显抵抗半乳糖所致衰老小鼠免疫器官组织的萎缩，增加胸腺皮质细胞数及脾淋巴鞘淋巴细胞数，由此推测山药抗衰老作用可能与其兴奋免疫器官、增强免疫细胞功能有关。唐微等研究表明山药多糖能提高2月龄雄性小鼠血清超氧化物歧化酶（SOD）活性，降低小鼠血清丙二醛（MDA）的含量，提高小鼠的耐氧能力。张婧萱等对怀山药中总黄酮进行了提取、鉴别并研究了其对羟自由基的清除作用，结果表明怀山药总黄酮提取液对Fenton体系产生的OH自由基有很好的清除作用。林刚等则研究了山药稀醇提取物对家蚕寿命及老龄小鼠血浆过氧化脂质（LPO）、肝脏脂褐素（LF）的影响。结果表明，山药稀醇提取物能明显提高家蚕的平均寿命，降低老龄小鼠血浆LPO和肝脏LF的含量，提示山药有一定的抗衰老作用。于斐等采用光度法研究了怀山药清除羟自由基活性的作用，结果表明，怀山药清除羟自由基的能力与其浓度成正比，其清除率为50%时的体积为0.8mL，相当于1.65mmol/L抗坏血酸的清除能力，说明怀山药对羟自由基的清除能力比较强。赵东保等研究了怀山药醇提取物抗DPPH自由基活性，发现乙酸乙酯萃取部分活性最强，氯仿萃取部分次之，再其次正丁醇和水溶性部分，分析认为乙酸乙酯和氯仿萃取部分较强的抗自由基活性主要归因于其中所含的多酚类成分，进一步的定性检验也发现怀山药抗自由基活性与萃取物中多酚性成分含量有一定的相关性。

山药多糖能降低机体脂褐质含量，这可能与清除体内自由基有关；机体内存在抗氧化、清除自由基的酶防御系统，如SOD、GSH－PX和CAT等，它们协同作用，可以清除对生物体有损伤作用的O^{2-}、OH^-等自由基。山药多糖能使SOD、GSH⁻PX和CAT的活性有所提高，从而达到延缓衰老的效果。何书英等测定了山药多糖对维生素C－NADPH和Fe^{2+}半胱氨酸体系诱发的微粒体脂质过氧化物的含量和黄嘌呤－黄嘌呤氧化酶体系及H_2O_2－Fe^{2+}体系产生的氧自由基的清除作用。从自由基中毒损伤角度为山药多糖的抗衰老作用提供了依据。文献报道以20%山药或熟地、菊花、山药、牛膝四药合剂水煎剂、普鲁卡因盐酸盐和蒸馏水浸泡并阴干的新鲜桑叶喂养家蚕，结果表明四药合剂能显著延长家蚕寿命，而单味山药只有延长家蚕幼龄期的作用趋势。山药中的某些成分具有抗氧化性。E. Olatunde Farombi等报道怀山药的乙酸乙酯提取物具有很强的抗氧化力，比BHA还要强。

早在《本经》中记载山药可以“轻身不饥延年”，现代研究表明山药具有抗衰老作用。山药多糖具有明显的体外和体内抗氧化活性，它能降低维生素C－NADPH及Fe^{2+}－半胱氨酸诱发的微粒体过氧化脂质的含量，并对黄嘌呤－黄嘌呤氧化酶体系产生的超氧自由基及Fenton反应体系产生的羟自由基有清除作用，还能明显提高衰老模型小鼠体内红细胞超氧化物歧化酶（SOD）活力及血过氧化氢酶（CAT）活力，降低衰老模型小鼠血、脑匀浆和肝匀浆过氧化脂质（LPO）水平。研究表明，单味怀山药能延长家蚕龄期，但作用不显著。怀山药能明显抑制单胺氧化酶（MAO）活性，增加体内谷胱甘肽过氧化物酶（GSH-PX）的活性，降低过氧化脂质（LPO）含量，具有一定的抗自由基作用。

为探讨山药多糖的抗衰老作用，唐微等将90只小鼠随机分成对照组、模型组、高剂量用药组、中剂量用药组和低剂量用药组等五个不同的实验组，小鼠每天注射D－半乳糖（（1.2mg/30g体重）建立衰老模型，用药组分别用不同浓度的山药多糖灌胃，40天后测定小鼠血清中SOD活性，MDA含量及耐氧能力。结果显示，山药多糖能提高2月龄雄性小鼠血清超氧化物歧化酶（SOD）活性，降低小鼠血清丙二醛（MDA）的含量，提高小鼠的耐氧能力[50]。

林刚等研究了山药稀醇提取物及盾叶薯蓣皂甙对家蚕寿命及老龄小鼠血浆过氧化脂质（LPO）、肝脏脂褐素（LF）的影响。结果表明：（1）山药稀醇提取物能明显提高家蚕的平均寿命；（2）山药稀醇提取物和盾叶薯蓣皂苷能明显降低老龄小鼠血浆LPO和肝脏LF的含量。揭示山药及盾叶薯蓣有一定的抗衰老作用。在25±1℃条件下饲养家蚕。取寿龄相同的四眠蚕490只随机分为7组，每组蚕70只，雌雄各半。从四龄末期开始实验。Ⅰ组为对照组，在桑叶上喷洒等量的蒸馏水；Ⅱ、Ⅲ、Ⅳ组为山药组，喷洒山药稀醇提取液的浓度依次为0.02、0.04、0.08g/mL；Ⅴ、Ⅵ、Ⅶ组为盾叶薯蓣皂苷组，喷洒盾叶薯蓣皂苷的浓度依次为0.5×10^{-3}g/mL、1.0×10^{-3}g/mL、2.0×10^{-3}g/mL。实验时先将等量的蒸馏水或药液喷在相应组的桑叶上，再将桑叶风干后喂蚕。各组蚕每天喂桑叶4次，给药组每天给药2次，其余2次喂正常桑叶。定时观察实验蚕的变化，记录它们老熟、营茧、化蛾及死亡的时间，并计算延寿率。实验结果表明，0.08g/mL山药组家蚕寿命显著延长、蚕茧重量明显增加（$P<0.05$）；而2.0×10^{-3}g/mL盾叶薯蓣皂苷组家蚕寿命略有缩短，但差异不显著；其他组家蚕寿命虽有所延长，也皆无统计学差异（$P>0.05$）。除Ⅳ组外，其它组的蚕茧重量组间无明显差异（$P>0.05$）。12月龄小鼠70只，雌雄各半，随机分为5组，每组鼠14只；Ⅰ组为老龄对照组，喂生理盐水；Ⅱ组为山药高剂量组（6.33g/kg）；Ⅲ组为山药低剂量组（3.17g/kg）；Ⅳ组为盾叶薯蓣皂苷高剂量组（60mg/kg）；Ⅴ组为盾叶薯蓣皂苷低剂量组（30mg/kg）。灌胃给药，每天1次，连续给药60天。另设少龄鼠对照组（Ⅵ组，10只），不给药，停药后第2天，全部实验鼠进行如下处理：摘除小鼠的眼球采血，肝素抗凝，冷冻离心分离出血浆，红细胞用冷生理盐水洗涤3次后冷冻他用，同时取出肝脏，用滤纸吸去残血，称重后冷冻供测定脂褐素用。测定血浆过氧化脂质（LPO），结果显示：老龄对照组（Ⅰ组）的血浆LPO含量比少龄对照组（Ⅵ组）明显地增多（$P<0.01$）；山药（6.33g/kg）、盾叶薯蓣皂苷（0.03g/kg）与老龄对照组比较，其血浆LPO浓度明显降低（$P<0.05$）。而其他山药组、盾叶薯蓣皂苷组与老龄对照组比较，血浆LPO含量差异不明显（$P>0.05$）。揭示山药稀醇提取物和盾叶薯预皂苷在适当剂量时能明显降低老龄鼠的血浆LPO的浓度，有较强的抗氧化作用。同样测定肝脏脂褐素（LF），结果表明：老龄对照组的肝脏LF浓度比少龄对照组显著地升高（$P<0.01$）；山药组（6.33g/kg）、盾叶薯蓣皂苷组（0.03g/kg）与老龄对照组比较，其肝脏LF含量明显减少（$P<0.05$）。说明适当剂量的山药稀醇提取物和盾叶薯蓣皂苷亦能明显降低老龄鼠肝脏LF的浓度[51]。

2. **抗氧化作用**

小鼠每日灌胃浓度为20%的山药水煎剂0.3mL/只，连续1个半月，显著增强小鼠血中谷胱甘肽过氧化物酶（GSH－Px）的活性，减少过氧化脂质（LPO）的含量。说明山药能增强体内GSH－Px活性和抑制过氧化作用。另有报道，用20%的山药水煎剂0.3mL/只连续灌胃40天，能明显抑制小鼠脑线粒体内单胺氧化酶（MAO）活性。给代谢性衰老模型小鼠腹腔注射山药多糖精品（RP）20mg/kg、50mg/kg，连续给药30天，RP可显著降低小鼠肝中LPO和脂褐质含量；当连续给代谢性衰老模型小鼠腹腔注射RP 40天，可显著降低小鼠脑内MAO－B的活性，明显提高小鼠脑和肝中GSH－Px的活性，以及小鼠心肌CAT的活性，并可使小鼠脑内SOD和Na^+，K^+－ATP酶活性显著提高。另有研究，山药多糖能降低维生素C－NADPH及Fe^{2+}－半胱氨酸诱发的微粒体过氧化脂质的含量，并对黄嘌呤－黄嘌呤氧化酶体系产生的超氧自由基（O^{2-}）及Fenton反应体系产生的羟自由基（OH^-）有清除作用。

山药具有极显著的常压耐缺氧作用。小鼠分别腹腔注射山药水煎剂0.2mL/只（含生药1g/mL），30min后，装入内装20g碱石灰的广口、磨口瓶中，凡士林密封，记录小鼠存活时间。结果与对照组比较，山药能显著延长小鼠存活时间，具有极显著的常压耐缺氧作用，能明显减轻小鼠脏器受缺氧环境的损害，提高耐受性。

山药多糖具有明显的体外和体内抗氧化活性。它能降低维生素C－NADPH及Fe^{2+}－半胱氨酸诱发的微粒体过氧化脂质的含量，并对黄嘌呤－黄嘌呤氧化酶体系产生的超氧自由基（O^{2-}）及Fenton反应体系产生的羟自由基有清除作用。蒋艳玲发现怀山药多糖可明显拮抗半乳糖所致衰老小鼠免疫器官组织的萎缩，使皮质厚度增加，皮质细胞数和淋巴细胞数增加；并推测其机理可能与兴奋免疫器官从而增强免疫细胞功能有关。

王丽霞等测定山药蛋白多糖体外抗氧化作用，表明山药蛋白多糖对活性氧自由基如H_2O_2、O^{2-}、OH具有良好的清除作用，可减少红细胞溶血和抑制小鼠肝匀浆脂质过氧化反应，在一定范围内和剂量成正比。山药蛋白多糖具有明显的体外抗氧化作用，其体外抗氧化能力与蛋白多糖浓度呈正相关性。舒媛等通过测定还原能力、清除H_2O_2、O^{2-}、OH的能力，对3种山药粗多糖的抗氧化性进行比较。结果表明Sevag法去除蛋白得到的山药粗多糖抗氧化能力最强，除蛋白前的山药粗多糖次之，而用蛋白酶法除蛋白得到的山药粗多糖抗氧化能力最弱。由此可见，山药多糖结合蛋白具有较高的体外抗氧化能力。相湘研究山药对 D－半乳糖所致衰老模型大鼠的抗衰老作用。结果山药可显著提高脑中的超氧化物歧化酶（SOD）、谷胱甘肽过氧化酶（GSH－PX）的活性，降低氧化产物丙二醛（MDA）的含量（$P<0.01$）。郑素玲等探讨山药粗提取液对亚急性衰老小鼠胸腺、脾脏组织结构的影响，结果山药粗提取液对小鼠脾脏胸腺组织结构有一定的保护作用，可延缓老龄小鼠免疫器官的衰老进程。詹彤等制备山药多糖精品，并通过腹腔注射山药多糖精品，考察其对小鼠的抗衰老作用，实验结果显示，给药组小鼠体内谷胱甘肽过氧化物酶、过氧化氢酶、超氧化物歧化酶和脑 Na^+/K^+－ATP 酶活性均增加；单胺氧化酶 B 活性及过氧化脂质和脂褐质含量均降低[52]。

王丽霞等将山药破碎匀装，水浸提，离心收集上清液减压浓缩，用 sevag 法除去游离蛋白质，收集沉淀复溶，透析 48h，冷冻干燥得山药蛋白多糖。采用辣根过氧化酶法、核黄素光照法、Fenton 反应 2－脱氧－D－核糖法等生物化学方法分别测定了山药蛋白多糖对 H_2O_2、O^{2-}、OH 的清除能力，用硫代巴比妥酸法、分光光度法分别测定山药蛋白多糖对小鼠肝组织脂质过氧化反应和小鼠红细胞溶血的抑制作用。实验将山药蛋白多糖清除氧自由基的 EC_{50} 值与 Vc 和构杞多糖进行比较。山药蛋白多糖体外具有显著清除 H_2O_2、O_2^-、OH 的作用，且呈一定浓度依赖性。山药蛋白多糖浓度为 30mg/mL 时，对 H_2O_2 的清除为 68.31%，当浓度达到 10mg/mL 时，山药蛋白多糖对 O_2－清除率为 95.04%，16mg/mL 山药蛋白多糖对 OH 的清除率为 53.73%。将山药蛋白多糖和 Vc、枸杞多糖清除活性氧自由基的 EC_{50} 值进行比较，山药蛋白多糖清除活性氧自由基的能力不及 Vc，强于枸杞多糖，山药蛋白多糖具有较强的抗氧化能力。红细胞是机体运输 O_2、CO_2 的细胞，丙三醛（MDA）是脂质过氧化反应的终产物之一，氧化损伤可引起 MDA 生成增加，肝脏是对脂质过氧化反应较为敏感的器官，所以肝脏中 MDA 的含量间接反映细胞脂质过氧化程度。山药蛋白多糖可有效地抑制小鼠红细胞溶血，当山药蛋白多糖浓度为 30mg/mL 时，溶血度达到 48.81%，对红细胞氧化溶血的抑制率达到了 73.71%。山药蛋白多糖体外可以显著降低肝匀浆的自氧化与诱导氧化产生的 MDA，蛋白多糖浓度为 30mg/mL 时，抑制率达到了 57.5%。说明山药蛋白多糖可防止生物膜的氧化损伤。试验结果表明，山药蛋白多糖对活性氧自由基如 H_2O_2、O_2、OH 具有良好的清除作用，可减少红细胞溶血和抑制小鼠肝匀装脂质过氧化反应，在一定范围内和剂量成正比。同时说明，山药蛋白多糖具有明显的体外抗氧化作用，其体外抗氧化能力与蛋白多糖浓度呈正相关性[53]。

尚晓娅等[54]，提取山药粗多糖并进行精制，分析并研究了山药多糖对小鼠肝匀浆自发性脂质过氧化的抑制作用。取 2.5% 肝匀浆悬浮液 1mL，加入不同浓度样品溶液 0.2mL，37℃水浴 60min，加入 15% TCA1mL 终止反应，再加入 0.67% TBA1mL，于沸水浴中显色 15min，冷却后离心，取上清液于 532nm 处测吸光度 A，以相同体积的试样溶剂为对照组。与 Vc 比较，计算抑制率。实验证明，山药多糖 CYPP 和 CYP 各剂量对小鼠肝匀浆自氧化 MDA 的形成有明显的抑制作用，且随添加剂量的增加，抑制效果变好。多糖浓度为 1mg/mL 时，CYPP 的抑制率为 21.66%，CYP 的抑制率则为 46.44%，Vc 的抑制率为 42.43%；多糖浓度进一步增加到 5mg/mL 时，CYPP 的抑制率为 69.14%，CYP 的抑制率为 66.17%，而 Vc 的抑制率则为 69.29%。当多糖浓度小于 5mg/mL 时，精制多糖 CYP 对小鼠肝匀浆自氧化 MDA 形成的抑制作用明显高于粗多糖 CYPP，特别是在较低浓度范围内，这个现象比较明显。结果表明精制多糖 CYP 对小鼠肝匀浆自氧化 MDA 形成的抑制作用非常好，与 Vc 的水平差不多。表明山药多糖在抑制小鼠肝匀浆自氧化 MDA 的形成方面具有很大的潜力。山药多糖具有较高的抑制脂质过氧化能力，其机制可能与多糖－细胞膜之间的相互作用有关。山药粗多糖经除蛋白处理后得到精制多糖，精制多糖纯度较高，不含核酸和蛋白质，山药精制多糖水解后经 GC 分析，得知是由鼠李糖、阿拉伯糖、甘露糖、葡萄糖和半乳糖组成的杂多糖。山药粗多糖和精制多糖均具有一定的还原能力，且粗多糖的还原力高于精制多糖。山药粗多糖和精制多糖具有较强的清除羟自由的能力和较强的抑制小鼠肝匀浆自氧化MDA形成的作用，特别是精制多糖，其清除能力和抑制作用非常强，与Vc的水平差不多．山药多糖具有如此强的清除羟自由基的能力和抑制小鼠肝匀浆自氧化MDA形成的作用，表明山药多糖在天然抗氧化剂方面具有极大的开发潜力。

唐微等[55]将小鼠随机分成四组即对照组，每组12只，高剂量用药组（山药含量：6mg/kg体重），中剂量用药组（山药含量：1mg/kg体重）和低浓度用药组（山药含量：1.0mg/kg体重），分别用不同浓度的山药多糖灌胃，40天后测定小鼠血清中MDA含量。本实验结果表明，较高剂量的山药多糖可减少小鼠血中的MDA含量，增强小鼠机体的抗氧化能力。在低量组、对照组、模型组中MDA含量增加，即脂质过化加强。

唐微等将90只小鼠随机分成五组，即对照组，模型组，高剂量用药组（山药含量：6mg/kg体重），中剂量用药组（山药含量：1mg/kg体重）和低浓度用药组（山药含量：0.1mg/kg体重），每组18只；模型组每天注射相同体积的D一半乳糖溶液。用山药多糖皮下注射小鼠，40天后测定小鼠血清中SOD活性。结果显示，模型组的SOD比对照组低，具有显著差异。低剂量组的SOD活性与对照组的差别不大，而中剂量组和高剂量组与对照组具有显著的差异，中剂量用药组和高剂量用药组之间没有显著差别。小鼠灌胃山药多糖1%（g/kg）以上就可显著地提高其SOD活性，相对50kg的人来说每天只需口服50g山药多糖，即提高血清SOD活性，增强人体的抗氧化能力，延长人的寿命[56]。

为研究山药灌胃预处理及移植骨髓间充质干细胞（MSCs）对大鼠肾缺血再灌注损伤的保护作用，张亚等，将4~6周龄雌性SD大鼠60只，随机分正常对照（A）组（n=6），再灌注损伤（B）组（n=18），再灌注损伤移植MSCs（C）组（n=18）和再灌注损伤山药灌胃移植MSCs（D）组（n=18）。D组损伤前山药灌胃5天，C、D组再灌注1h输注BrdU标记的MSCs，B、C、D组再灌注6h、48h及2周各采集6只鼠的血并取肾。4组标本进行血清尿素氮（BUN）及肌酐（SCr）、肾匀浆内皮素（ET）测定，常规病理切片，免疫组化检测增殖细胞核抗原（PCNA）、5-溴脱氧尿嘧啶核苷（BrdU）标记MSCs、Ⅷ因子相关抗原（FⅧ-RAg）阳性细胞情况。结果显示，再灌注6h，C、D组BUN、SCr低于B组，D组低于C组；再灌注48h，仅B组高于A组；2周4组间无统计学意义。再灌注6h，B、C组ET较A组高，D组与A组无统计学意义，C、D组较B组低；48h4组间无统计学意义。再灌注6、48h C、D组于肾小球、肾间质微血管见散在BrdU标记的MSCs，2周则见较多。再灌注6、48h及2周PCNA及FⅧ-RAg阳性细胞，C、D组较B组多，D组较C组多。说明肾缺血再灌注损伤时移植MSCs有保护作用，山药灌胃预处理联合MSCs移植有协同治疗作用[57]。

盛玮等[58]通过测定怀山药零余子提取物的还原能力和对化学模拟体系中羟自由基（OH）、超氧阴离子自由基（O^{2-}）及二苯代苦味酰基自由基（DPPH）清除能力，评价怀山药零余子提取物的体外抗氧化作用。研究发现OH是人体内最活泼也最具危害性的自由基，往往也更难清除，已发现许多抗氧化物质能清除O^{2-}，但却不能清除OH，它一直被认为是引起DNA损伤的重要因素。OH能与任何生物分子以极快的反应速率反应，它可抽提核酸分子中嘧啶或嘌呤环N上的H，生成另外一种新的自由基，或扩散进入核，通过加成反应形成另一类型的核酸自由基，如这些新自由基不能及时清除，就会导致DNA突变，引发癌症或改变遗传信息等。而H_2O_2及O^{2-}等与OH相比其反应活性不高，其对生物体的损伤可能通过与金属离子（Fe^{2+}、Cu^{2+}）反应形成OH而起作用，因此OH可能是对生物体危害最大的氧自由基。而怀山药零余子提取物对O^{2-}、OH和DPPH等活性氧具有较强的清除作用，可以作为天然的抗氧化剂，并且山药零余子在我国资源丰富，可以开发为即食方便食品、调味品、保健食品等多种产品，既提高了药农的收入，又将山药零余子变废为宝。

（七）治疗骨质疏松症

为探讨山药对卵巢切除所致大鼠骨质疏松症的治疗作用，并观察其对 OB 和 MSC OPG、RANKL 蛋白及其 mRNA 表达的影响，探索其作用机理。贾朝娟等将 60 只雌性 Wistar 大鼠随机分为 5 组，即空白对照组、假手术组、模型组、阳性对照组和山药组，每组 12 只。摘除大鼠双侧卵巢 1 个月后，作为骨量主要标志的 TBV% 显著降低，而代表骨吸收参数的 TRS% 以及代表骨形成参数的 TFS%、MAR、OSW 和 mAR 均显著增高，同时，OB 和 MSCOPG 蛋白与 mRNA 表达均显著降低，RANKL 表达显著增高，这与人类绝经后骨质疏松症的发病机理相一致。给大鼠灌服滋阴补肾山药 3 个月。采用骨组织形态计量学的方法对大鼠胫骨不脱钙骨切片进行形态计量；采用免疫组化和原位杂交的方法分别检测 OB 和 MSCOPG、RANKL 蛋白及其 mRNA 的表达。与模型组比较，山药组大鼠胫骨 TBV% 显著增高，TRS% 以及皆显著增高，而 RANKL 蛋白和 mRNA 表达皆显著降低。结果表明，山药对卵巢切除所致的骨质疏松症具有明显的治疗作用，能促进 OB 和 MSC OPG 的表达并抑制 RANKL 的表达，是其能够治疗骨质疏松症的机理之一[59]。

（八）其他

1. 对卵清蛋白抗体的作用

李艳菊等将小鼠随机分成 2 组，每组 16 只，第 1 组给予生理盐水灌胃为对照组；第 2 组给予山药水煎剂（含生药 20%）灌胃，为山药组。在第 1 次抗原注射（取小鼠注射卵清蛋白抗原，0.2mL/只，注射部位为小鼠大腿内侧肌肉。第 1 次免疫后 10 天，进行第 2 次免疫，第 2 次免疫后 4 天采血。）后的第三天各组同时开始给药，每日 1 次，每次 0.5mL/只，连续 7 天。结果显示，山药组能使小鼠体内的卵清蛋白抗体显著升高，与生理盐水组比较有显著差异（$P<0.05$），对提高免疫调节作用有一定的指导意义[60]。

2. 促进创伤愈合

以山药一味加入全价营养颗粒饲料，每只每天 6g 怀山药，喂养骨折家兔 1 个月，并于术前及术后 1、3、7、14、28 天抽血检验血清碱性磷酸酶，血清酸性磷酸酶，血清蛋白电泳，血清钙、磷，并进行 X 光摄片，结果 1 个月后上述指标均恢复正常。此外，山药中所含尿囊素能修复上皮组织，促进皮肤溃疡面和伤口愈合，具有生肌作用，可用于胃及十二指肠溃疡。

3. 促胃液分泌

3g/kg 山药煎液给大鼠灌胃，连续给药 3 天，大鼠胃液量、胃液总酸度和总酸排出量均有显著提高，证明山药具有促进胃液分泌、增加胃液酸度的作用，但对大鼠胃蛋白酶活性无明显影响。

4. 止泻作用

在采用给小鼠灌胃生大黄煎液，建立“脾虚”动物模型的同时，按 3g/kg 山药煎液，每日 1 次，连续给药 10 天后，称重 4h 内小鼠排便重量，证实山药对“脾虚”模型小鼠具有明显止泻作用。

5. 抗寒

3g/kg 山药煎液连续给“脾虚”动物模型小鼠灌胃 10 天，测定小鼠的抗寒能力，证明山药具有增强“脾虚”模型小鼠抗寒能力的作用。

6. 镇痛作用

皮内注射山药碱，对豚鼠有局麻作用。山药煎液体外实验对白细胞吞噬金黄色葡萄糖菌的能力有促进作用。山药有诱生干扰素，促进过敏介质释放的作用。

山药中的尿囊素具有抗刺激、麻醉镇痛、消炎抑菌等作用，常用于治疗手足皲裂、鱼鳞病以及多种角化性皮肤病。尿囊素还能修复上皮组织，促进皮肤溃疡面和伤口愈合，具有生肌作用，可用于治疗胃及十二指肠溃疡。目前，尿囊素正作为外用制剂广泛用于皮肤科临床。另外，山药中所含的山药素皮内注射，对豚鼠有局部麻醉作用。

7. **雄激素样作用**

水煎剂给小鼠灌服可增加前列腺，精囊腺重量。覃俊佳等研究发现，褐苞薯蓣和怀山药都显著增加去势小鼠附性器官重量，显著改善肾阳虚小鼠体重及体温，说明其具有补肾、雄激素样作用。另外，山药还能提高肉鸡营养物质利用率，改善肉仔鸡的生长速度和屠体品质，可以作为饲料添加剂加于开发利用。

为观察褐苞薯蓣（广山药）的补肾、雄激素样作用，覃俊佳等将去势小鼠随机分 8 组，即生理盐水（NS）组、睾丸酮组、怀山药组、容县组，每组各 10 只小鼠，桂平组、北流组、邕宁组、博白组，每组各 11 只小鼠。给药剂量睾丸酮为 0. 025g/kg，各地山药为 30. 0g/kg，NS 与山药等容积，每日 1 次，肌注，睾丸酮则为 ip，连续 8 天。末次给药后 24h 脱颈椎处死小鼠，称其体重后剖腹，把膀胱、精囊、前列腺和附着它们的脂肪、结缔组织一起剪下，置于 10% 中性福尔马林溶液中固定。次日取出，剪下精囊前列腺，用滤纸吸干水分后，置电子分析天平上称重。结果可见，与 NS 比，怀山药及广西的桂平、北流、邕宁、博白的褐苞薯蓣去势小鼠精囊前列腺指数增大非常明显（$P<0.01$），容县产者增大显著（$P<0.05$）。与怀山药比较，广西五个产地的褐苞薯蓣增加精囊前列腺指数无显著差异（$P>0.05$）。提示褐苞薯蓣和怀山药都有性激素样作用，且作用无显著差异。由另一组实验结果可知，与 NS 比较，怀山药及广西五个产地的褐苞薯蓣在 15g/kg × 8 天的剂量下，精囊前列腺指数无显著差异（$P>0.05$）。

8. **调节酸碱平衡**

Hou 等研究发现，山药根茎中含有一种蛋白质 Dioscorin，具有抗二苯代苦味酰肼（DPPH）和羟自由基活性的作用，同时还具有碳酸酐酶（Carbonic anhydrase，CAs）样活性，即能催化反应 $CO_2 + H_2O = H^+ + HCO_3^-$，并能抑制胰蛋白酶活性等，由此推测其可能有调节体内酸碱平衡的作用，并对呼吸系统有重要影响；CAs 有 3 种，即仅 α - CAs，β - CAs，γ - CAs，哺乳动物和绿色植物属于 α - CAs 类型，一般植物属于 β - CAs 类型，但山药中的 Dioscorin 却属于前者。

9. **对学习记忆的影响**

为观察东莨菪碱和乙醇分别造成小鼠学习记忆获得障碍和记忆再现障碍，王丽娟等采用迷津法和跳台法观察并比较怀山药和吡拉西坦对小鼠学习记忆能力的影响。结果显示，怀山药（20g/kg 和 30g/kg）及吡拉西坦（0. 2g/kg）均可使小鼠逃避伤害刺激的反应速度加快，错误次数明显减少，遭电击时间缩短（与模型组比较，$0.01<P<0.05$），两药的效果相近（$P>0.05$）。因此，怀山药对小鼠的学习和记忆障碍有改善作用，其作用机制有待进一步研究[61]。

10. **对肾脏缺血再灌注损伤的作用**

张亚等研究山药灌胃预处理对大鼠肾脏缺血再灌注损伤的保护作用和促进肾脏再生修复的作用。山药灌胃预处理能减轻肾脏缺血再灌注损伤大鼠的多项检测指标，促进受损肾小管的再生修复和重建，有效保护了肾功能。肾脏缺血再灌注损伤后测到的 BrdU、Pax^{-2} 双标记阳性细胞提示肾组织内的祖细胞参与了肾脏的修复再生。

11. **熏制山药对肝组织的影响**

现代药理研究表明山药有调节免疫、抗癌、降糖、抗衰老等作用，而抗癌机制与调节免疫、ATP 酶活性有关。在现代加工处理过程中山药多采用硫磺熏制，现代研究表明：硫磺具一定毒性，山药经熏蒸后不仅对其有效成分含量有所影响，而且药材表面还残存了对人体有害的二氧化硫和重金属。研究表明 SO_2 及其衍生物为全身性毒物，可引起试验动物多种器官的损伤，报道中多见吸入致毒损伤，有关采用口服给药方式给予硫磺熏蒸药材的毒理学研究则少见报道。郭婕等将实验动物随机分为 4 组，其中 3 组分别给予未熏蒸山药、市售品山药、硫磺熏蒸山药水提浓缩液（5g/mL），掺入基础饲料，50g/kg BW；正常对照组给予基础饲料，测定 14 周后大鼠肝组织中 MDA 含量、总超氧化物歧化酶（SOD）活力、谷胱甘肽过氧化物酶（GSH－Px）活力，$Ca^{2+}Mg^{2+}$ －ATPase，$Na^{+}K^{+}$ －ATPase 活性；同时观察肝组织结构的病理变化。经口给予受试物 14 周，两组动物未薰山药组、市售山药组肝组织中 GSH－PX 活力与对照组比较均显著增加，均有显著性差异（$P<0.05$ 或 $P<0.01$）；市售山药组雌性大鼠肝组织内 $Na^{+}K^{+}$ －ATPase 活性比对照组高，有显著性差异（$P<0.05$）。结果表明长期服用经大量硫磺薰制后的山药可能影响肝组织的氧化应激系统和 $Na^{+}K^{+}$ －ATPase 过程[62]。

12. **对阳虚小鼠体重、体温的影响**

为观察褐苞薯蓣（广山药）对阳虚小鼠体重、体温的影响，覃俊佳等将去势小鼠随机分 8 组，即生理盐水（NS）组、睾丸酮组、怀山药组、容县组，桂平组、北流组、邕宁组、博白组，每组各 10 只小鼠，5～8 组实验结束时分别为 8、9、10、8 只。将醋酸泼尼松片研末制成 0.8mg/mL 的混悬液，按 8mg/kg 的剂量肌注，每日 1 次，连续 8 天后，小鼠出现体重、体温下降、毛明显疏松，反应迟钝，自主活动减少，蜷曲拱背等形寒肢冷的肾阳虚现象。将肾阳虚小鼠随机分 7 组，每组 10 只。各组山药给药剂量均为 30g/kg×8d，肌注。阳虚对照组给等量 NS，肌注。给药时间，隔天给上述剂量的醋酸泼尼松，以维持小鼠肾阳虚。于末次给药后 24h 称体重，量体温。将药后体重、体温分别减药前体重、体温，得体重差值、体温差值。与阳虚组比较，对体重，广西五个产地的褐苞薯蓣和怀山药都能显著增加肾阳虚小鼠体重（$P<0.01$），褐苞薯蓣和怀山药比较体重无明显差异（$P>0.05$）；对体温，怀山药、桂平、博白、容县产的褐苞薯蓣都能显著恢复肾阳虚小鼠的体温（$P<0.01$ 和 $P<0.05$），桂平、博白、容县产的褐苞薯蓣与怀山药比较恢复体温不显著（$P>0.05$），北流、邕宁产的褐苞薯蓣，对体温影响不显著（$P>0.05$）。同时，与肾阳虚组比较，对体重，怀山药及广西桂平、北流、博白、邕宁、容县的褐苞薯蓣都能增加肾阳虚小鼠的体重（$P<0.05$），且怀山药与广西五个产地的褐苞薯蓣比较无显著差异（$P>0.05$）；对体温，怀山药和广西五个产地的褐苞薯蓣都无明显影响（$P>0.05$）。

13. **毒性**

水煎醇沉剂给小鼠灌服 $LD_{50}>2286.4$g/kg。为观察褐苞薯蓣（广山药）急性毒性，覃俊佳等取体重 18～22g 小鼠，按体重和性别均匀分组，每组 10 只，以浓度为 12g/mL 的褐苞薯蓣和怀山药水煎醇沉液 1 次灌胃给药。结果显示，各地褐苞薯蓣的 LD_{50}（g/kg）如下：北流 312.8±42.5、桂平 379.3±48.8、博白 427.1±44.9。怀山药 LD_{50} 为 357±64.2。小鼠中毒表现：先出现镇静，然后是扭体反应，最后惊厥（竖尾，跳跃，四肢抽搐，角弓反张，腹肌强烈收缩）而死，死亡出现在灌胃给药后约 30min。尸体解剖见全段小肠膨隆，肠腔充满半透明液体，肠壁充血水肿，胃及结肠未见异常。对预试时以最大浓度 12g/mL，最大给药容积 0.5mL/10g 体重，1 次肌注，测不出最小 100% 死亡剂量的容县及邕宁褐苞薯蓣，用组间剂量比为 1∶0.7 的剂量，每组 10 只小鼠，按剂量由大到小，逐组进行，至倒数第二组有 1 只小鼠死亡时，末组小鼠数增至 20 只而不出现死亡即终止实验，该组剂量即为 MTD。结果容县及邕宁的褐苞薯蓣 MTD 均为 600g/kg。

褐苞薯蓣和怀山药的急性毒性，根据 LD_{50}值及 MTD 值由小到大的顺序排列如下：北流 < 温县 < 桂平 < 博白容县及邕宁。LD_{50}值小者毒性大，故北流产者毒性相对较大，容县邕宁两地产者毒性最小。提示产地不同，毒性也有差异。总的说来褐苞薯蓣毒性比温县怀山药小。试验测得温县怀山药 LD_{50} 为 321 ± 42.5g/kg，而赵曦报道的为 LD_{50} > 2286.4g/kg，两者相差 7 倍以上，究其原因也可能为产地不同[63]。

参考文献

[1] 王邈，李德远，等．山药的药理作用分析及其开发利用［J］．中国食物与营养，2010，4：72 – 75.
[2] 马汴梁主编．四大怀药养生与临证妙用［M］．人民军医出版社，2003.
[3] 王本祥主编．现代中药药理与临床［M］．天津科技翻译出版公司，2002.
[4] 肖培根主编．新编中药志·第一卷［M］．化学工业出版社，2002.
[5] 丁赢，赵云岚，刘铁城，夏泉，赵永华，等编著．山药穿山龙［M］．中国中医药出版社，2001.
[6] 高丽松，曾凡潘，等．不同浓度的磁处理山药药液对小肠平滑肌收缩活动的影响［J］．生物磁学，2004，（1）：5 – 7.
[7] 刘晓梅．山药的药理研究及临床新用［J］，光明中医，2010，25（6）：1087 – 1088.
[8] 袁书林．山药的化学成分和生物活性作用研究进展［J］．食品研究与开发，2008，29（3）：176 – 179.
[9] 国家中医药管理局《中华本草》编委会．中华本草［M］．上海科学技术出版社，1999.
[10] 马清钧，王淑玲主编．常用中药现代研究与临床［M］．天津科技翻译出版公司，1995.
[11] 覃俊佳，周芳，等．褐苞薯蓣对小鼠脾虚证的影响［J］．时珍国医国药，2003，14（3）：封 3 – 封 4.
[12] 方慧．山药延缓衰老的研究进展［J］．2009 浙江省中药学术年会论文集，125 – 126.
[13] 程林，陈斌等．山药及其麸炒品水提液不同极性部位对脾虚小鼠胃肠功能的影响［J］．南京中医药大学学报，2006，22（3）：168 – 170.
[14] 罗鼎天，朱曙东，等．怀山药对急性胃黏膜损伤大鼠组织内环氧合酶 – 2 表达的影响［J］．中国中西医结合消化杂志，2010，18（5）：319 – 321.
[15] 沈金根，沈亚，等．鲜山药提取物对实验性胃溃疡大鼠血清表皮生长因子的影响［J］．中华中医药学刊，2010，28（9）：1986 – 1988.
[16] 何云，戚玉敏，等．山药多糖对糖尿病大鼠胰岛素及血小板数的影响［J］．河北北方学院学报：医学版，2009，26（1）：29 – 31.
[17] 何云．山药多糖降血糖作用的实验研究［J］．华北煤炭医学院学报，2008，20（4）：448 – 449.
[18] 胡国强，杨保华，等．山药多糖对大鼠血糖及胰岛释放的影响．山东中医杂志，200423（4）：230 – 231.
[19] 张忠泉，陈百泉．山药多糖对大鼠血糖及胰岛释放影响的研究．上海中医药杂志，2003，37（10）：52 – 53.
[20] 宋永刚，胡晓波，等．山药的活性成分研究概况［J］．江西食品工业，2007，4（19）：45 – 48.
[21] 陈佳希，李多伟，等．山药的功能及有效成分研究进展［J］．西北药学杂志，2010，25（5）：398 – 400.
[22] 赵长英，朱伟，胡琼丹，等．山药多糖对实验性糖尿病小鼠的治疗及预防作用［J］．深圳中西医结合杂志，2011，21，（3）：133 – 135.
[23] 高启禹，徐光翠，仇云鹏，等．山药多糖对四氧嘧啶致糖尿病小鼠血糖和血脂的影响［J］．黑龙江畜牧兽医，2011，7：136 – 137.
[24] 何凤玲，叶小利，李学刚，等．山药中降糖活性成分的筛选与比较［J］．食品工业科技，2011，32（6）：373 – 375.
[25] 朱明磊，唐微，管守涛．山药多糖对糖尿病小鼠降血糖作用的实验研究［J］．现代预防医学，2010，37（8）：1524 – 1527.

[26] 杨宏莉，张宏馨，等. 山药多糖对 2 型糖尿病大鼠 HK SDH 及 MDH 活性的影响 [J]. 辽宁中医药大学学报，2010，12（1）：38－39.
[27] 杨宏莉，张宏馨. 山药多糖对 2 型糖尿病大鼠降糖机理的研究 [J]. 河北农业大学学报，2010，33（3）：100－103.
[28] 杨宏莉，张宏馨. 山药多糖对体外培养大鼠胰岛细胞活性及胰岛素分泌的影响 [J]. 河北大学学报：自然科学版，2010，30（4）：408－412.
[29] 杨宏莉，张宏馨. 山药多糖对 2 型糖尿病大鼠肾病的预防作用研究 [J]. 中国药房，2010，21（15）：1345－1347.
[30] 徐国钧，何宏贤主编. 中国药材学：上册 [M]. 中国医药科技出版社，1996.
[31] 舒思洁，舒慧，等. 山药合剂改善糖尿病大鼠肝功能减退的效应 [J]. 中国临床康复，2006，10（23）：90－92.
[32] 胡长鹰，于文喜. 山药皂苷及其对离体心脏缺血再灌注损伤的保护作用 [J]. 食品工业科技，2011，21（2）：309－312.
[33] 徐增莱，汪琼，等. 淮山药多糖的免疫调节作用研究 [J]. 时珍国医国药，2007，18（5）：1040－1041.
[34] 程林，陈斌，等. 山药及其麸炒品的多糖部位对小鼠免疫功能的影响 [J]. 中药新药与临床药理，2006，17（2）：86－89.
[35] 苗明三. 怀山药多糖对小鼠免疫功能的增强作用 [J]. 中药药理与临床，1997，13（3）：25－26.
[36] 刘晓，蔡皓，等. 山药麸炒前后多糖成分对 T 细胞免疫功能的影响. 2010 中药炮制技术，学校流暨产业发展高峰论坛文集，2010，490－494.
[37] 蒋艳玲. 怀山药多糖对衰老小鼠免疫器官组织的影响 [J]. 河南中医药学刊，2002，17（6）：18－19.
[38] 赵国华，王赟，等. 山药多糖的免疫调节作用 [J]. 营养学报，2002，24：187－188.
[39] 孙延鹏，李露露，等. 山药多糖对小鼠免疫性肝损伤的保护作用 [J]. 华西药学杂志，2010，25（1）：26－28.
[40] 刘伟萍，金国平，等. 山药水提物对四氯化碳所致小鼠急性肝损伤的改善作用 [J]. 郑州大学学报：医学版，2008，43（5）：885－888.
[41] 孙设宗，唐微，等. 山药多糖对小鼠 CCl4 肝损伤的保护作用 [J]. 郧阳医学院学报，2008，27（6）：502－504.
[42] 孙设宗，赵杰，官守涛，等. 山药多糖对 CCl4 肝损伤小鼠自由基、TNF－α 含量的影响 [J]. 山西医科大学学报，2011，42（6）：452～454.
[43] 陈培波，刘伟萍，等. 山药水提物对化学性肝损伤的保护作用 [J]. 现代预防医学，2009，36（18）：3437－3440.
[44] 王巧兰. 长型山药黏液质组分分析及抗肿瘤活性研究 [J]. 黄冈职业技术学院学报，2004，6（1）：53－56.
[45] 赵国华，李志孝. 山药多糖 RDPS－I 的结构分析及抗肿瘤活性 [J]. 药学学报，2003，38（1）：37－41.
[46] 赵国华，陈宗道，等. 山药多糖对荷瘤小鼠免疫功能的影响 [J]. 营养学报，2003，25（1）：110－112.
[47] 阚建全，王雅茜，等. 山药活性多糖抗突变作用的体外实验研究 [J]. 营养学报，2001，23（1）：76－78.
[48] 郑素玲，王艳华，吴朝晖，等. 山药对老龄小鼠免疫器官组织结构的影响 [J]. 中国老年学杂志，2007，27（19）：1881－1882.
[49] 郑素玲，吉玉英，等. 山药对老龄小鼠游泳耐力和免疫器官形态结构的影响 [J]. 中国老年学杂志，2010，30（10）：1401－1402.
[50] 唐微，朱明磊，等. 山药多糖抗衰老作用的实验研究 [J]. 黄冈职业技术学院学报，2002，4（3）：23－25.
[51] 林刚，胡泗才，等. 山药及盾叶薯蓣对家蚕寿命和小鼠 LPO、LF 的影响 [J]. 南昌大学学报：理科版，2002，26（4）：363－366.
[52] 赵宏，谢晓玲，等. 山药的化学成分及药理研究进展 [J]. 今日药学，2009，19（3）：49－52.
[53] 王丽霞，刘安军，等. 山药蛋白多糖体外抗氧化作用的研究 [J]. 现代生物医学进展，2008，8（2）：242－245.
[54] 尚晓娅，任锦，等. 山药多糖的制备及其体外抗氧化活性 [J]. 化学研究，2010，21（2）：72－75.
[55] 唐微，朱明磊，等. 山药多糖对小鼠血清 MDA 的影响 [J]. 黄冈职业技术学院学报，2002，4（1）：67－68.
[56] 唐微，朱明磊，等. 山药多糖对小鼠血清 SOD 活性的影响 [J]. 黄冈职业技术学院学报，2002，4（2）：42.
[57] 张亚，周云，等. 山药及干细胞对肾缺血再灌注损伤的保护作用 [J]. 江苏医药，2009，35（8）：926－929.

[58] 盛玮，薛建平，等．怀山药零余子提取物抗氧化活性的研究［J］．食品科学，2009，30（3）：92－94.
[59] 贾朝娟，鞠大宏，等．山药对卵巢切除大鼠骨质疏松症的治疗作用及其机理探讨［J］．中国中医基础医学杂志，2009，15（4）：268－271.
[60] 李艳菊，刘辉，等．基于中药信息学对三种中药免疫调节作用的实验研究［J］．辽宁中医杂志，2007，34（6）：834－835.
[61] 王丽娟，李杰，等．怀山药对小鼠学习记忆能力的影响［J］．食品科学，2010，31（3）：243－245
[62] 郭婕，赵海霞，等．硫磺熏蒸山药对大鼠肝组织抗氧化能力及 ATP 酶活性的影响［J］．中国实验方剂学杂志，2010，16（11）：150－153.
[63] 覃俊佳，周芳，等．褐苞薯蓣对去势小鼠和肾阳虚小鼠的影响［J］．中医药学刊，2003，21（12）：1993－1995.

第八章　山药的临床应用

一、现代文献记载

山药为薯预蓣植物薯蓣 *Dicscorea opposita* Thunb 的干燥根茎，习称为怀山药。是我国从古至今最常用最重要的中药之一。既可单独使用，也可与其他中药配伍使用，具有补脾养胃，生津益肺，补肾涩精之功效。临床用于脾虚食少，久泻不止，肺虚喘咳，肾虚遗精，带下，尿频，虚热消渴。麸炒可补脾健胃。用于脾虚食少，泄泻便溏，白带过多等症。近年来，人们对山药的化学活性成分，药理作用，制剂开发及临床应用等方面作了大量深入的研究。取得了可喜的成果。临床使用更加广泛，进一步扩大了应用范围。

（一）儿科

1. 小儿腹泻

（1）小儿单纯性腹泻

小儿腹泻是小儿常见的一种消化道疾病，一年四季均可发生，用山药粉治疗腹泻，既避免了药物的毒副作用，又比较容易被患儿接受。但只适用于小儿单纯性腹泻、消化不良腹泻，若大便常规检查有菌痢者，应配合药物治疗[1]。

婴幼儿期肾气未充，腠理不严，脾胃运化功能尚不健全，偶遇风寒，饮食不节或不洁时易患泻泄。刘焕涛等将200例患儿，随机分为甲组100例，其中男54例，女46例；1岁以下30例（30%），1~3岁70例（70%）。乙组100例，其中男60例，女40例；1岁以下35例（35%），1~3岁65例（65%）。根据脱水程度分为轻、中、重3度。甲组轻度脱水70例（70%），中度脱水20例（20%），重度脱水10例（10%）。乙组轻度脱水70例（70%），中度脱水15例（15%），重度脱水15例（15%）。将山药碾成粉末，加水适量，于文火上熬成糊状，放入白糖或葡萄糖。新生儿每日2g，半岁内每日4g，0.5~1岁每日6g，1~3岁每日8g，分3次服。ORS液（钠3.5g、碳酸氢钠2.5g、钾1.3g、葡萄糖20g，加冷开水或米汤至1000mL）。轻度脱水100mL/（kg·d），中度脱水150mL/（kg·d），重度脱水200mL/（kg·d）。注意呕吐重时应先行镇吐治疗，感染性腹泻应常规进行抗生素治疗。动态观察电解质、酸中毒及脱水纠正情况，注意防止高钠血症。此疗法治疗3日内无效者，应改用其他疗法。结果显示，腹泻次数及量控制在入院前50%以下，小便量增加，脱水明显改善，一般情况好转为有效。甲组轻度脱水70例，3日内有效55例，占78.6%；中度脱水20例，3日内有效18例，占90.0%；重度脱水10例，3日内有效8例，占80.0%；总有效率为81.0%。乙组轻度脱水70例，3日内治疗有效50例，有效率为71.4%；中度脱水15例，3日内治疗有效8例，有效率为53.3%；重度脱水15例，3日内治疗有效12例，有效率为80.0%；总有效率为70.0%。两组总有效率比较有非常显著性差异（$P<0.01$）。山药味甘性平，作用缓和，不寒不燥，具有益肾气、健脾胃、止泻痢、化痰、润皮毛之功效，故治腹泻疗效好，且无毒副作用。ORS液渗透压为150mEQ/L，略高于血液晶体渗透压，在治疗过程中除4例重度脱水患儿因严重电解质紊乱，且呕吐频繁改用静脉补液外，其他患儿在观察中未出现高钠血症之表现[2]。

徐新红等观察了婴儿健脾颗粒治疗小儿腹泻临床疗效。将112例患儿随机分为两组：治疗组以中药婴儿健脾颗粒（由白扁豆、白术、山药、鸡内金、木香、川贝母等组成）治疗；对照组以西药乳酸菌片等常规治疗。两组均以10～15天为1个疗程，连续治疗2个疗程。结果治疗组总有效率为91.38%，对照组总有效率为77.78%。两组比较差异有显著性（$P<0.05$）。表明婴儿健脾颗粒有健脾、消食、止泻功效，用于治疗婴幼儿腹泻疗效优于常规西药[3]。有报道称，用怀山米糊治疗62例秋季腹泻，获得良效。以怀山米研末，临用时加冷水煮成米糊状口服。<1岁，5～10g/次，1～2岁，11～15g/次；2～3岁，16～20g/次。并酌情禁食或给予补液等，结果全部治愈。止泻时间明显短于西药对照组[4]。另有报道以单味生怀山药，加水适量调和后，加温熬成粥状，于奶前或饭前口服，每人每次5～10g，每日3次，疗程3天。104例中75例痊愈，18例好转，11例无效[5]。

婴幼儿先天禀赋不足，脾胃功能尚未成熟，脾胃虚弱，运化失司，而发生泄泻。患者朱某，男，1岁8个月，2006年8月6日就诊。腹泻有10天，每日5～10次，大便稀溏，粪如呈黄绿色稀水样、似蛋花汤，或夹杂未消化食物，少量黏液，有酸臭味，食欲不佳，厌倦思睡，舌苔白厚腻，指纹淡白。曾在某医院用次碳酸泌、痢特灵等药治疗不效，用山药鸡肝散。谢文康用山药15g，薏苡仁12g，共研细末，鸡肝1具，切成小片，与药末拌匀，置碗中适量食醋蒸熟，早晚分服，每次3g，治疗3天即痊愈。由于山药健脾益气养阴，固精止泻；薏苡仁利湿健脾，促进脾胃运化；鸡肝以肝补肝，疏泄条达，增强脾胃功能；食醋开胃调胃，增强收敛止泻作用。全方健脾、益气养阴、固精止泻，使脾胃运化恢复正常而腹泻止[6]。

（2）治小儿秋季腹泻

治小儿秋季腹泻用生山药500g，白糖30～50g，先将山药轧成细末，过罗。取山药粉50g左右置搪瓷缸内，适量凉开水调匀，放火上加热，时时搅拌，待煮2～3沸后即成稀糊状，加白糖少许，每次4～6羹匙，日服4～5次。婴儿可适当调稀，频频饮之。治疗22例，全部治愈。又有报道，怀山药细粉，临用时加冷水煮成糊状口服。1岁以内每次5～10g，1～2岁每次11～15g，2～3岁分次16～20g，治62例小儿秋季腹泻，疗效显著[4,7,8]。

（3）婴幼儿轮状病毒性腹泻

为观察中药怀山药治疗婴幼儿轮状病毒性腹泻的疗效，花玉梅等选取45例患儿，随机分为怀山药治疗组30例（男17例，女13例；年龄小于6个月5例，6～12个月10例，1～2岁13例，3岁者2例），对照组15例。治疗组在对症治疗的基础上应用中药怀山药粉，每次10g，加水煮成粥状或奶状，于奶前或饭后口服，3次/日，疗程3天。治疗期间除使用退热剂及脱水患儿应用必要的口服补液盐外，停用其他任何药物及治疗措施。对照组应用黄连素、中药及其他对症治疗药物，如退热药物及口服补液盐等治疗。结果显示，治疗组总有效率（96.67%）明显高于对照组（60%）。两组比较差异具有统计学意义（$P<0.01$）。说明中药怀山药对轮状病毒性腹泻有显著效果[9]。

2. 小儿积滞

山药内金饼（怀山药、鸡内金、面粉适量加入红糖、芝麻）治疗小儿疳积2例，疗效颇佳，均痊愈[5]。炒山药5～10g，炒扁豆、炒白术、鸡内金各3～5g，随症加减。凡伤食、积滞、疳积等症有纳食呆滞、夜寝不宁、多汗倦怠、便溏或干，反复外感、贫血等症均可服用，治疗1218例。总有效率为98.9%。

治疗食欲不振山药500g，羊肉、糯米各250g。先将羊肉煮烂，再加入山药、糯米煮成粥，分早晚2次服食。此方还适用于腰酸尿多，体虚胃寒[10,11]。

3. 小儿遗尿症

炒怀山药120g研末备用，每日早晚各服1次，每次6g，开水送服，若遗尿较重者加孩儿参30g，焙干研末与怀山药调匀服用，治胃气虚弱型遗尿症200例，全部治愈[7,8]。治疗小儿遗尿山药、益智仁、乌药各60g，猪脬1具。将三味药研成细末，塞入猪脬内炖热，吃肉饮汤[10]。

二、妇科

山药含有多种营养素，有强健机体，滋肾益精的作用。大凡肾亏遗精，妇女白带多、小便频数等症，皆可服之。

1. 功能失调性子宫出血

中医学认为其主要病机是以肾的阴阳失调为发病动因。陈晓萍观察了补肾调经汤配合性激素治疗功能失调性子宫出血的疗效。采用补肾调经汤（山药20g，当归、石莲、川断、菟丝子、炒杜仲各15g，椿根白皮、炒荆芥穗、柴胡、熟地、升麻各12g，煅牡砺、乌贼骨各30g，阿胶10g烊化，炙甘草6g）配性激素（雌激素、孕激素）治疗功能性子宫出血230例。中药水煎服，早晚服药各1次，可根据宫血分型辩证施治。激素治疗视病情用药及调整剂量。结果230例患者中痊愈211例，好转19例，总有效率为100%。表明补肾调经汤配性激素是治疗功能失调性子宫出血的有效方法[3]。

2. 宫颈糜烂

陈春芳观察了宫炎止带汤配合红外光照射治疗宫颈糜烂的疗效。治疗组381例，采用自拟宫炎止带汤（怀山药、茯苓各15g，猪苓12g，车前子、泽泻、炒白术、丹皮、赤芍、川牛膝各10g，可根据病症加减药味）配合红外光照射治疗，每日1剂，水煎，连服7天。对照组52例，用红外光治疗仪治疗。结果，治疗组381例中，治愈338例，有效28例，无效15例，总有效率94.7%。对照组52例中，治愈30例，有效14例，无效8例，总有效率84.6%。两组比较，治疗组明显优于对照组。表明本中药汤剂有健脾利湿、止带化瘀的功效，配合红外光治疗，有减少术后反应，增强疗效的作用[3]。

3. 早期先兆流产

先兆流产属中医学胎漏、胎动不安范畴，是妇科最常见的妊娠疾病。叶小雅等观察了益肾固冲汤治疗早期先兆流产疗效。将56例患者采用益肾固冲汤（菟丝子、熟地黄各20g，炒黄芩、白芍各10g，焦白术、续断、杜仲、枸杞子、桑寄生、黄芪、山药、阿胶各15g视病情可加减药味）治疗。结果，治愈52例，有效率92.26%，未愈4例，占7.14%。表明益肾固冲汤治疗先兆流产，疗效显著、安全，且无明显副作用，值得推广应用[3]。

4. 免疫性不孕症

王春霞等观察了六味地黄汤加减治疗免疫性不孕症的临床疗效。将289例患者随机分为2组，治疗组153例，口服六味地黄汤加减（处方：生地黄、熟地黄、山茱萸、山药、炒当归、赤芍、柴胡各10g，白术、牡丹皮、获茎各12g，五味子、甘草各6g）治疗，每日1剂，水煎，早晚分服。对照组136例，口服地塞米松。每次0.75mg，每日2次，两组均2月为1疗程。结果，有效率治疗组为89.5%，对照组为77.2%，治疗组疗效明显优于对照组。表明六味地黄汤加减治疗免疫性不孕症疗效优于常规西药[3,12]。

5. 妇女带下

带下症多为体质虚弱，或劳倦内伤，损伤脾胃，致使脾失健运，水湿内停，任脉不固，水湿下陷，发为带下。李贺三选取58例门诊患者，年龄28~64岁，平均46岁；病程3个月~11年，平均2.6年。脾虚带下症以白带量多，质淡清稀无异味为主要特征，可伴有面色萎黄，倦怠乏力，纳差便溏，舌淡苔白，脉细弦等。采用山药莲子粥药用山药15g，扁豆15g，薏苡仁15g，莲子肉15g。气虚加党参15g，血虚加龙眼肉15g、大枣7枚，肾虚腰疼加芡实15g、白果仁12g。每日1剂，加水煎煮成粥，1次或2次口服，1周为一疗程。治疗2个疗程后观察效果。治疗结果显示，治愈（白带正常，临床症状消失，且半年以上不复发）42例，占72.4%；好转（白带明显减少，临床症状明显改善）14例，占24.2%；无效（治疗前后白带及伴随症状无改善）2例，占3.4%。山药莲子粥方中山药益气健脾、补益冲任，扁豆健脾止泻，薏苡仁淡渗利湿，莲子健脾益心肾、固涩止带。诸药合用，共奏益气健脾、固涩止带之效。临症时略作加减，疗效明显[13]。

用山药30g，芡实30g，盐水炒黄柏6g，车前子3g，白果10g，日1剂，水煎服。服药期间注意外阴卫生，忌鱼腥、腌菜等生冷食物，治疗110例，治愈89例，显效21例[7,8]。有临床报道用妇炎清（内含党参、白术、甘草、怀山药、白芍、柴胡、陈皮等）临床治疗107例妇女带下病，其中48例显效，51例有效，8例无效[5]。治疗白带山药、生薏苡仁、莲子米各30g，用文火煮熬成羹服食，每日2次，7天为1个疗程。适用治疗脾虚白带[10]。治白带：山药、生薏仁、莲子米各30g，用文火煮熬成羹服食，每日1次，7天为1个疗程。适用治疗脾虚白带[11]。

6. 妊娠呕吐

有报道[7,8]，半夏洗漂至无味。置清洁无药味的砂锅内文火煎煮45min，去渣取清汤约100mL，调入已研好的山药细末30g，煎3~4沸。成粥糊状。再调入白糖适量，稍冷后频频食之，每次量由小渐增，每日1剂，烦躁、口干、舌红以鲜芦根60g，加入半夏、白芷内共煎；呕吐清水，喜热饮，舌质淡，属脾胃虚寒者加砂仁6g，研末与山药共入汤煎煮。治疗18例，全部治愈。

7. 治疗痛经

有报道，用山药、山茱萸、菟丝子、炮姜、淫羊藿各9g，水煎服。用于治疗妇女行经后腹痛[10]。

8. 治疗产后自汗、盗汗

有报道，用山药、黄芪各15g，羊肉90g，桂圆肉10g。先将羊肉用沸水稍煮后入冷水浸泡除膻，再用沙锅将水煮开，放入羊肉和三味药同煮，饮汤食用[10]。

三、内科

山药含有黏液蛋白，有降低血糖的作用，可用于治疗糖尿病，是糖尿病人的食疗佳品。

1. 肾病糖尿病

糖尿病肾病是糖尿病主要并发症之一，是与糖尿病代谢异常有关的毛细血管间肾小球硬化症。宋银枝等观察了益气养阴汤治疗糖尿病肾病的临床疗效。将86例患者随机分为2组。对照组40例，采用常规西医疗法；治疗组46例，在对照组治疗基础上，加服益气养阴汤（黄芪30g，党参、生地黄、麦冬、枸杞子、泽泻、益母草各15g，山药、丹参各20g，土鳖虫5g，山茱萸、泽兰、怀牛膝、当归各10g）治疗。观察治疗前后尿蛋白、24h尿微量白蛋白排泄率（UAER）、空腹血糖（FBG）、血尿素氮（BUN）、血肌酐（Cr）、血总胆固醇（TC）、甘油三脂（TG）指标改变及2组患者治疗前后临床症状积分的变化。结果，显效率、总有效率治疗组分别为32.61%、89.13%，对照组分别为15.0%、70.0%，2组比较，差异有显著性或非常显著性意义（$P<0.05$，$P<0.01$），治疗组优于对照组。2组治疗后（除对照组TG外）各项指标均有明显下降，与治疗前比较，差异均有显著性意义（$P<0.05$）。治疗后2组症状积分、UAER、尿蛋白、TC、TG比较，差异均有显著性意义（$P<0.05$）。表明益气养阴汤结合西药常规治疗糖尿病肾病疗效优于单纯西药常规治疗[3]。

为探讨山药对糖尿病肠病患者空腹血糖、餐后 2h 血糖、空腹血清胰岛素、SP、VIP 浓度变化的影响，马立新等将糖尿病肠病患者 60 人随机分为胰岛素组、胰岛素 + 山药组，观察两组干预前后空腹血糖、餐后血糖、空腹血清胰岛素的变化。以 30 名正常人、30 名糖尿病肠病发作期患者为对照进行空腹血清 SP，VIP 浓度的检测。本研究结果表明健康对照者及糖尿病肠病患者血浆 SP 及 VIP 浓度有差别，糖尿病肠病发作期患者血浆两种物质浓度升高，而缓解期又很快下降，远低于正常对照人群两种物质在血液中的浓度，这表明 SP 及 VIP 可能在糖尿病肠病患者的便秘、腹泻症状中起一定作用。血浆 SP 浓度增加可促使胃肠蠕动，致患者胃肠蠕动增加，大便次数增多；血浆 SP 浓度减少，可使胃肠蠕动减慢，致患者大便次数减少，VIP 浓度减少还可能使肠液分泌减少，引起便秘。反之分泌量过高则会引起肠液分泌增多，引起腹泻。山药甘，平，入脾、肺、肾三经，为补中益气药。临床补脾、养肺、益肾，用于胃虚弱证、消渴症。所含药效成分有薯蓣素、黏液质、胆碱、尿囊素、精氨酸等。根据本研究结果显示，在胰岛素使用的基础上，膳食加用山药，可调节糖尿病肠病患者血液 SP 浓度、VIP 浓度，使之趋于正常水平，有利于糖尿病肠病患者肠道正常功能的维持。同时山药与胰岛素合用还能调节、增强周围组织细胞对葡萄糖的摄取与利用，改善胰岛素抵抗，降低血糖。有关山药对 SP、VIP 的分泌及对肠道黏膜的作用机制还有待于进一步研究。说明山药可调节糖尿病肠病患者血液 SP 浓度、VIP 浓度，使之趋于正常水平，有利于糖尿病肠病患者肠道正常结构和功能的维持；同时山药与胰岛素合用还能通过神经 - 激素 - 免疫网络调节增强周围组织细胞对葡萄糖的摄取与利用，改善外周组织胰岛素抵抗，降低血糖。山药来源广泛、药食两用、价格低廉，有利于开发为功能性食疗品，发挥对慢性病控制的作用[14]。

张俊英等选取 15 例符合糖尿病诊断标准的观察对象，并剔除能引起血糖尿糖显著增高的其他疾患，其中，年龄最大者 60 岁，最小者 18 岁，均属于成年患者。男性 9 例，女性 6 例，患者距来就诊时间最长 4 年，最短半年。通过以下方法进行治疗：每日取出山药 50g，加水 1000mL 慢火煎至 500mL 即可，留置瓶中少量频饮代茶。另外辅以维生素 C100mg 肌注，每日 2 次，每次 1 支。结果显示：15 例患者经上述方法治疗后，多饮、多食、多尿、疲乏等临床症状均在 1 周左右基本消失。实验室检查：血糖恢复正常范围，尿糖呈阴性，达到近期治愈。其中 8 例曾随访 1 年以上未见复发，现已参加一般劳动。

此结果的理论依据为：古代文献早已论及山药治疗消渴。如《本经》记载：“主五内邪气，热中消渴。”《本草述》：“主虚劳发热消瘅”。消渴乃肺脾诸燥热伤阴，津亏液耗所致。脾运失司，则不能散精上输于肺，肺失肃降而不能开发宣五谷味进行物质交换。又由于“阴虚生内热”，“阳胜则阴病”使水火失于约制而产生热的症候，阴虚不能潜阳而形成阳亢，故当用“滋阴抑阳”的方法治疗本病。《本草新编》指出：山药有凉血、凉骨、益肾、生髓，因此通治三消，实非它药可及。又由于山药含有不饱和的必需脂肪酸、亚油酸，亚麻酸等，具有抗脂肝作用，抑制了中性脂肪在肝脏内的合成，促进中性脂肪移向血流，因而保证了肝脏这一维持血中葡萄糖恒定的重要器官生理功能，以期达到降低血糖之目的[15]。

山药含有多种营养素，有强健机体，滋肾益精的作用。大凡肾亏遗精，妇女白带多、小便频数等症，皆可服之。有关怀山药治疗糖尿病的资料颇多，有单味使用者，也有复方治疗者，也有食疗者，效皆明显，《中医验方汇选》载，山药蒸熟，每饭前先吃 150 ~ 200g，然后再吃饭，20 多天可愈，南京铁道医学院窦国祥介绍，山药 200g，洗净，去皮，切片，猪胰 1 只，洗净。置锅内，加水，隔水炖熟，再加食盐调味。一分 4 份，分 4 天服食。平日坚持或常服。又有报道，生怀山药 120g，水煎至 900mL，为 1 日量，冲服益阴降糖散 3 次/日，每次 6g，饭前服，30 天为 1 疗程，治疗本病 36 例，显效 30 例，有效 4 例。复方（以山药为主）如六味地黄丸、金匮肾气丸，玉液汤，滋脾汤等，均为治消渴的有效方药[7]。有报道治疗糖尿病，以黄芪、葛根、山药、炒苍术、粉白术、玄参、天花粉、茯苓组成的滋燥降糖汤治疗糖尿病

15例，显效12例，好转2例，无效1例，有效率93%[8]。另有报道治疗糖尿病山药600g，晒干研成细粉，每次用水吞服10g，1日3次，20日为1个疗程[10,11]。

2. **慢性肾炎蛋白尿**

现代医学认为慢性肾炎蛋白尿是肾炎综合征的特征之一，其病理基础是免疫增殖性损害，而诱发肾炎综合征的原因以感染最常见。裴竹莲等观察了益肾健脾化瘀汤（生黄芪30～50g，芡实20g，生地、山药、山萸肉、白术、丹参、泽泻各15g，红花6g、升麻3～6g）治疗慢性肾炎蛋白尿的疗效。采用自拟益肾健脾化瘀汤治疗本病108例，结果完全缓解47例，部分缓解46例，总有效率为86.1%。提示本方对该病具有缓解症状，消除或减少蛋白尿，改善肾功能的作用。邵燕燕采用健脾利湿益肾类中药（益智仁、川牛膝各10g，党参、山萸肉、白术、茯苓、山药各15g，黄芪、白茅根、芡实、生薏仁各30g）作为治疗组，治疗慢性肾炎蛋白尿患者42例；对照组30例，口服金水宝胶囊。结果治疗组总有效率85.7%，对照组总有效率63.3%，两组比较有显著差异（$P<0.05$）。表明治疗组的临床疗效优于对照组[3]。另有报道称治疗慢性肾炎用黄芪15～30g，山药、薏苡仁各15g，龟板、玉米须各30g，水煎服[10]。

四、皮科

1. **黄褐斑**

黄褐斑是以中青年妇女为多见的慢性色素沉着性、损容性疾病。中医认为病因病机为肝肾不足，精血亏虚，气血不能上荣于面，致使颜面气血失和而发病。邓燕观察了加味六味地黄汤内服配合外用玉容散治疗黄褐斑的临床疗效。将80例黄褐斑患者随机分为2组。治疗组50例，采用加味六味地黄汤（枸杞子、川芎、白鲜皮、僵蚕各20g，熟地黄、牡丹皮、山药、茯苓各15g，泽泻、蒺藜各10g）内服，配合外用玉容散（由茯苓、白菊花、白芷、白术、扁豆、白芍、僵蚕、珍珠末组成）治疗。对照组30例，采用口服维生素C，外用3%氢醌霜治疗。治疗12周后观察结果。结果总有效率治疗组为86.0%，对照组为56.7%，2组比较，差异有显著性意义（$P<0.05$）。结果表明加味六味地黄汤内服配合外用玉容散治疗黄褐斑临床疗效显著[3]。

2. **扁平疣**

扁平疣是一种常见的病毒性皮肤病。中医认为，发病机理是风热毒邪外袭，或肝火，或血虚致气血凝滞，郁结于肌肤所致。向荣观察了清热、解毒、活血类中药疣净汤治疗扁平疣的疗效。入选患者73例，男30例，女43例，年龄15～38岁，平均23.1岁。病程半月～2年7个月。采用疣净汤（板蓝根30g，贯众、金银花、栀子、赤芍各10g，茯苓、当归各15g，生地、山药各20g）治疗，水煎服，1天1剂，30剂为1疗程（30天之内皮损消退者，消退后即停药），全部病例均采用纯中药内服治疗。结果73例病人中痊愈51例，占病人总数的69.9%，显效9例，有效13例，总有效率100%。表明本方有清热解毒、活血化瘀，扶正固本等综合治疗效果[3]。

3. **治疗湿疹皮炎**

100%怀山药注射液20mL加5%葡萄糖500mL，静滴，1次/日，6～20天；或本品4mL肌注，日1次，5～15天。同时并用维生素丙或扑尔敏，外用止痒膏，黄连素止痒剂或龙胆紫等（1例除外）。治疗13例，痊愈8例，显著好转4例，无效1例[4]。有报道以100%山药注射注入治疗湿疹皮炎13例，其中10例用100%山药注射注入加入5%葡萄糖500毫升中静滴，每日1次，其余3例肌注。结果，治愈8例，显效4例。此外，山药亦可用于产后大喘汗出，温病后喘促烦渴，项后结核及冻疮等等[7]。

4. 弥漫性系统性硬皮病

以黄芪、山药、赤芍、党参、当归、茯苓、白术、陈皮、炙川草乌、桂枝、路路通、炙甘草的温阳通痹汤治疗弥漫性系统性硬皮病 19~49 岁女性患者 8 例，病程为 1~10 年，分别服用 84~281 剂，结果显示，近期痊愈 3 例，显效 5 例，未发现恶化病例[5]。

五、胃肠疾病

1. 治疗消化不良

山药含有淀粉酶、多酚氧化酶等物质，有利于脾胃消化吸收功能，是一味平补脾胃的药食两用之品。不论脾阳亏或胃阴虚，皆可食用。临床上常用治脾胃虚弱、食少体倦、泄泻等病症。炒山药、炒薏苡等量。碾细过箩，每次 10~15g 熬粥，加红糖适量，日服 1 剂，分 2~3 次服。合用消化散，1 次量为胃蛋白酶粉和乳酶生各 0.6g，胰酶粉 0.3g，维生素 $B_1$0.01g，维生素 C0.1g，共研细末，日 3 次。<1 岁每次服半量。其中 9 例伴轻度脱水加用口服补液（碳酸氢钠 2.5g，氯化钠 3.5g，氯化钾 1.5g，葡萄糖 22g，加水至 1000mL 分服）。治疗 3~7 天，痊愈 51 例，好转 24 例[4]。婴幼儿消化不良：有报道指出，山药 10g，车前子 4g，6 个月以下小儿减半，2 岁以上加 1/3，脱水者配一味薯蓣实饮：山药 30g，白糖或葡萄糖 10g，食盐 0.5g，用清水 600mL 煎山药，煎至约 500mL 滤出，加入白糖和食盐混匀溶解，频饮。治疗 101 例，治愈 96 例，好转 5 例[7]。另有报道治疗慢性消化不良山药 250g 研成细粉，加入熟糯米粉 250g 拌匀，每早 4 汤匙，加入白糖和少许胡椒粉，煮成糊状食用[10]。

2. 胆汁返流性胃炎

赵德芬等近几年来用自拟山药二鸡饮治疗 78 例胆汁返流性胃炎，取得了较满意的疗效。78 例患者均有典型的胃痛症状，并经纤维胃镜确诊为胆汁返流性胃炎。临床均表现为持续性胃痛，拒按，胆汁性呕吐；其中伴烧灼样疼痛、泛酸、口苦、大便秘结、小便黄赤、舌质红苔黄腻者 58 例；伴纳呆腹胀、心悸、失眠、舌质淡舌体胖、脉濡弱者 8 例；伴两胁攻窜胀痛、嗳气或呃逆频作、大便不爽、舌质淡红、脉沉弦者 12 例；胃镜示单纯胆汁返流性胃炎者 49 例，伴胃黏膜糜烂出血者 10 例，有食道炎症者 12 例，有胃Ⅰ、Ⅱ度下垂者 7 例。赵德芬等让全部患者均服用山药二鸡饮：山药 45g，鸡内金 15g，鸡骨草 30g，金钱草 20g，大黄 20g（另包后下），薤白 20g，小茴香 10g，延胡索 15g，五灵脂 20g，甘草 15g，生荷叶 10g，大枣 5 枚，每日 1 剂水煎分 2 次服。若呕吐较甚可改为少量频服；兼胃脘烧灼样疼痛，泛酸口苦，大便秘结，小便黄赤，舌质红，苔黄腻，脉弦数者加代赭石 20g，莱菔子 10g，茵陈 20g，并稍加大大黄用量；兼两胁攻窜胀痛，嗳气呃逆，舌质淡，脉沉弦者加佛手 15g，姜半夏 10g，郁金 15g，薄荷 3g（后下）；有食道炎者加半枝莲 20g，白花蛇舌草 20g；有胃黏膜糜烂出血者加白及 15g，白芷 12g，大黄改用大黄炭 15g；有胃下垂者加黄芪 20g，枳壳 15g，升麻 3g。治疗效果显示，本组患者经服药 5~20 剂后均获效，其中胃镜复查已无胆汁返流，临床症状消失者 63 例；胃镜检查无胆汁返流，临床症状基本消失，偶有发作，但疼痛及其他临床症状均减轻者 15 例[16]。

3. 胃癌

治疗胃癌：山药 60g（刮丝），粟米 90g，石莲子 50g（去心、磨粉），冰糖 30g。用清水适量煮粟米、山药半小时，再放入石莲粉、冰糖，煮成胶状稀粥服食。

4. 脾虚证

为观察褐苞薯蓣与怀山药对脾虚证的治疗作用。方显明等对中医辨证属脾虚证的 60 例患者，随机分为A、B两组，采用双盲法给药。A组给予山药Ⅰ号（怀山药），每次2包（10g/包）；B组给予山药Ⅱ号（广山药），每次2包（10g/包），均为每日3次，用开水搅成糊状口服，连服15天。结果显示，两组总有效分别为93.0%和90.0%（$P>0.05$）；两组各种脾虚症状积分较治疗前均减少（$P<0.01$）。说明两种山药均能减轻脾虚证患者临床症状，有较好的健脾养胃作用。对山药的微量元素研究表明，两种山药均含有Mn、Fe、Zn、Ca、Co、Mg、P、Se等元素，它们的活性都具有“滋补”性质，与“补脾养胃，生津益肺，补肾涩精”之功效密切相关。药理实验也证实，两种山药对大黄和利血平所致的两种小鼠实验性脾虚证，均有明显治疗作用，可改善脾虚小鼠的体重、体温，提高血清木糖含量，与临床观察相一致。褐苞薯蓣作为药用山药由来已久，在广西临床上与正品山药通用已有200多年，根据本次临床初步观察结果，两种山药在改善脾虚证患者临床症状方面无明显区别，可认为具有相同的药用价值[17]。

5. 单方与验方

①脾胃虚弱者：用鲜山药200g，大枣、糯米适量煮粥加糖调服，或鲜山药100g，小米50g，煮粥加糖食用。②脾虚白带过多：山药、芡实各15g，党参、乌贼骨各10g，煎汤服用。③小儿脾虚所致的消化不良、腹泻：山药20g，鸡内金9g，小米或大米15g，熬粥多次服用。④消渴病食多、饮多：山药30g，黄连6g，天花粉15g，煎汤代茶饮[18]。

六、骨科

1. 骨质疏松症

骨质疏松症是由多种原因引起的单位体积内骨量减少，易合并骨折的代谢性骨病。华刚等应用右归丸加减（熟地、山药、黄芪、鸡血藤各15g，山茱萸、枸杞、杜仲、菟丝子各12g，桃仁、当归、乳香、没药各10g，红花、制附子、肉桂、鹿角胶、甘草各6g）观察了治疗骨质疏松症的疗效。共入选患者82例，男35例，女47例；年龄最大72岁，年龄最小45岁，平均年龄62岁；病程最长18年，最短9个月；平均病程8年。患者每日1剂，水煎温服，每日2次，30天为疗程。结果，本组82例中，痊愈44例，显效23例，好转14例，无效1例，总有效率为98.7%。提示本方法对骨质疏松症有确切疗效，具有临床应用价值[3]。

七、呼吸性疾病

山药含有皂甙、黏液质，有润滑，滋润的作用，故可益肺气，养肺阴，治疗肺虚痰嗽久咳之症。

1. 慢性阻塞性肺气肿

应瑛选取40例慢性阻塞性肺气肿患者，其中男性32例，平均年龄65岁，平均病史14年；女性8例，平均年龄61岁，平均病史11年。所有患者均符合如下诊断标准：3年以上慢性反复发作性呼吸道炎症疾病史；桶状胸；X线证实肺部透明度增加，肋间隙增宽，横膈弧变半径增加，甚至水平；肺功能测定，通气功能和换气功能存在不同程度障碍，残总比>40%。通过以下方法治疗：参照《医学衷中参西录》的资生汤和一味薯蓣饮组方：怀山药90~150g，玄参25g，白术、炒牛芬子各15g，鸡内金10g。气虚加黄芪30g，生晒参10g；阴虚加生地、百合各30g，麦冬10g；阳虚加红参须、淡附片各6g，蛤蚧1对；血瘀加丹参15g，桃仁、莪术各10g；咳剧加川贝、瓜蒌、杏仁各10g；痰多加半夏、陈皮各10g；喘甚加白芥子、苏子、白果各10g；心悸、夜寐不宁加龙骨、牡蛎各30g。每日1剂，每剂2煎，取药液300~400mL，分2~3次温服。嘱患者戒烟酒，忌食刺激性食品。结果：21例显效（咳嗽咯痰明显减少，每天咳痰量40mL以下，稍有气急，生活能自理，肺功能测定通气功能和换气功能明显改善，残总比<

35%），17 例好转（咳嗽咯痰症状减轻，咳痰量 40mL 以下，气急稍有改善，肺功能测定通气功能和换气功能略有好转，残总比 <40%），2 例无效（咳嗽、咯痰、气喘均无好转，肺功能测定通气功能和换气功能无改善，残总比 >40%）。总有效率 95%。慢性阻塞性肺气肿多由各种慢性肺系疾病演变而来，病机总属本虚标实，标实在肺，本虚在肾脾，笔者认为脾虚是本病之关键。故治疗重用怀山药补脾，一则培土生金，二则脾健痰也无从而生。再伍以白术、鸡内金加强健脾化痰之功，合玄参、牛蒡子安肺定喘止嗽。诸药合用，是为资生汤之基本方义[19]。

2. 肺结核

抗痨灵方（内含白及、百部、荆芥、怀山、盐霜柏根、黄精、党参、茯苓、甘草）经 6 个月治疗，感冒减少，体重增加，均无阳性体征，X 线检查显示疗效为 45.4%[5]。

八、精神科

1. 精神分裂症

精神分裂症属祖国医学癫病、狂病的范畴，其病位在神机。癫病的病机关键在于脏气不平，阴阳失调，神机逆乱。狂病之病机为痰火瘀血闭塞心窍，阴阳失调，形神失调，形神失控。黄青松等观察了益气逐疲复神汤治疗精神分裂症的疗效。共入选患者 100 例，男 63 例，女 37 例，年龄最大 50 岁，最小 16 岁。其中癫病 73 例，狂病 27 例。采用益气逐瘀复神汤（黄芪、党参、白术、桃仁、红花、丹参、赤芍各 10g，山药、合欢皮、枣仁、当归、茯苓各 10g，川芎 8g，夜交藤 25g，陈皮、甘草各 6g）治疗。每日 1 剂，水煎服，40 天为 1 疗程。结果，经过 1~2 个疗程治疗，痊愈 26 例，显效 47 例，有效 18 例，无效 9 例，总有效率 91%[3]。

2. 神经衰弱

调节丸以当归、茯苓、山药组方治疗神经衰弱 400 例，服此药后，能改善睡眠，增加食欲，使体质增强，疾病自除[5]。

九、其他

1. 治疗溃疡性口腔炎

怀山药 20g，冰糖 30g。制煎剂（两次煎液混匀后分两份）。每日 1 剂，分早晚两次服，连服 2~3 天。治疗溃疡性口腔炎 50 余例，疗效甚为满意。一般服用两剂即愈[4,7]。采用同样方法治疗家畜 155 例（马 3 匹、牛 1 头、驴 11 头、羊羔 140 只）疗效满意[5,8]。

2. 肺结核高热

以大剂量每日 120g 怀山药水煎频饮，治疗 1 例用抗痨西药 17 日无效的急性粟粒型肺结核并发肺部感染的高热患者，3 日后体温降至正常，连用 8 日，发热、咳嗽、胸痛，气急等症状消失[4,7,8]。

3. 流行性出血热

山药 30g，怀地黄 30g，益智仁、桑螵蛸各 15g，每日 1 剂，水煎 300mL，分 2 次服。治疗 35 例，用药 24h 最高尿量及多尿期持续时间均明显减少[4]。山药 30g，熟地 30g，益智仁 15g，桑螵蛸 15g，乌药 10g，水煎 300mL，分 2 次服，每日 1 剂。治疗 35 例，用药 24h 最高尿量及多尿期持续时间均明显减少[8]。

4. 肝炎、肝硬化

经分析蚕砂、山药、黄芪、党参、当归等五味中药，氨基酸种类多，且有相当含量，可使病人恢复支链氨基酸/芳香族氨基酸（支/芳）比值至正常值[5]。近年研究发现山药具有镇静作用，可用来抗肝昏迷。

5. 内耳眩晕病

五味子合剂（怀山药、当归、五味子、山萸肉）治疗内耳眩晕病42例，治愈15例，有效24例，无效3例[5]。

6. 慢性溃疡结肠炎

治泻方（内含党参、山药、焦冬术）治疗经常性泄泻、腹鸣、隐痛、溃疡结肠炎，内服每日1剂，分2次温服，1例连续用药1个月，症状消失，大便正常，粪检阴性。随访3年，大便正常，体重增加[5]。

7. 血精

山药、阿胶合用以补肾脏之虚，配以白头翁等可治精囊炎及慢性前列腺炎性血精14例，痊愈8例[5]。

8. 治疗冻疮

将山药在新瓦上磨成泥，涂患处[10]。

9. 治疗痈疽肿毒

鲜山药一段，去壳蓖麻子2粒，捣烂外敷患处[10]。

10. 防治传染病

山药具有健脾益气的作用，经常食用可提高机体的免疫力，增强巨噬细胞的吞噬作用，及时“消灭”入侵体内的细菌、病毒，让流感等传染性疾病“绕道而行”。因此，平时容易出现多汗、反复感冒的人在春季应该多吃山药[1]。

11. 作为良好的减肥用品

山药是一种理想的减肥食品。一方面，山药不仅脂肪含量非常低，而且还含有大量纤维素，食用后可以产生饱胀感，从而抑制进食欲望，有助于肥胖者控制饮食；另一方面，山药的新鲜块茎中还含有丰富的黏液蛋白、维生素及微量元素，黏液蛋白对人体有特殊的保健作用，它能有效阻止血脂在血管壁的沉淀，预防心血疾病，取得益志安神、延年益寿的功效，能预防心血管系统的脂肪沉积，减少皮下脂肪沉积。因此，减肥者可以把山药作为主食，这样既可避免因过度节食对人体造成的损害，又可达到减肥的目的[1]。

12. 不良反应

山药养阴能助湿，所以湿盛中满或有积滞、实邪者不宜。山药也有收敛作用，所以感冒、大便燥结及肠胃积滞者忌用。多服山药也可能造成子宫内膜增生。山药本身虽然很温和，但是因为含天然的类雌性激素物质，如果食用过量，可能过度刺激荷尔蒙，造成子宫内膜增生，会出现生理期不顺、经血不止和痛经等症状[1]。有服怀山药出现过敏1例，及服山药致热1例的报道[4]。另有报道称，孙廷泉为探索山药皮及山药肉致皮肤过敏反应的因素，采用现场调查及给患者分别用鲜山药皮、山药肉做斑贴试验。结果表明，调查9户居民42人，有5人曾接触山药皮后出现瘤痒，1人有短暂的痒性红斑。给6例患者做山药皮、山药肉斑贴试验，结果山药皮均阳性反应，山药肉无异常。说明本组患者可能系山药中所含某类物质引起的接触性皮炎。

参考文献

[1] 李锋涛，陈毓．山药的研究进展［J］．海峡药学，2008，20（10）：91－93.

[2] 刘焕涛，公丕菊．山药配合 ORS 液治疗幼儿腹泻 100 例［J］．实用中医药杂志，2003，19（9）：478.

[3] 王薇，刘祖雄，等．2008 年山药及其制剂临床应用综述［J］．关于举办“第二届中草药提取关键技术与提取物产业应用”研讨会，4－6.

[4] 丁赢，赵云岚，刘铁城，夏泉，赵永华，等编著．山药穿山龙［M］．中国中医药出版社，2001.

[5] 王本祥主编．现代中药药理与临床［M］．天津科技翻译出版公司，2004

[6] 谢文康．山药鸡肝散治疗婴幼儿慢性腹泻举隅［J］．实用中医药杂志，2009，25（10）：695.

[7] 马汴梁主编．四大怀药养生与临证妙用［J］．人民军医出版社，2003.

[8] 马清钧，王淑玲主编．常用中药现代研究与临床［M］．天津科技翻译出版公司，2003

[9] 花玉梅，杨洪涛，等．中药淮山药粉治疗婴幼儿轮状病毒性腹泻的疗效观察［J］．河南科技大学学报：医学版，2009，27（4）：298－299.

[10] 刘晓梅．山药的药理研究及临床新用［J］．光明中医，2010，25（6）：1087－1088.

[11] 蒋天才．山药验方 11 则［J］．农村新技术，2002，11：52.

[12] 王薇，刘祖雄，等．2008 年山药及其制剂临床应用文献综述［J］．中国药业，2010，19（7）：85－86.

[13] 李贺三．山药莲子粥治疗脾虚带下症 58 例［J］．实用中医药杂志，2006，22（9）：549.

[14] 马立新，吴丽平，等．山药对糖尿病肠病患者血糖及胃肠激素的影响［J］．时珍国医国药，2007，18（8）：1864－1865.

[15] 张俊英，魏敏．山药主治糖尿病 15 例［J］．医学信息，2006，19（1）：31.

[16] 赵德芬，井光宗．山药二鸡饮治疗胆汁返流性胃炎 78 例［J］．中国民间疗法，2003，11（4）：38.

[17] 方显明，林寿宁，等．褐苞薯蓣治疗脾虚证的临床观察［J］．广西中医学院学报，2002，5（3）：19－21.

[18] 赵俊萍，高翠兰．山药的药理作用及临床应用［J］．山西中医，2006，第 22 卷增刊，84.

[19] 应瑛．重用怀山药治疗慢性阻塞性肺气肿 40 例［J］．浙江中医杂志，1997，11：512.

十、近代医方书记载

（一）《中药大全》——崔树德 主编　黑龙江科学技术出版社

【临床应用】

（1）用于脾肾虚证，作一般滋养补益药用。如属脾胃虚弱，饮食减少，体倦神疲，配白术、莲子肉、党参等；如属肾阴虚损，表现遗精、盗汗等症状，配熟地、山萸肉等。

（2）用于脾虚泄泻，大便稀溏如水样，含不消化食物，可与党参、白术、茯苓、苡仁等配伍，方如参苓白术散；或配葛根、茯苓等，方如山药汤。又可重用山药一味，以补脾止泻、助消化，其法为每日以山药 60g 煎水代茶。小儿脾虚之消化不良兼有虚汗，则以山药 12g、浮小麦 9g、神曲 9g、苡米 9g 煎水代开水服。

（3）用于肺脾两虚之慢性咳嗽，表现为痰多清稀、食欲减退、身体消瘦、精神困倦等（可见于肺结核），常用山药配党参、川贝、茯苓、杏仁等补气和止咳化痰药，方如和肺饮。

（4）用于治疗消渴症（病情相当于轻型和中型糖尿病），效果颇称满意，可用单味作为食料，或每日以 150g 煎水代茶，长期服用；也可配黄芪、天花粉、麦冬、生地等，方如山药消渴饮。

此外，因服寒凉药过多而致大便滑泄，也可用生山药 60～120g 浓煎服用以止之。

【使用注意】属于炎症腹泻者忌用；大便干结者慎用（多服反易致气滞）；脾虚而腹虚胀满闷者也应慎用。又本品与碱性药混合，或煎煮时间过久，会使所含淀粉酶失效。

【用法用量】9～30g大剂用至90～120g，作食料时适量，大量可用至250g。

【处方举例】

山药汤：怀山30g，豆蔻9g，煨葛根9g，茯苓15g，银花9g，炙甘草6g，水煎服。

和肺饮：怀山30g，党参9g，茯苓9g，百合9g，杏仁7.5g，炙甘草7.5g，水煎服。

山药消渴饮：黄芪12g，党参15g，天花粉6g，麦冬9g，生地15g，水煎服。

（二）《中药新编》——中药科学研究提要　丘晨波编著　上海千鸣堂书局出版

【效用】为强壮药，有祛痰之效；民间用于夜尿、遗精及盗汗等。剂量1～3g。

（三）《常用中药现代研究与临床》——马清钧，王淑玲　主编　天津科技翻译出版公司

【方剂选用】

1. 治疗脾胃虚弱，不思进饮食：山芋、白术各一两，人参三分。上三味，捣罗为细末。煮白面糊为丸，如小豆大，每服三十丸，空心食前温米饮下。（《圣济总录》山芋丸）

2. 治疗下焦虚冷，小便频数，瘦损无力：薯蓣于沙盆内研细，入铫中，以酒一大匙，熬令香，旋添酒一盏，搅令匀，空心饮之，每旦一服(《太平圣惠方》)

3. 治疗诸风眩运、益精髓，壮脾胃：薯蓣粉、同曲米酿酒；或同山茱萸、五味子、人参诸药浸酒煮饮。(《本草纲目》山药酒)

4. 治疗小便多，滑数不禁：白茯苓（去黑皮），干山药（去皮，白矾水内湛过，慢火焙干用之）。上二味，各等分，为细末，稀米饮调服。(《儒门事亲》)

【注意事项】

宜忌：补阴宜生用，健脾止泻宜炒黄用。本品养阴能助湿，故湿盛中满或有积滞、有实邪者忌服。

【医家论药】

"山药，能健脾补虚，滋精固肾，治诸虚百损，疗五劳七伤。其气轻性缓，非堪专任，故补脾肺必主参、术，补肾水必君茱、地，涩带浊须破故同研。固遗泄仗菟丝相济。诸丸固本丸药，亦宜捣末为糊。总之性味柔弱，但可用为佐使。"(《本草正》)

"山药，温补而不骤，微香而不燥，循循有调肺之功，治肺虚久嗽，何其稳当，因其味甘气香，用之助脾，治脾虚腹泻，怠惰嗜卧，四肢困倦。又取其甘则补阳，以能补中益气，温养肌肉，为肺脾二脏要药。土旺生金，金盛生水，功用相仍，故六味丸中用之治肾虚腰痈，滑精梦遗，虚怯阳痿。但性缓力微，剂宜倍用。"(《药品化义》)

"山药，本属食物，古人用入汤剂，谓其补脾益气除热。然气虽温而却平，为补脾肺之阴，是以能润皮毛、长肌肉，不似黄芪性温能补肺阳，白术苦燥能补脾阳也。且其性涩，能治遗精不禁，味甘兼咸，又能益肾强阴，故六味地黄丸用此以佐地黄。然性虽阴而滞不甚，故能渗湿以止泄泻。生捣敷痈疮，消肿硬，亦是补阴退热之意。至云补阳消肿，补气除滞，理虽可通，语涉牵混，似非正说。至入汤剂以治火虚危症，难图近功，必多用之方愈，以其秉性和缓故耳。入滋阴药中宜生用，入补脾内宜炒黄用。淮产色白而坚者良。"(《本草求真》)

"山药，能补肾填精，精足则阴强、目明、耳聪。"(《本草经读》)

"山药，气温，味甘平，无毒。手足太阴经药也。治诸虚百损，疗五劳七伤。益气力，润泽皮肤。长

肌肉，兼强筋骨。除寒热邪气，却头面游风风眩。开心窍聪明，涩精管泄滑。理脾伤止咳、参苓白术散频加。逐腰痛强阴，六味地黄丸常用。其曰补虚羸者，以其甘助元阳，温养肌肉也。其曰消硬满者，何哉？盖气虚邪实，此硬满之所由结也，今补中益气，则正气胜而邪自去，硬满安能久存乎。二门冬为使。恶甘遂。”（《药鉴》）

（四）《新编中药志》第一卷——肖培根　主编　李大鹏，杨世林　副主编　化学工业出版社

临床用来治疗糖尿病[1]、消化不良、婴幼儿腹泻、秋季腹泻、溃疡性口腔炎[2]、湿疹皮炎[3]及硬皮病[4]等。

注：

［1］郝志奇，等．山药水煎剂对实验性小鼠的降血糖作用［J］．中国药科大学学报．1991，22（3）：158

［2］周仓珠．淮山药治疗溃疡性口腔炎［J］．陕西中医．1985，（4）：74

［3］郑茂荣，等．山药注射液治疗湿疹皮炎［J］．上海中医药杂志．1984，（7）：22

［4］徐宜厚，等．温阳通痹法治疗弥漫性系统性硬皮病 8 例［J］．上海中医药杂志．1983，（5）：20

（五）《中国药材学》（上册）—徐国钧，何宏贤　主编；顾吉衡　名誉主编　杭秉倩，刘成基等　副主编　中国医药科技出版社

【主治】①脾虚食少、便溏或泄泻：配人参、白术、茯苓等，如参苓白术散。②肺虚喘咳：配党参、麦冬、五味子等。③肾虚遗精、带下、尿频等：配山茱萸、熟地、金樱子等。④虚热消渴。

【用量】15～30g。补肺肾宜生用，健脾止泻宜炒黄用。

【方剂与成药】参苓白术散《太平惠民和剂局方》1990 年版：人参、茯苓、白术（炒）、山药、白扁豆（炒）、莲子、薏苡仁（炒）、砂仁、桔梗、甘草。益气健脾，渗湿止泻；用于脾胃虚弱、食少便溏、气短咳嗽、肢倦乏力。

【附注】

（1）山药藤：甘、平，治皮肤湿疹、丹毒，9～12g，水煎熏洗，或鲜草捣烂敷烂患处。

（2）野山药：*D. japonica* Thunb. 叶长椭圆状狭三角形，顶端锐尖，基部心形。根茎也入药。根茎含三萜皂苷及粘朊（mucin）、尿囊素、胆碱、精氨酸，以及淀粉 25. 11%，糖 2. 58%[1]。

注：［1］南京药学院《中草药学》编写组．中草药学（下册）．南京药学院，1980，1347.

（六）《中华本草》国家中医药管理局《中华本草》编委会　上海科学技术出版社

【功能与主治】补脾，养肺，固肾，益精。主冶脾虚泄泻，食少浮肿，肺虚咳喘，消渴，遗精，带下，肾虚尿频。外用冶痈肿，瘰疬。

1. 《本经》：“主伤中，补虚羸，除寒热邪气。补中益气，长肌肉，久服耳目聪明，轻身不饥延年。”

2. 《别录》：“主头面游风，风头（一作‘头风’），眼眩，下气，止腰痛，补虚劳羸瘦，充五藏，除烦热，强阴。”

3. 《药性论》：“补五劳七伤，去冷风，止腰疼，镇心神，安魂魄，开达心孔，多记事，补心气不足。患人体虚羸，加而用之。”

4. 《食疗本草》：“治头疼，利丈夫，助阴力。”

5. 《日华子》：“助五脏，强筋骨，长志安神，主泄精健忘。”

6. 朱丹溪："生捣贴肿硬。毒能消散。"（引自《纲目》）

7. 李东垣："治皮肤干燥，以此物润之。"（引自《汤液本草》）

8. 《伤寒蕴要》："补不足，清虚热。"

10. 《本草再新》："健脾润肺，化痰止咳，开胃气，益肾水，治虚劳损伤，止吐血遗精。"

【应用与配伍】用于脾虚乏力，食少便溏，女子带下。山药味甘入脾，性平不燥，既补脾气，亦益脾阴，为治脾虚证的常用药。治上述诸症，常单味大量研末服或作药膳长期服用，但临床多入复方，治脾虚或兼湿邪所致的便溏、泄泻，即以本品配人参、白术、茯苓等，共奏益气健脾，利湿止泻之功，如《局方》参苓白术散；兼食积不化，气滞不行者，又须配炒麦芽、神曲等消食导滞之品。治脾虚带下，本品常与白术、苍术、白芍同用，以增强健脾化湿止带功能，如《傅青主女科》完带汤；若带下黄稠腥臭，脾虚兼营湿热者，则与黄柏、车前子、白果同用，健脾燥湿，清热止带并举，方如《傅青主女科》易黄汤；脾虚及肾虚，与山萸肉、沙苑子等补肾固涩之品同用。

用于肺虚咳喘。山药益肺气，养肺阴，故肺气肺阴虚损不足，以致虚劳乏力，短气自汗，咳喘无痰或痰少而黏者。用本品与补气益阴润肺止咳之党参、麦冬、百合等同用。若兼肾虚不纳而喘，可与熟地、山萸肉等药同用，以肺肾并补，纳气平喘，如《衷中参西录》薯蓣纳气汤。

用于肾虚遗精、尿频。山药能补肾，兼有固涩作用。但药力较弱，需与其他补肾固涩药同用，以增强效果。如治肾虚腰痛，滑精梦遗，虚怯阳痿，常与熟地、山萸肉等同用，如六味地黄丸；治下元虚寒，尿频，遗尿，常与益智仁、乌药配用，共奏温肾缩尿之功，如《校注妇人良方》缩泉丸。

此外，山药补气养阴而止渴，故治消渴病有效，张锡纯多以山药大剂，水煎代茶饮服，或与黄芪、葛根、知母、天花粉等健脾养阴生津之品同用，方如《衷中参西录》的玉液汤。用于痈肿，瘰疬，痰湿流注，一切肿块硬痛，生山药捣敷有消肿解毒作用。

1. 《本草经集注》："紫芝为之使。"

2. 《汤液本草》："二门冬为之使。"

3. 《本草蒙筌》："理脾伤止泻，参、苓、白术频相加。"

4. 《本草正》："第其气轻性缓，非堪专任，故补脾、肺，必主参、术；补肾水，必君茱、地；涩带浊，须破故同研；固遗泄，仗菟丝相济。"

5. 《本草汇言》："东垣老人：君参、术以补脾，君参、麦以补肺，君参、归以补心，君参、地以补肝，君参、杞以补肾，无毒可尝服，使之乳制尤妙。"

6. 《得宜本草》："得羊肉，补脾阴；得熟地，固肾精。"

7. 《得配本草》："治阴火，生用恐气滞，佐以陈皮；阴虚火动者，久必脾气衰败，泄泻不止，用白术、米仁以燥土，肾水益致干涸，惟此同芡实、莲子以实之，则补土不妨于水，乃为善治。"

8. 《本草述钩元》："同羊肉、苁蓉作羹，扶衰老，补虚羸。"

9. 《衷中参西录》："山药与芍药并用，大能泻上焦虚热。""山药、薏米皆清脾肺之药，然单用山药，久则失于黏腻；单用薏米，久则失于淡渗，惟等分并用，乃可久服无弊。"

【用法用量】内服：煎汤，15～30g，大剂量60～250g；或入丸、散。外用：适量，捣敷。补阴，宜生用；健脾止泻，宜炒黄用。

【使用注意】湿盛中满或有实邪、积滞者禁服。

1. 《本草经集注》："恶甘遂。"

2. 《本草经疏》："不宜与面同食。"

3. 《雷公炮制药性解》："单食多食亦能滞气。"

4.《本草省常》:“服大戟、甘遂者忌之。”

5.《随息居饮食谱》:“肿胀、气滞诸病均忌。”

【附方】

1. 治脾胃虚弱，不思进饮食　山芋、白术各一两，人参三分。上三味，捣罗为细末，煮白面糊为丸，如小豆大，每服三十丸，空心食前温米饮下。(《圣济总录》山芋丸)

2. 治湿热虚泻　山药、苍术等分，饭丸，米饮服。(《濒湖经验方》)

3. 治噤口痢　干山药一半炒黄色，半生用。研为细末，米饮调下。(《百一选方》)

4. 治脾肺阴分亏损，饮食懒进，虚热劳嗽，并治一切阴虚之证　生山药二两，生薏米二两，柿霜饼八钱。上三味，先将山药、薏米捣成粗渣，煮至烂熟，再将柿霜饼切碎，调入融化，随意服之。(《衷中参西录》珠玉二宝粥)

5. 治痰气喘急　生山药捣烂半碗，入甘蔗汁半碗，和匀，顿热饮之。(《简便单方》)

6. 治下焦虚冷，小便数，瘦损无力　生薯蓣半斤，刮去皮，以刀切碎，研令细烂于铛中著酒，酒沸下薯蓣，不得搅，待熟，着少盐、葱白，更添酒，空腹饮三二杯妙。(《食医心镜》)

7. 治耳聋由肺气虚者　山药（炒）三两，白茯苓二两，杏仁（去皮尖，炒）二两五钱，为末。用黄蜡一两，溶化为丸，弹子大，盐汤嚼下。少气嗌干者，用生脉散，煎汤嚼之。(《外科大成》蜡弹丸)

8. 治惊悸怔忡，健忘恍惚　用山药四两，人参一两，当归身三两，酸枣仁五两。俱炒燥研末，炼蜜丸梧子大，每服五钱，白汤送下。(《方脉正宗》)

9. 治虚劳诸不足，风气百疾　薯蓣三十分，当归、桂枝、曲、干地黄、豆黄卷各十分，甘草二十八分，人参七分，芎䓖、芍药、白术、麦门冬、杏仁各六分，柴胡、桔梗、茯苓各五分，阿胶七分，干姜三分，白蔹二分，防风六分，大枣百枚为膏。上二十一味，末之，炼蜜和丸，如弹子大，空腹酒服一丸，一百丸为剂。(《金匮要略》薯蓣丸)

10. 治腰脚疼痛及腹内一切冷病　薯蓣一斤，杏仁一升（汤浸，去皮、尖、双仁），生牛乳三升。上烂研杏仁，入牛乳绞取汁，以杏仁尽为度，后取薯蓣相和，都入新瓷瓶盛之，密封瓶口，安于釜中，以重汤煮一伏时，每日空心以温酒调一匙服之。(《圣惠方》九仙薯蓣煎)

11. 治妇女赤白带下　生山药一两，生龙骨（捣细）六钱，生牡蛎（捣细）六钱，海螵蛸（去净甲，捣）四钱，茜草三钱。水煎服。(《衷中参西录》清带汤)

12. 治肿毒　山药、蓖麻子、糯米为一处，水浸研为泥，敷肿处。(《普济方》)

13. 治吹乳肿痛不可忍　生山药捣烂，敷上即消，消即去之，迟则肉腐。(《古今医鉴》)

14. 治冻疮　山药少许，于新瓦上磨为泥，涂疮口上。(《儒门事亲》)

【制剂】

1. 山药丸　山药300g，赤石脂（煅）100g，肉苁蓉（制）400g，山茱萸100g，熟地黄100g，巴戟天100g，泽泻100g，菟丝子（炒）300g，五味子150g，杜仲炭300g，茯苓100g，怀牛膝100g。以上十二味，混合粉碎成细粉，使其色泽一致，按药粉与蜜1∶1.5兑入炼蜜，于90℃合料制丸。每丸重10g，本品为棕黑色，味酸微甜。功能健脾补肾，滋阴壮阳。用于脾肾两虚，食少肌瘦，腰膝酸软，耳鸣目眩，肾虚腰痛。口服，每次1丸，每日2次。(《辽宁省药品标准》1987年)

2. 妇科止带片　山药382g，荆芥96g，车前子（炒）57g，甘草19g，白术（炒）191g，白芍（炒）96g，党参41g，柴胡11g，陈皮96g，苍术50g。取山药191g粉碎成细粉；陈皮、荆芥提取挥发油后，药渣与其余白芍等七味及剩余的山药加水煎煮两次，合并煎液，静置24h，滤过，滤液浓缩成稠膏，加入山药细粉及适量辅料，搅匀，制粒，干燥，放冷，喷加上述陈皮等挥发油，混匀，压制成1000片，包糖衣。

除去糖衣后，呈棕色；气微香，味微甜、酸而涩。功能健脾祛湿，理气舒肝。用于湿阻碍脾，肝郁气滞，白带不止。口服，每次4~5片，每日2次(《湖北省药品标准》1980年)

【现代临床研究】

治疗婴儿腹泻　用单味生淮山药粉，每人每次5~10g，加水适量，调和后加温熬成粥状，于奶前或饭前口服，每日3次，也可用山药粥代乳食，疗程3天，治疗期间停止其他任何治疗措施，治疗104例小儿秋季腹泻，结果痊愈［大便每日2次以下，性状正常，发热、呕吐、脱水等其他临床症状消失，食欲好转。大便镜检（-），培养（-）］75例，好转［便次较治疗前明显减少，大便性状改善，其他临床症状消失或显著减轻。大便镜检脓球、脂肪球每高倍视野10个以内，大便培养（-）］18例，无效（大便性状、便次及其他临床症状未改善，大便常规及培养同治疗前）11例，总有效率为89.43%。与对照组（西医常规医药治疗）的总有效率78。13%比较，有显著性差异（$P<0.01$）[1]。

注：［1］关德华，等．单味生淮山药治疗婴幼儿腹泻104例疗效观察［J］．北京中医学院学报，1989，(6)：24

十一、历代本草记载

（一）《本草备要》——清·汪昂 原著　王效菊 点校　天津科学技术出版社

补脾肺，涩精气

色白入肺，味甘归脾。入脾、肺二经，补其不足，清其虚热（阴不足则内热，补阴故能清热）。因肠胃，润皮毛，化痰涎，止泻痢（渗湿故化痰止泻。《百一方》：山药半生半炒，米饮下。治噤口痢）。肺为肾母，故又益肾强阴，治虚损劳伤（王履云：八味丸用之以强阴）；脾为心子，故又益心气（子能令母实），治健忘遗精（昂按：山药性涩，故治遗精泄泻，而诸家俱未言涩）。生捣，敷痈疮，消肿硬（山药能消热肿，益补其气，则邪滞自行。丹溪云：补阳气生者，能消肿硬是也）。色白而坚者入药。

（二）《本草钩沉》——叶桔泉 编著　中国医药科技出版社

1. 治慢性胃肠病，消化不良，便溏。
2. 治夜尿尿频，遗精盗汗。
3. 治糖尿病（消渴、善饥）小便多而混浊。

每日12~18g，作煎剂或散剂、丸剂。

【配伍】配茅术、神曲、麦芽等治消化不良；配菟丝子、金樱子、山萸肉等治夜尿遗精；配天花粉、黄连，人参、麦冬等治糖尿病。

【附方】参苓白术散，山药、莲子、白扁豆、人参、茯苓、薏苡仁、桔梗、砂仁、白术，主治慢性胃肠病，腹泻，消化不良(《和剂局方》)。

（三）《本草纲目》（金陵版点校本）——明·李时珍　著　陈贵廷等　点校　中医古籍出版社

【主治】伤中，补虚羸，除寒热邪气，补中，益气力，长肌肉，强阴。久服，耳目聪明，轻身不饥延年。本经主头面游风，头风眼眩，下气，止腰痛，治虚劳羸瘦，充五脏，除烦热。别录补五劳七伤，去冷风，镇心神，安魂魄，补心气不足，开达心孔，多记事。甄权强筋骨，主泄精健忘。大明益肾气，健脾胃，止泄痢，化痰涎，润皮毛。时珍：生捣贴肿硬毒，能消散。震亨。

【发明】［权曰］凡患人体虚羸者，宜加而用之。［诜曰］利丈夫，助阴力。熟煮和蜜，或为汤煎，或为粉，并佳。干之入药更妙。惟和面作馎饦则动气，为不能制面毒也。［李杲曰］山药入手太阴。张仲景八味丸用干山药，以其凉而能补也。亦治皮肤干燥，以此润之。［时珍曰］按吴绶云：山药入手、足太阴二经，补其不足，清其虚热。又按王履溯洄集云：山药虽入手太阴，然肺为肾之上源，源既有滋，流岂无益，此八味丸所以用其强阴也。又按曹毗杜兰香传云：食薯蓣可以辟雾露。

【附方】旧一，新十。补益虚损益颜色，补下焦虚冷，小便频数，瘦损无力。用薯蓣于沙盆中研细，入铫中，以酒一大匙熬令香，旋添酒一盏搅令匀，空心饮之。每旦一服。圣惠方。心腹虚胀手不①厥逆，或饮苦寒之剂多，未食先呕，不思饮食。山药半生半炒，为末。米饮服二钱，一日二服，大有功效。忌铁器、生冷。普济方。小便数多山药（以矾水煮过）、白茯苓等分，为末。每水饮服二钱。儒门事亲。下痢禁口山药半生半炒，为末。每服二钱，米饮下。卫生易简方。痰气喘急生山药捣烂半碗，入甘蔗汁半碗，和匀。顿热饮之，立止。简便单玄②。脾胃虚弱不思饮食。山芋、白术一两，人参七钱半，为末，水糊丸小豆犬，每米饮下四五十丸。普济方。湿热虚泄山药、苍术等分，饭丸，米饮服。大人小儿皆宜。濒湖经验方。肿毒初起带泥山药、蓖麻子、糯米等分，水浸研，傅之即散也。普济方胯眼脊疡山药、沙糖同捣，涂上即消。先以面涂四围，乃上此。简便单方。项后结核或赤肿硬痛。以生山药一挺去皮，蓖麻子二个同研，贴之如神。救急易方。手足冻疮山药一截磨泥，傅之。儒门事亲。

附：零余子（拾遗）【主治】补虚损，强腰脚，益肾，食之不饥。藏器。

（四）《得配本草》——清・严西亭　施澹宁　洪缉菴同撰

薯蓣　一名山药，紫芝为之使。恶甘遂。

甘，平。入手足太阴经血分，兼入足少阴经气分。补脾阴，调肺气。治虚热干咳，遗精泄泻，游风眼眩，惊悸健忘。生者捣敷疮毒，能消肿硬。（合蓖麻子更效）得菟丝子，止遗泄。配人参，补肺气。佐羊肉，补脾阴。佐熟地，固肾水。合米仁，治泄泻。入补脾药，微炒。入补肺药，乳拌蒸。治阴火，生用。恐气滞，佐以陈皮。力薄须倍用。阴虚火动者，久必脾气衰败，泄泻不止，用白术、米仁以燥土，肾水益致干涸，惟此同芡实、莲子以实之，则补土不妨于水，乃为善治。

零余子　即山药藤上所结之子。甘，平。入足少阴经。补虚损，强腰脊，益肾水。

（五）《本草汇言》——倪朱谟　编著　戴慎 陈仁寿 虞舜等　点校　上海科学技术出版社

薯蓣・集方　已下方俱出《方脉正宗》：

治脾弱泄泻及久痢肠滑不禁。用山药四两，人参、白术各二两，三味用净土一钱，研细拌炒，北五味子一两，诃子肉二两，俱炒燥，研末，每服五钱，空心米汤调下。

治惊悸怔忡，健忘恍惚。用山药四两，人参一两，当归身三两，酸枣仁五两，俱炒燥，研末，炼蜜丸，梧子大，每服五钱，白汤送下。

治疗皮肤憔悴，干咳无痰。用山药四两，人参一两，麦门冬八两（去心），知母三两，鳖甲二两（汤泡洗净，火烧醋淬），莲子百粒（不去心），分作十剂，水煎服。

治梦泄遗精，腰膝痿弱。用山药四两，人参一两，枸杞六两，怀生地、牛膝、木瓜、杜仲、葳蕤各三两，俱炒燥，牡蛎二两（火烧），共研末，炼蜜丸，梧子大，每服四钱，白汤下。

续补集方　《简便单方》：治胯眼臀疡。用山药、砂糖各等分，同捣，涂上即消。先以干面水调涂四围，乃上此药。

《急救良方》：治项后结核，或赤肿硬痛。用山药二两，蓖麻子肉十个，同研，傅贴即消。

《儒门事亲》：治手足冻疮。用山药一两，研末，以猪肉汤调涂。治肺痈脓血频唾，咽干口渴，面皮虚浮。用山药、百合、薏苡仁、杏仁、川贝母、桑白皮、地骨皮、黄耆各三钱，枳壳、瓜蒌仁、当归、桔梗、甘草各一钱，水煎服，喘急加苏子。

(六)《本草述校注》——清·刘若金 原著 郑怀林等 校注 中医古籍出版社

【附方】

脾胃虚弱，不思饮食

山芋 白术一两 人参七钱半，为末，水糊丸小豆大，每米饮下四五十丸。

湿热虚泄 山药、苍术等分，饭丸，米饮服，大人小儿皆宜；

肿毒初起 带泥山药、蓖麻子、糯米等分，水浸，研傅之，即散也；

顶后结核，或赤肿硬痛 以生山药一挺去皮，蓖麻子二个，同研贴之，如神；

希雍曰：藷蕷、薯蓣确系两种，譬诸米谷，其种有秔、糯、籼、黍、稷之不同是也。入药必以冀州所产者为胜，总之南方不逭北地，《图经》并载入四明则误矣。不宜与面同食。

【修治】熟则滞气，湿则滑，惟干实者入药。六味丸用山药，取其由肺入肾，以达茯苓、泽泻之用，用时但微火烘干，惟他丸散理脾可用姜汁炒过。

(七)《本草骈比》——裴慎 编著 甘肃人民出版社

山药（薯蓣）

【效能】入肺、脾经。补脾胃，益肺肾，涩精敛带，止虚泻，疗虚咳。

【适应】病后衰弱、食欲不振，胃肠病人之消化不良，遗精盗汗，耳鸣健忘，神经衰弱，泄泻，糖尿病。

【用量】9g~18g

【禁忌】凡有湿热实邪者禁用。

【久旧验方】《中药辞典》山药粥：补肠胃，固肾精。又山药酒：山药和曲酿酒，或用山药、茱萸、五味子、人参、酒浸服。治诸风眩晕，并益精健胃。

《千金方》无比山药丸：山药、熟地、赤石脂、巴戟天、茯苓、牛膝、茱萸、泽泻、五味子、肉苁蓉、菟丝子、杜仲，为末，蜜丸。治久虚百损，五劳七伤，头痛目眩，肢厥，阳气衰绝，阴气不行等症。

《濒湖经验方》：山药、苍术、饭丸，米饮服，治湿热虚泄。

《圣济总录》山芋丸：山芋、白术、人参、为细末，煮白糊为丸，食前温米饮下，治脾胃虚弱，不思进饮食。

【新验方】

1. 治遗精方：党参、莲须、石莲子、怀山药、核桃仁，水煎服，亦可丸服。（张继书：《锦方选集》第二册）

2. 加减妙香散：党参、黄芪、茯苓、山药、远志、桔梗、木香、龙骨、牡蛎、甘草，治虚型十二指肠溃疡。（关绍九：《中医杂志》1958.5）

3. 《医书效方》山药泥：将山药蒸熟，每次吃饭前先吃山药90g~120g，然后吃饭。治消渴多饮，小便频数，多食好饿，肌肉消瘦。（河北省新医大学：《中医验方汇编》）

（八）《重修政和经史证类备用本草》——宋·唐慎微撰　人民卫生出版社影印

署预

【食疗】治头疼，利丈夫，助阴力。和麵作馎饦，则微动气，为不能制麵毒也。熟煮和蜜，或为汤煎，或为粉，并佳。干之入药更妙也。雷公曰凡使，勿用平田生二、三纪内者，要经十纪者，山中生，皮赤，四面有鬓生者妙。若采得，用铜刀削去上赤皮，洗去涎，蒸用。【圣惠方】补虚损，益颜色。用署预于砂盆中细研，然后下于铫中，先以酥一大匙熬令香，次旋添酒一盏煎，搅令匀，空心饮之。食医心镜主下焦虚冷，小便数，瘦损无力。生署药半斤，刮去皮，以刀切碎，研令细烂，于铛中着酒，酒沸下署预，不得搅，待熟着少盐、葱白，更添酒，空腹饮三、二杯，妙。《衍义曰》：山药，按本草，上一字犯英庙讳，下一字日蓣，唐代宗名预，故改下一字为药，今人遂呼为山药。如此则尽失当日本名，虑岁久，以山药为别物，故书之。此物贵生乾，方入药，其法冬月以布裹手，用竹刀剐去皮，于檐下风迳处，盛竹筛中，不得见日色。一夕乾五分，俟全干收之，惟风紧则乾速。所以用乾之意，盖生湿则滑，不可入药；熟则只堪啖，亦滞气。馀如经。

十二、历代医方书记载

1. 治脾胃虚弱，不思进饮食　山芋、白术各一两，人参三分。上三味，捣为细末，煮白面糊为丸，如小豆大，每服三十丸，空心食前温米饮下。（《圣济总录》山芋丸）

2. 治湿热虚泄　山药、苍术等分，饭丸，米饮服。（《濒湖经验方》）

3. 治噤口痢　干山药一半炒黄色，半生用，研为细末，米饮调下。（《百一选方》）

4. 治心腹虚膨，手足厥冷，或饮过苦涩凉剂，晨朝未食先呕，或闻食即吐，不思饮食，此乃脾胃虚弱　山药一味，锉如小豆大，一半炒热，一半生用，为末，米饮调下。（《普济方》）

5. 补下焦虚冷，小便频数，瘦损无力　薯蓣于沙盆内研细，入铫中，以酒一大匙，熬令香，旋添酒一盏，搅令匀，空心饮之，每旦一服。（《圣惠方》）

6. 治诸风眩运，益精髓，壮脾胃　薯蓣粉，同曲米酿酒；或同山茱萸、五味子、人参诸药浸酒煮饮。（《纲目》山药酒）

7. 治小便多，滑数不禁　白茯苓（去黑皮），干山药（去皮，白矾水内湛过，慢火焙干用之）。上二味，各等分，为细末，稀米饮调服。（《儒门事亲》）

8. 治痰气喘急　山药捣烂半碗，入甘蔗汁半碗，和匀，顿热饮之。（《简便单方》）

9. 治肿毒　山药，蓖麻子，糯米为一处，水浸研为泥，敷肿处。（《普济方》）

10. 治项后结核，或赤肿硬痛　生山药一挺（去皮），蓖麻子二个。同研贴之。（《救急易方》）

11. 治乳癖结块及诸痛日久，坚硬不溃　鲜山药和芎䓖、白糖霜共捣烂涂患处。涂上后奇痒不可忍，忍之良久渐止。（《本经逢原》）

12. 治冻疮　山药少许，于新瓦上磨为泥，涂疮口上。（《儒门事亲》）